医学研究生
科研能力培养

吴 鸿 主编

河南科学技术出版社
·郑州·

图书在版编目（CIP）数据

医学研究生科研能力培养 / 吴鸿主编. -- 郑州 : 河南科学技术出版社, 2025. 3. -- ISBN 978-7-5725-2033-4

Ⅰ. R-4

中国国家版本馆CIP数据核字第2025M35N33号

出版发行：河南科学技术出版社

地址：郑州市郑东新区祥盛街27号　　邮编：450016

电话：（0371）65788613　　65788628

网址：www. hnstp. cn

出 版 人：乔　辉

责任编辑：王婷婷

责任校对：刘逸群　尹凤娟

封面设计：李小健

责任印制：徐海东

印　　刷：河南省环发印务有限公司

经　　销：全国新华书店

开　　本：720 mm × 1 020 mm　1/16　　印张：17.75　　字数：278千字

版　　次：2025年3月第1版　　2025年3月第1次印刷

定　　价：68.00元

《医学研究生科研能力培养》编委会

主　编　吴　鸿

副主编　高水波　王新洲　常红波

编　委　刘珊珊　施伟丽　高海霞　秦　楠

陆超群　王启阳　韩勇军　雷　震

闫京京　曹盼夏　燕　飞　舒　艳

梁腾云

前　言

医学研究旨在揭示疾病的发生与进展机制，并将这些研究成果应用于临床实践，以提高治疗效果，造福人类健康。此类研究成果通过文献公开发布，成为全球共享的知识财富，推动科学的持续进步。医学研究生作为科研领域的重要生力军，在促进医学创新与进步方面发挥着关键作用，因此需要具备敏锐的创新思维、扎实的专业技能及全面的科研素养，以应对不断变化的医学挑战和需求。

编写本书的动力源于众多勤学好问的学生。对于大多数医学研究生而言，文献检索缺乏系统性、实验设计思路不清晰、数据分析技能薄弱等问题常常给科研过程中的他们带来困扰和压力。尤其是在医学论文写作中，学生们对图表制作、论文结构、标题拟定、前言撰写、讨论展开，以及参考文献的引用和格式要求尤为关注。为帮助医学研究生克服这些难题，我们开设了科研方法与论文写作课程。然而，在教学实践中，许多问题依然频繁出现。同时，当前医学领域内专门针对医学研究生科研能力培养的指导书籍较为匮乏，这进一步促使我们编写本书，以系统化的方式解答这些常见问题，为医学研究生提供全面、实用的参考。

医学研究生的科研素养涵盖广泛的知识与技能，包括研究方法、数据分析和学术写作等多个方面。编写一本指导医学研究生正确掌握并应用这些科研方法的书，不仅能满足同行和学生的共同需求，也是我们长期以来的愿望。我们希望本书能成为医学研究生深入学习科研方法的实用参考书，为其科研工作提供坚实的理论基础和实用的操作指导。同时，本书提供了一条清晰的科研学习路径，帮助医学研究生在科研实践中少走弯路，更快提升科研能力，并增强其在学术领域的竞争力。

本书立足于实用性，基于相关资料和科研经验，提出了新颖的观点与方法。全书分为上、中、下三篇，共八章。上篇主要介绍医学文献检索与管理的基本方法、模块化阅读技巧，并配有实际操作案例，帮助医学研究生高效获取和组织信息。中篇聚焦科研写作，涵盖中、英文论文各部分的写作思路、投稿流程及技巧，同时提供申请书撰写指导，旨在提升医学研究生的学术写作与项目申请能力。下篇专注于实践操作技术，包括医学图表制作、细胞培养技术、分子生物学技术和动物实验方法等，强调实操性与技术应用。各篇内容力求创新，避免与现有著作内容重叠，并充分考虑医学研究生的学习需求，列举了丰富的实例以便其理解和应用。

本书由在医学科研领域具有丰富经验的中青年研究者撰写，他们结合自身科研实践，从多个角度介绍各章节内容。全书紧扣医学研究生在科研过程中的实际需求，结合国内外科研环境的特点，力求理论与实践、科学性与实用性相结合。书中以实用为导向，精简理论部分，着重帮助研究生掌握有效的研究方法与技能，以切实提升其科研能力和专业水平。

特别感谢本团队的在读研究生们从读者的视角认真通读全稿，并提供了宝贵的反馈与修改意见，他们的支持显著提升了本书的质量与实用性。

尽管本书的初衷是为读者提供新颖、实用且具指导价值的内容，但由于编写时间有限，书中可能存在疏漏和不足之处。我们诚挚地邀请广大读者提出宝贵意见，以便在后续版本中进一步完善本书，从而为医学研究生和科研人员提供更具价值的参考资料。

编者

2025年1月

目　录

上　篇

中　篇

下　篇

上篇

第一章　文献检索

导读：本章针对医学研究生在文献检索和管理中常见的单一检索方式、检索内容不够准确全面及管理混乱等问题，主要介绍了常用的检索方法和知识点，并以中国知网和 PubMed 为例，详细列举不同检索方式的具体操作，介绍如何更高效地管理和利用文献。本章强调了数据库和文献管理软件的实用性和可操作性，为科研入门者（医学研究生）提供高效的文献处理策略，助力其提升文献管理能力。

第一节　文献检索过程

一、选择检索数据库

选择合适的医学文献检索数据库对于获得相关、可靠且最新的研究信息至关重要。以下是一些常用数据库的简介及其选择注意事项。

（一）常用医学文献检索数据库

1. 中文数据库

（1）中国知网数据库：拥有最全面的中文学术资源，包括期刊、学位论文、会议论文等，提供深度整合和数据分析服务，支持学术不端文献检测，是国内外广泛认可的中文学术研究平台。

（2）万方数据：专注于中文学术资源，涵盖期刊、学位论文、会议论文等，提供精准的检索和丰富的文献全文服务，还提供数据挖掘、知识服务、学术社交等服务，特别适用于中文学术研究和高等教育。

（3）维普网：以科技期刊为主，同时涵盖医学、社会科学等领域的期刊，以及学位论文和会议论文。提供文献检索、在线翻译、参考文献管理等服务，其中维普写作助手是维普的特色产品。

（4）中国生物医学文献服务系统：专注于中文生物医学资源，支持高级检索和个性化服务，涵盖的文献类型丰富，便于用户深入挖掘和利用生物医学信息。

（5）百度学术：具有强大的搜索引擎背景，提供广泛的学术资源检索，涵盖多个学科领域，界面简洁，支持多语言检索，尤其便于非专业人士快速找到所需学术资料。

2. 英文数据库

（1）PubMed：提供广泛的生物医学文献和强大的检索功能，涵盖大量临床指南和系统评价，更新及时，引用信息详尽，特别适用于生命科学和医学研究。其免费且高质量的服务使其成为全球最受欢迎的医学文献检索工具之一。

（2）Web of Science：具有严格的选刊标准，提供多学科的高质量学术资源，配备强大的引文分析工具，支持交叉检索，特别适合研究者和学术机构进行科研评价和决策。

（3）Scopus：是一个全面的文献数据库，提供广泛的同行评审文献摘要和引文分析，支持多维度检索和智能信息挖掘，尤善跟踪和分析学术趋势，是进行科研评价和学术交流的重要工具。

（4）Embase：是一个强大的生物医学和药物相关研究数据库，以其广泛的数据覆盖、独特的索引词表和强大的检索功能而著称，特别适合从事药理学、医学和生命科学研究的学者。

（5）ScienceDirect：拥有大量的全文期刊文章和书籍章节，覆盖自然科学、技术和医学等领域，提供深度数据整合和在线阅读服务，是研究者和学术机构广泛使用的权威学术资源库。

（6）Cochrane Library：是一个专注于循证医学的权威数据库，以其系统评价和元分析著称，提供高质量、经过严格筛选的临床研究文献，致力于辅助医疗决策和临床实践。

（7）Wiley-Blackwell：拥有高质量的学术期刊、书籍和在线资源，涵盖生命科学、医学等领域，可以提供最新的研究成果和学术信息。因其高质量的出版物和对科研领域的贡献，在全球学术界享有很高的声誉。

（二）数据库选择注意事项

1. 访问权限和成本

首先，需要考虑是否有访问特定数据库的权限。可以通过学术机构或图书馆获取访问权限。如果数据库需要收费，则必须评估使用数据库的成本效益。

2. 语言和地域覆盖

确定数据库是否提供所需语言的文献资源，如非英语的其他语种文献。同时，还需考虑数据库的地域覆盖范围，确保其包含特定地区或国家的文献资源。

3. 用户评价和推荐

阅读其他用户的评价和评论，了解他们对数据库的满意度和使用体验。同时，咨询导师或同行，根据他们的经验选择最适合的数据库。

二、学习检索知识和技巧

（一）检索词

1. 检索词介绍

检索词是输入数据库首页检索框内用于检索相关文献的词汇，一般包括研究课题所关注的关键词。检索词可分为主题词和自由词。主题词指数据库官方指定的检索词。自由词指主题词的同义词、近义词、缩写或者其他替换形式的词。

检索词的来源通常包括相关文献阅读、类似主题的系统评价或Meta分析中的检索词、知网词典及PubMed中的MeSH（医学主题词表）词汇等。例如，在PubMed数据库中使用MeSH来进行检索。

2. MeSH主题词检索

步骤1：在NCBI网站主页检索框前的下拉菜单中选择①【MeSH】，在检索框中输入检索词②，以动脉粥样硬化“atherosclerosis”为例，单击③【Search】开始检索（图1-1-1）。

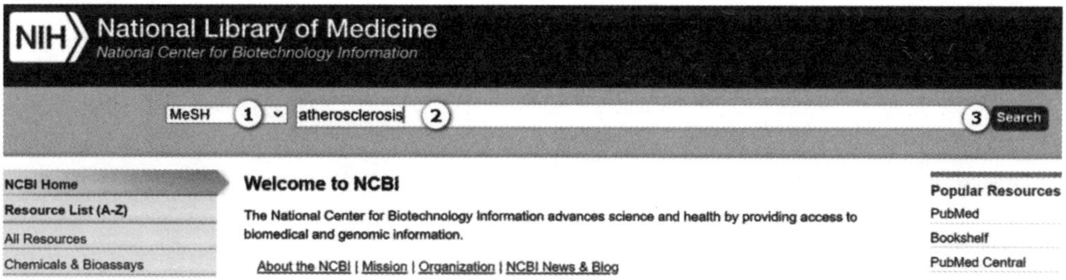

图1-1-1　MeSH主题词检索步骤1

步骤2：在检索结果页面（图1-1-2）中，找到对应的MeSH词条④，单击进入该词条。

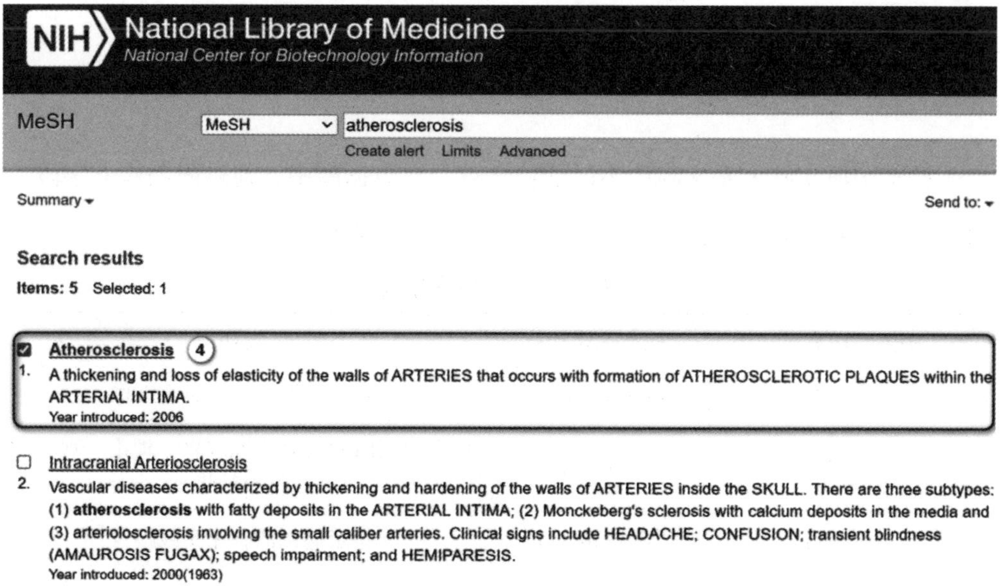

图1-1-2　MeSH主题词检索步骤2

步骤3：在该主题词详情页面，可以看到⑤主题词及与该主题词相关的词，包括⑥副主题词和⑦自由词（图1-1-3）。

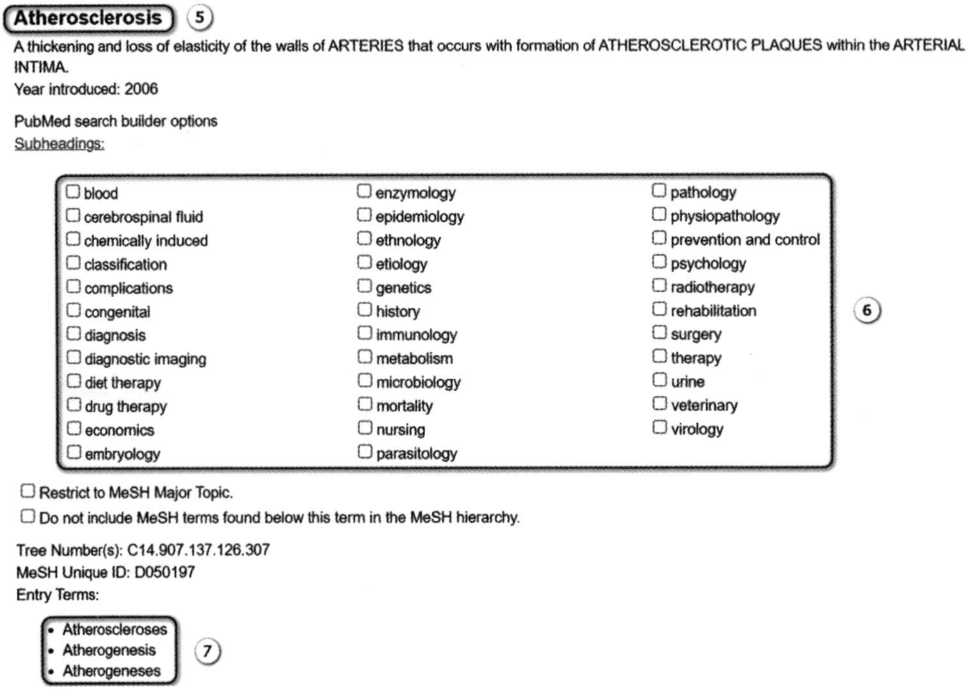

图1-1-3　MeSH主题词检索步骤3

（二）检索字段

检索字段实际上是文献中不同的检索点。在数据库中，通过限制检索字段，可以提高检索结果的相关性，从而提高检索效率（表1-1-1）。

表1-1-1　检索字段

检索字段名称	检索字段标识	说明
研究文章	Research Article	特定领域进行的研究工作
综述	Review	特定领域内的现有研究成果、理论、观点和发展趋势
案例报告	Case Report	特定病例的临床实践报告

续表

检索字段名称	检索字段标识	说明
临床试验	Clinical Trial	以人类受试者为对象的科学试验
指南	Guide	手册或指导文件引导达到特定的目标或结果
Affiliation	[AD]	检索作者单位
All Fields	[ALL]	全字段检索
Author	[AU]	检索作者
First Author Name	[1AU]	第一作者
Full Author Name	[FAU]	作者全名
Author Identifier	[AID]	出版商提供的文章识别号，如DOI这种，通常用作生成PubMed的全文链接
Author-Last	[LASTAU]	最后一个作者名
Book	[book]	电子书
Date-Completion	[DCOM]	某篇文献在PubMed系统中建立并处理完成的时间，全字段检索All Fields不会检索此字段
Date-Create	[CRDT]	在PubMed上的创建日期，全字段检索All Fields不会检索此字段
Title	[TI]	标题
Title/Abstract	[TIAB]	标题和摘要检索
MeSH Date	[MHDA]	被标引主题词的日期
MeSH Major Topic	[MAJR]	主要主题词
MeSH Terms	[MH]	主题词
MeSH Subheadings	[SH]	副主题词
Date-Modification	[LR]	最后更新日期
Date-Publication	[DP]	出版日期
Other Term	[OT]	作者提供的关键词字段
EC/RN Number	[RN]	FDA物质登记系统中的物质编号，酶学委员会指定的物质编号

续表

检索字段名称	检索字段标识	说明
Editor	[ED]	书或者章节的编辑
Filter	[FILTER]	PubMed系统链接的外部资源站所使用的用来限定文献的技术标识
Issue	[IP]	期
ISBN	[ISBN]	国际标准书号
Journal	[TA]	刊名
Volume	[VI]	卷
Pagination	[PG]	起始页码
Language	[LA]	语种

（三）检索逻辑运算符

布尔逻辑运算符是文献检索的基本运算符，包括AND、OR、NOT。三种逻辑运算可单独或组合使用。组合使用时，运算顺序为：NOT>AND>OR。为了改变运算顺序，可以用英文小括号将优先部分括起来。

1. AND/ and / “*”

AND/ and / “*”表示交集，两个检索词之间是“和”的关系，即表示交叉和限定的关系。表达式为A AND B、A and B或A*B。此运算符可缩小检索范围，提高查准率。

2. OR/ or / “+”

OR/ or / “+”表示合集，两个检索词之间是“或”的关系，即表示并列关系。表达式为A OR B、A or B或A+B。此运算符可扩大检索范围，提高查全率。

3. NOT/ not / “-”

NOT/ not / “-”表示差集，可将检索范围内不需要的部分排除，表示“不包含”关系。表达式为A NOT B、A not B或A-B。此运算符可将检索到的含A、B词的记录去除含B词的部分，以此缩小检索范围，提高查准率。

（四）检索位置运算符

位置运算符是用于表示检索词之间位置关系的符号，如检索词的先后顺序、检索词间的距离等。这些运算符主要用于外文文献检索，提高查准率（表1-1-2）。

表1-1-2 检索位置运算符

符号	含义	输入	结果	备注
（ ）	Nothing	A（ ）B	AB	AB两个检索词之间不会出现别的词
（W）	With	A（W）B	AB、A-B等	两个词中间不能有别的字母或词，但允许有一个连字符/空格/标点
（nW）	With	A（2W）B	AB、ACB、ACDB	A和B中间最多出现两个词
（N）	Near	A（N）B	AB、BA、A-B等	在（N）两侧的检索词可以调换顺序，但中间只可插入连字符/空格/标点，不可插入词
（nN）	Near	A（nN）B	AB、BA、BCA、BCDA等	在（nN）两侧的检索词顺序可调换、两个检索词中间最多可插入*n*个词
（S）	Subfield	A（S）B	A和B出现在同一句子中	（S）两侧的检索词必须出现在同一句子或短语中，词序不限
（F）	Field	A（F）B	A和B同时出现在标题和摘要字段中	（F）表示两侧检索词必须出现在同一字段中，如篇名字段、文摘字段等，词序不限，并且夹在A和B中间的词量不限
（L）	Link	A（L）B	A是主题词、B是副主题词	（L）表示两侧的检索词之间有主从关系，用来连接主、副主题词
（C）	Citation	（C）	A和B必须同时出现在检索结果中	（C）两侧的检索词出现在同一条记录中，二者的位置、次序没有任何限制，作用与布尔逻辑运算符AND相同

注：不同数据库对位置运算符的缩写可能存在差异，且并非所有数据库都支持位置运算符操作。因此，请务必查阅各个数据库系统的使用说明，以确保正确使用。

基本的检索知识包括检索词、检索字段、检索运算符，这些知识能够帮助研究者快速找到目标文献。此外，还有限定检索和截词检索等高级检索知识，研究者可根据需要自行学习。

（五）检索策略

1. 选择关键词

选择关键词是检索策略的核心步骤。选择合适的关键词有助于在大量信息中准确找到与检索目的相关的资料。在制定检索策略时，研究者需根据检索目的和检索工具来选择合适的关键词。选择关键词时，应考虑其准确性、全面性和相关性，以确保检索结果的有效性。

2. 构建检索式

检索式是将关键词和逻辑运算符按照特定逻辑关系组合形成的检索指令。构建检索式时，需考虑关键词之间的逻辑关系，如“与”（AND）、“或”（OR）、“非”（NOT）等运算符。此外，还需使用高级检索功能，如用（）改变优先顺序，以提高检索式的准确性和效果。具体例子可参考中国知网检索的专业检索和高级检索部分。

3. 设置筛选条件

筛选条件可以帮助研究者在检索结果中进一步筛选出与检索目的高度相关的信息。设置筛选条件时，应考虑信息的各种属性，如时间、地域、类型和语言等，以提升检索的精准度和实用性。

三、中国知网检索

1. 一般检索

在中国知网首页，单击并选择【检索字段】，可以选择的字段包括主题、关键词、篇名和作者等，输入【检索词】。在检索框的下方，可以限定检索范围，如学位论文、会议论文、报纸等，单击检索图标即可。

2. 高级检索

步骤1：在中国知网首页，单击检索框右侧【高级检索】，进入高级检索页面。在高级检索页面，上方工具栏提供了中国知网的使用手册，初学者可根据使用手册快速入门。同时，在高级检索页面的右侧，列出了不同检索方式的具体使用方法和举例示范。

步骤2：在高级检索页面，单击左侧区域①的【文献分类】，展开后选择相应的学科分类。在区域②，可选择多个检索字段并输入【检索词】，如【动脉粥样硬化形成】AND【炎症】。然后，设置检索的时间范围，最后单击【检索】（图1–1–4）。检索结果将显示在区域③（图1–1–5）。

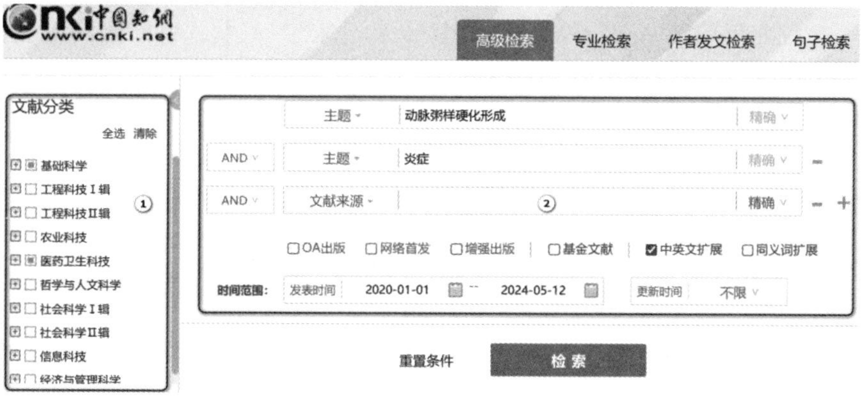

图1–1–4　高级检索

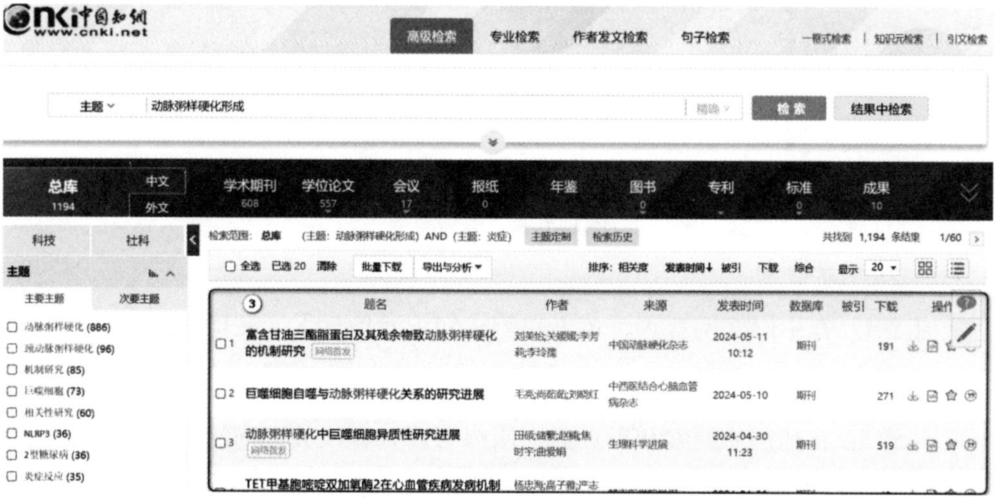

图1–1–5　高级检索结果

检索目的是先找最相关文献，再找次相关文献。在高级检索中可先限定篇名中的关键词，能精准查到目的文献。若文献数量不足，则可以放大检索范围，如限定篇名等进行检索。

3. 专业检索

步骤1：在高级检索页面，单击【专业检索】，进入专业检索页面。该页面可以通过检索词和运算符构建复杂的检索式。

步骤2：首先在区域①【文献分类】中选择相应的学科分类。在区域②，可选择多个检索字段并输入检索关键词。例如，输入【TI='动脉粥样硬化形成' and KY='炎症反应' and（AU % '李' + '宋'）】，将检索到篇名中包括“动脉粥样硬化形成”、关键词中包括“炎症反应”且作者姓氏为“李”和“宋”的所有文章。接着，在区域③中限制检索文献的发表时间范围，最后单击【检索】（图1–1–6）。

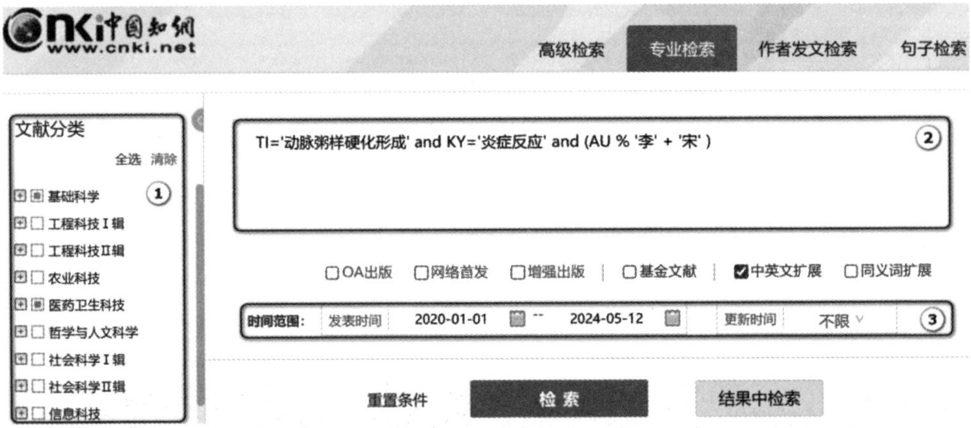

图1–1–6　专业检索

4. 知识元检索

步骤1：在中国知网首页，单击左侧【知识元检索】。在检索框内输入检索词如【泛凋亡】，并选择下方的【指数】选项，单击【检索】。

步骤2：在知识元检索结果页面，用户可以查看该关键词的学术关注度、媒体关注度、学术传播度。此外，还可通过添加【对比关键词】进行数据对比。页面下方显示了与该关键词相关的文献发表情况、研究进展及学科分布等结果（图1–1–7）。

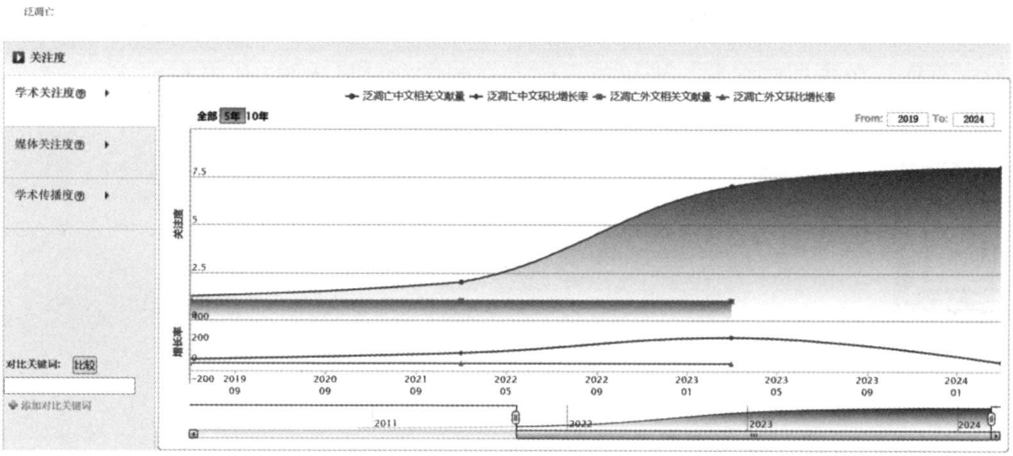

图1-1-7　知识元检索

5. 出版物检索

步骤1：打开中国知网首页，单击右侧【出版物检索】。

步骤2：在出版物检索页面，单击搜索框左上方的下拉框，并选择【期刊导航】。左侧区域将显示多个期刊分类，包括【学科导航】【卓越期刊导航】【主办单位导航】及【2023核心期刊导航】等。例如，选择【学科导航】后，单击【医药卫生科技】，即可查看该学科类别中的北大核心期刊。用户可选择以图标或文字列表形式展示结果（图1-1-8）。

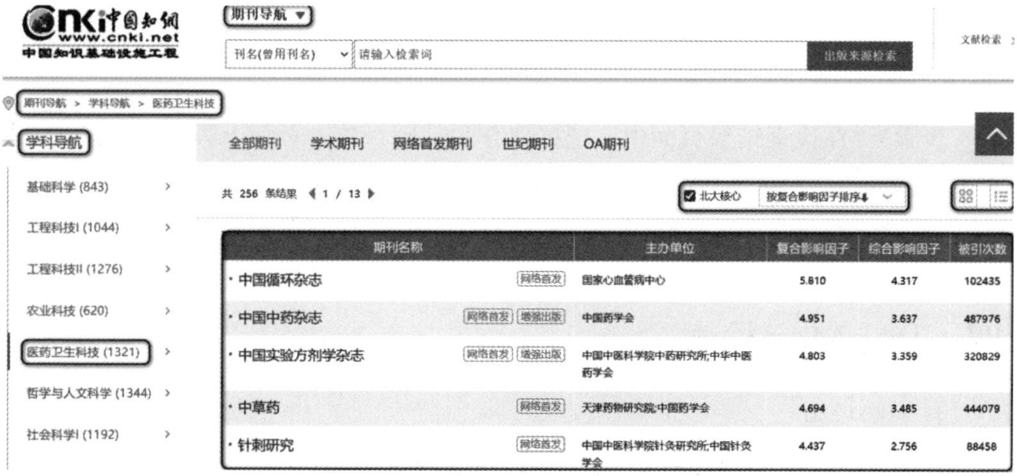
www.cnki.net
中国知识基础设施工程
期刊导航
刊名(曾用刊名)
请输入检索词
出版来源检索
文献检索
期刊导航 > 学科导航 > 医药卫生科技
学科导航
全部期刊
学术期刊
网络首发期刊
世纪期刊
OA期刊
基础科学 (843)
工程科技I (1044)
工程科技II (1276)
农业科技 (620)
医药卫生科技 (1321)
哲学与人文科学 (1344)
社会科学I (1192)
共 256 条结果 1 / 13
北大核心
按复合影响因子排序
期刊名称
主办单位
复合影响因子
综合影响因子
被引次数
中国循环杂志 网络首发 国家心血管病中心 5.810 4.317 102435
中国中药杂志 网络首发 增强出版 中国药学会 4.951 3.637 487976
中国实验方剂学杂志 网络首发 增强出版 中国中医科学院中药研究所;中华中医药学会 4.803 3.359 320829
中草药 网络首发 天津药物研究院;中国药学会 4.694 3.485 444079
针刺研究 网络首发 中国中医科学院针灸研究所;中国针灸学会 4.437 2.756 88458

图1-1-8　出版物检索

步骤3：打开中国知网首页，单击检索框右侧【出版物检索】，进入出版物检索页面。单击期刊名称，即可查看该期刊的详细信息（图1–1–9）。

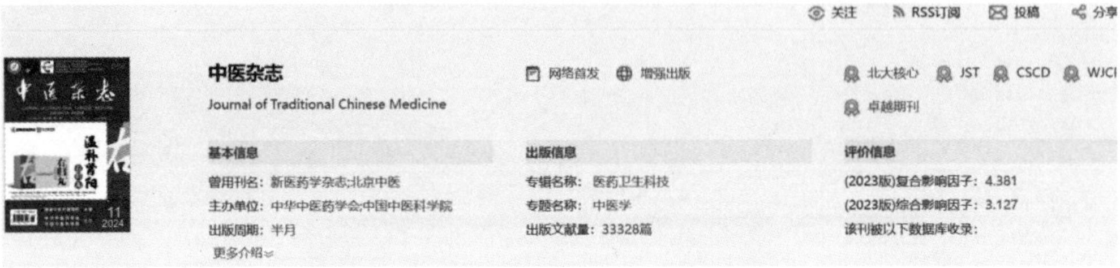

图1–1–9　出版物检索结果

6. 检索结果查看与下载

步骤1：在通过不同检索方法获取的检索结果页面中，左侧栏显示了主题、学科、来源类别等筛选条件。页面上方可选择不同的文献排列方式，包括相关度、发表时间及是否可下载等。

步骤2：单击文献名称，可查看文献详情，并可下载PDF或CAJ格式的文献。也可以单击【HTML阅读】，在网页上在线查看文献（图1–1–10）。

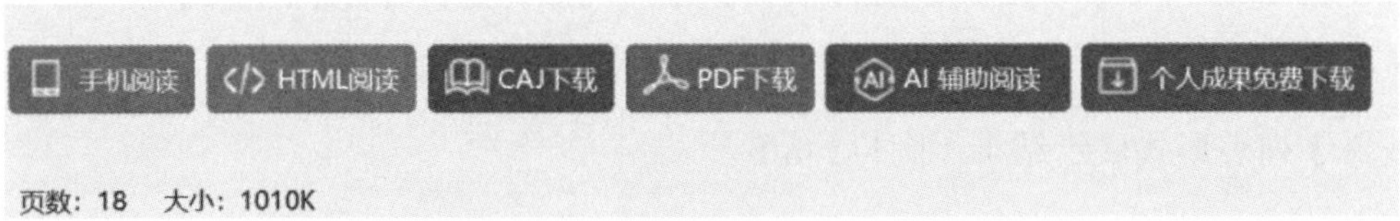

图1–1–10　检索结果查看与下载格式

步骤3：在检索结果页面中，选择部分文献后，单击页面上方的【导出与分析】—【可视化分析】—【全部检索结果分析】，可以对已检索文献进行分析，查看【总体趋势】【主要主题】等内容的分布情况。

四、PubMed检索

1. 一般检索

在PubMed首页检索框中输入检索词，单击【Search】即可。

2. 高级检索

步骤1：在PubMed首页检索框下方，单击【Advanced】，进入高级检索页面（图1-1-11）。

图1-1-11 高级检索

步骤2：单击【Add terms to the query box】下面的下拉框①，选择检索词类型【Title】，表示对标题进行检索。

步骤3：在输入框②中输入检索词内容【atherosclerosis】。

步骤4：在下拉框③中单击【AND】，选择对步骤2中输入的内容进行“和”的逻辑检索，在【Query box】下方查询框④中输入检索式，如【inflammatory response [Title]】。按照步骤1~4，可继续添加多条检索关键词，编辑所有检索条件后，单击⑤【Search】进行检索（图1-1-12）。

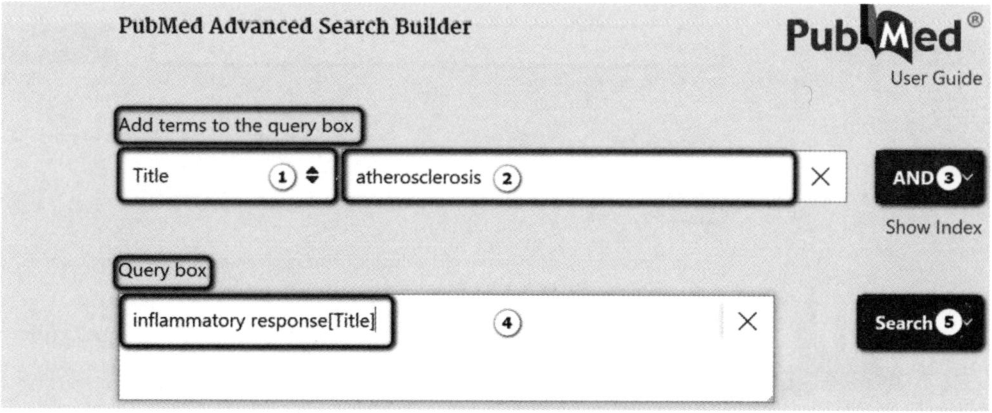

图1-1-12 高级检索

步骤5：在返回检索页面下方的【History and Search Details】中，记录了历史检索策略，可下载保存或者删除检索策略，以便高效地完成检索（图1-1-13）。

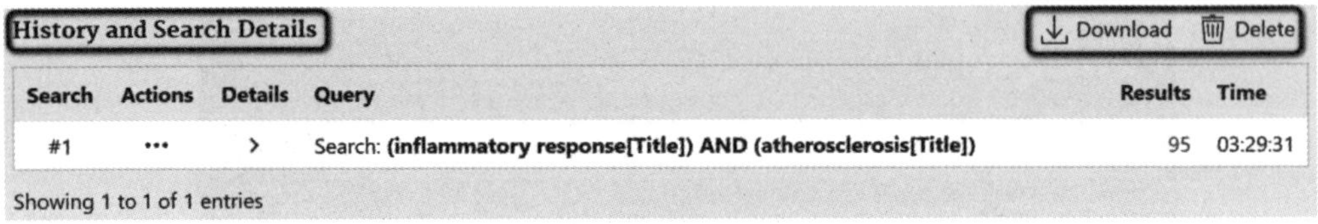

图1-1-13　高级检索历史检索策略

3. 著者姓名检索

检索方法类似于简单检索，在PubMed首页的检索框中输入作者姓名，PubMed会自动执行作者检索。

举例：

想要检索仝小林院士的文章，直接输入“Tong xiao lin”或者“Tong xl”，即可找到仝小林院士发表的文章。但需注意，可能存在重名或姓名拼音相同的情况，因此还需进一步筛选和检查（图 1-1-14）。

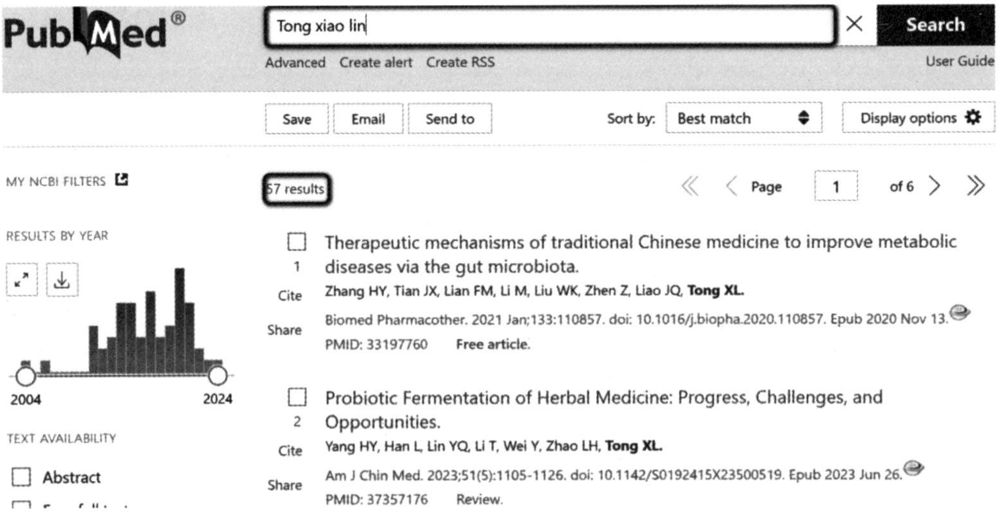

图1-1-14　著者姓名检索

4. 期刊检索

检索方法类似于简单检索，在PubMed首页的检索框中输入期刊的全称、标准的Medline刊名缩写或期刊的ISSN号，PubMed会自动检索该期刊的文献。

举例：

想要查找*Free Radical Biology and Medicine*期刊的文章，可以在检索框输入以下内容之一进行检索。

期刊的全称：Free Radical Biology and Medicine。

标准的Medline刊名缩写：Free Radic Biol Med。

期刊的ISSN号：0891-5849（图1-1-15）。

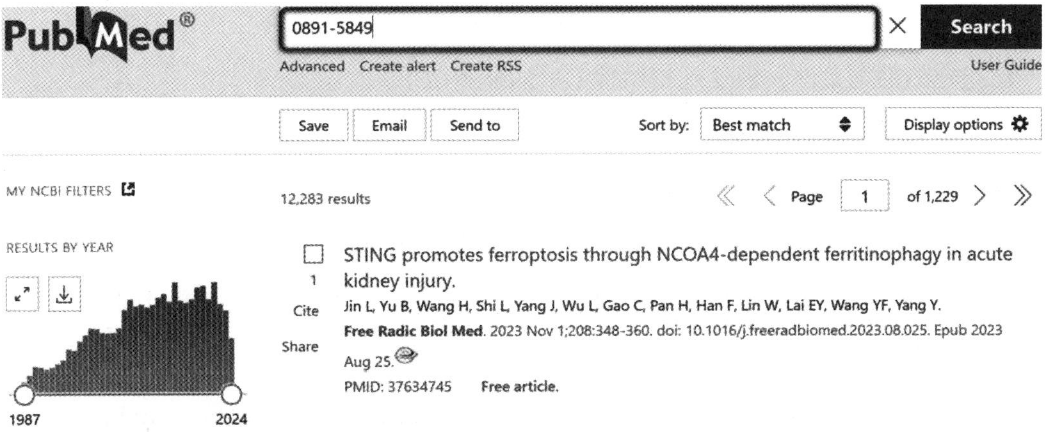

图1-1-15　期刊的ISSN号检索

5. 检索结果筛选

在检索结果页面左侧，通过单击不同的筛选条件，可对检索结果进行筛选。

（1）【RESULTS BY YEAR】——按照年份显示对应检索结果数量，即该检索关键词相关的研究热度年度趋势图。该图可下载查看。如果近年与该关键词相关的文献数量上升，表示该检索词相关的研究热度也在不断上升，反之亦然。

（2）【TEXT AVAILABILITY】——检索结果文本的可获取范围。勾选【Abstract】【Free full text】【Full text】，可在检索结果中筛选出可获取的摘

要、免费全文或全文的文献。

（3）【ARTICLE ATTRIBUTE】——文章属性。勾选【Associated data】，可以在检索结果中筛选出有相关数据的文献。

（4）【ARTICLE TYPE】——文章类型。用于对检索结果中的文献类型进行筛选展示。

（5）【PUBLICATION DATE】——出版时间。根据出版时间范围对检索结果进行筛选。

（6）【Additional filters】——其他筛选条件。可对检索结果的【ARTICLE TYPE】【SPECIES】【JOURNAL】等进行进一步筛选。

（7）【Reset all filters】——重置所有筛选条件选项。单击可取消当前所有已指定的筛选条件，恢复到初始检索后的显示结果。

6. 检索结果呈现

（1）【Display options】——显示设置。【Format】，即检索结果的呈现形式，可选择以Summary、Abstract、PMID等形式展示检索结果。

（2）【Sort by】——排序依据。可选择按最佳匹配、最新发表时间、出版时间、第一作者、期刊顺序进行排序展示。

（3）【Per page】——每页呈现的检索结果数量。可自行设置，如选择每页显示10~200条文献。

（4）【Abstract snippets】——是否展示摘要片段，可按需选择。

7. 文献全文下载

在检索结果页面，默认情况下，会展示文献标题、作者、发表的期刊名称、卷号与页码、DOI号、PMID号码、是否含有免费文献链接及文献类型，其中在文献下方显示【Free PMC article】【Free article】标识的文献，即表示可在PubMed期刊官方网站上免费下载。

步骤1：利用历史检索策略【（inflammatory response [Title]） AND （atherosclerosis [Title]）】进行检索，检索结果显示如下（图1-1-16）。

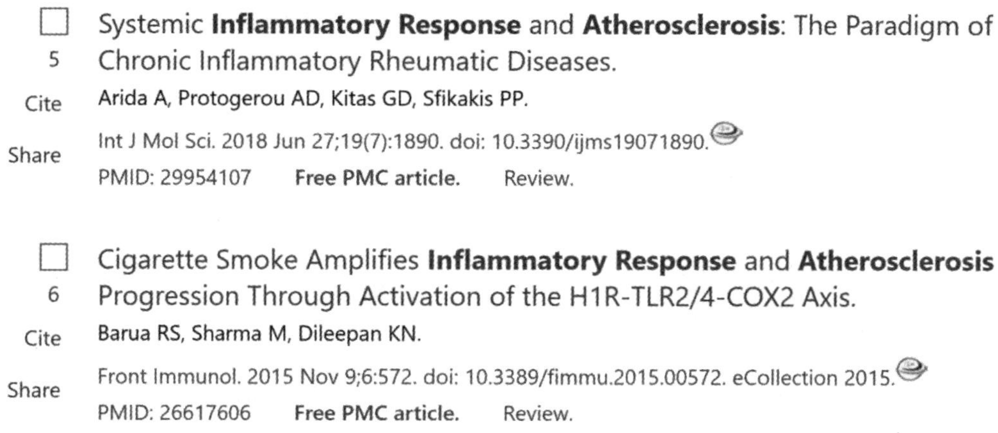

图1-1-16　历史检索结果显示

步骤2：在检索结果中选择并单击标有【Free PMC article】的文献标题，即可导向文献的详细信息页面。在该页面右侧，单击【FREE Full text-PMC】链接可查看全文（图1-1-17）。

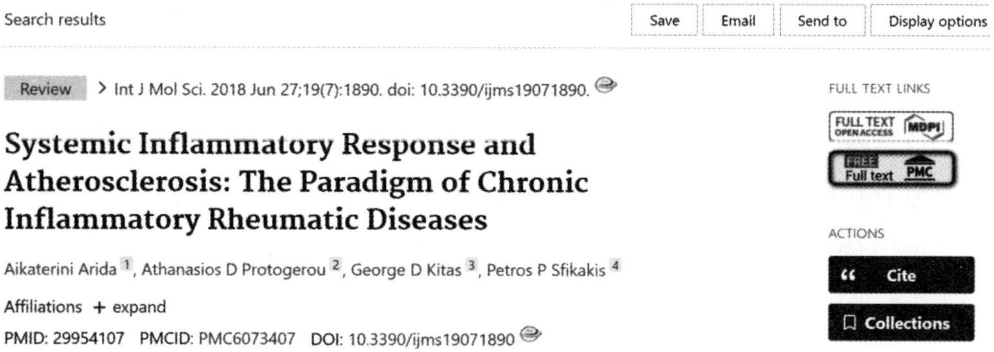

图1-1-17　文献全文查看

步骤3：当全文在网页上显示后，单击页面右侧的【PDF】图标，即可直接在当前页下载该文献的原文（图1-1-18）。

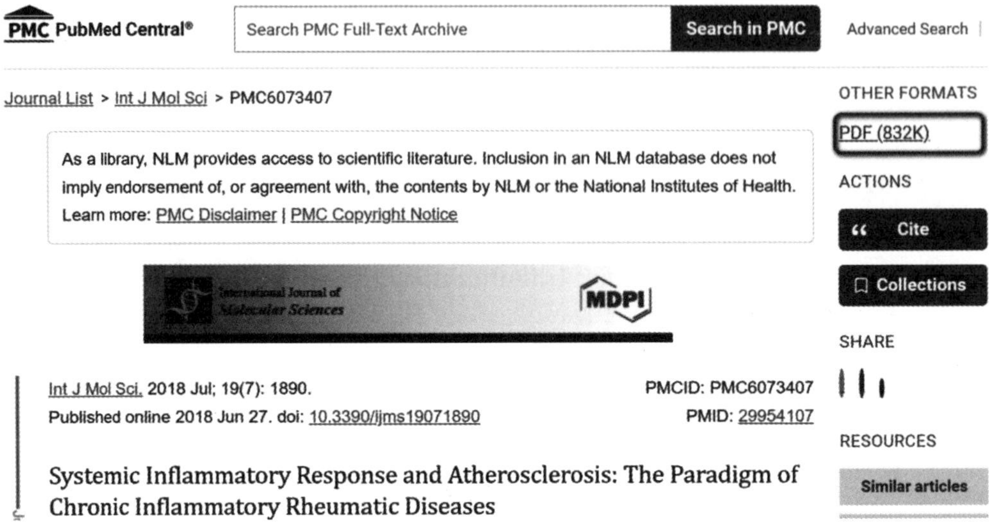

图1-1-18　文献全文下载

注：类似地，单击带有【Free article】标识的文献标题后，用户将被引导至该文献的详情页，单击右侧带有期刊图案的【FREE Full text】按钮，亦可前往官网下载全文。

8. 利用PubMed了解生物医学领域的热点趋势

（1）搜索热门关键词：在PubMed搜索框中输入关键词，如“冠心病”“癌症”“基因编辑”等，可以快速定位到相关文献的大量集合，从而提高检索效率，便于识别研究的热点趋势并确定研究方向。

（2）浏览热门文章：PubMed首页展示的热门文章通常反映了当前最受关注的生物医学研究主题。

（3）利用MeSH术语：通过MeSH（医学主题词表）这种生物医学文献描述工具，利用相应的术语搜索，可以精准地找到特定主题的最新研究热点和趋势。

（4）浏览期刊：PubMed允许用户浏览多种生物医学期刊，这是了解不同研究领域热点和趋势的有效方式。

（5）分析文献引用：通过详细分析文献的引用频次，可以识别那些受到广泛关注和频繁引用的研究，这些通常代表了当前的研究热点和趋势。

综上所述，通过PubMed，研究者可以掌握生物医学领域的热点趋势，但还需要具备一定的检索和分析技能，以便更准确地识别和跟踪这些趋势。

五、文献评估

文献评估是学术研究中的关键步骤，其目的在于帮助研究者发现相关信息，并确保引用信息的高质量与可靠性。以下是一些关于如何进行文献评估的建议。

1. 评估质量和可靠性

应仔细检查文献的质量和可靠性，优先选择经过同行评审的文章。

2. 考虑文献的时效性

在评估时，应优先考虑最新的研究成果，同时不忽略经典文献的长远价值。

3. 分析文献的视角和目的

深入了解文献的立场、视角及研究目的，可以更有效地理解其内容和意图。

4. 评估数据的质量和研究方法

对于包含实验数据或研究方法的文献，应严格评估其数据质量和研究方法的可靠性。

5. 考虑文献的适用性

确定所评估文献是否适合应用于研究者的具体研究主题。

第二节　文献管理工具

文献管理是一系列有组织的活动，包括收集、存储、检索、分析和利用文献信息，旨在提高研究效率、促进知识的传播与利用，并维护学术诚信。

一、文献管理工具介绍

文献管理工具是专为研究者设计的软件，用于组织和引用文献资料。这类工具通常包括文献检索、整理、标注及参考文献的生成和管理功能。下面将介绍几种常见的文献管理工具。

1. EndNote

EndNote是一款功能强大的文献管理软件，允许用户导入文献，并对其进行分类、标注和引用。其拥有庞大的数据库和在线资源库，并可与Word等多种文本处理软件整合，支持多样的引用格式。

2. NoteExpress

NoteExpress是专为中国学者开发的文献管理软件，具有丰富的中文资料库。它可与Word等文字处理软件整合，支持文献检索、管理和引用等功能。

3. Zotero

Zotero是一款免费且开源的文献管理软件，提供中、英文界面。可以嵌入浏览器以便在检索时直接抓取信息，并自动生成参考文献列表。此外，Zotero支持插件以扩展其功能。

4. Mendeley

Mendeley是一款免费且开源的文献管理和学术社交网络软件，旨在帮助用户管理文献资料、分享资料并进行协作研究。Mendeley提供桌面版、网络版和手机版，支持跨平台使用。

5. 中国知网学位论文管理系统

该学位论文管理系统由中国知网提供，是一个在线服务系统，专门用于学位论文的检索、阅读和下载。

选择文献管理工具时，应考虑操作习惯、研究领域及工具的兼容性。这些工具不仅能提高研究和写作效率，还可确保参考文献的准确性和规范性。下面将以EndNote X9为例介绍文献管理的功能和使用方法，以帮助提高文献的利用效率。

二、EndNote X9

（一）EndNote X9介绍

1. EndNote X9的主要功能

（1）数据库的建立：包括数据库建立、文献检索、复制、删除、添加及下载等功能。

（2）文献管理：管理建立的数据库内文献，涵盖分组、去重、排序、标记、统计、分析、查找、导出等功能。

（3）撰稿引文编排：即在写论文时将EndNote软件与Word文档联用，利用EndNote的文献插入功能，提高研究者在Word文档中写作和整理参考文献的效率。

2. EndNote X9软件知识点

（1）图书馆（Library）：也称为个人文献库或文献数据库，用于存储和管理EndNote X9文件的文献数据，格式通常为*.enl/*.enlx（在新建数据库后，还会生成一个.Data格式的文件夹，用于存储*.enl/*.enlx文件中参考文献的原文）。在安装EndNote X9并首次打开软件或导入文献前，需要先建立个人的文献库。

（2）分组（Group）：在EndNote中，文献可以进行文件夹分组，包括普通分组、智能分组和组合分组。智能分组可通过自定义的检索策略将文献分配至相应的分组中，同时在以后的检索中，如果有新的文献符合检索策略，会自动将其添加至相应分组。组合分组则是在已有分组基础上，通过使用AND/NOT/OR操作符进行再次分组。

（3）格式（Style）：指文献输出风格和期刊编排格式。当在使用Word/WPS撰写文章并利用EndNote插入文献时，可以将统一的EndNote格式的文献输出为具有特定格式的文献。

（4）链接文件（Connection File）：用于与在线数据库建立连接，以进行在线检索时的网络链接文件。

（5）过滤器（Filter）：用于将格式不统一的文献数据转换为符合EndNote

X9格式的统一文献。

（6）术语列表（Term List）：是文献库内某个字段的所有词汇的集合，在添加文献时会自动生成，包括Author、Keywords、Journal。其中Journal名称可以直接从EndNote X9内置的术语列表文件中导入。

（7）期刊投稿模板（Template）：可自动生成符合期刊要求的投稿格式。

（二）EndNote X9软件界面介绍、数据库建立/使用前准备

1. EndNote X9软件界面介绍

EndNote X9软件界面的具体介绍如下（图1-2-1）。

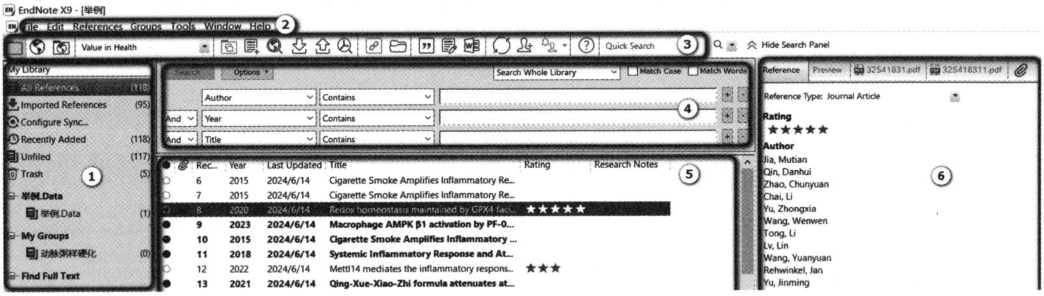

图1-2-1 EndNote X9软件界面介绍

（1）区域①文献与文件夹导航区域：此区域展示My Library下所有文献（All References）、导入文献状态（Imported References）、配置同步（Configure Sync）、近期添加（Recently Added）、未分类文献（Unfiled）、回收站（Trash）、个人分组（My Groups）、查找全文（Find Full Text）。

（2）区域②菜单栏：此区域展示各种操作选项，包括文件（File）、编辑（Edit）、参考文献（References）、文件夹（Groups）、工具（Tools）、窗口设置（Window）、帮助（Help）。每个选项下都有多个具体操作供用户选择。

（3）区域③常用工具操作图标：包括展示本地文献（不展示在线检索结果）、仅展示在线检索结果、复制至本地数据库、添加新参考文献、在线检索、文献导入与导出、查找全文、文献引用等图标。鼠标滑动至图标上可查看图标名称与具体功能释义。

（4）区域④在线搜索面板：通过单击面板上方的【Hide Search Panel】可对搜索面板进行隐藏。

（5）区域⑤文献列表区域：可设置每篇文献后面展示/隐藏的信息。

（6）区域⑥文献展示区域：具体某一篇文献的详细信息展示区域，可查看在文献列表之外未展示的所有信息，也可以切换查看文献主要内容或查看PDF格式的文献全文。

（7）单击界面右下角【Layout】，可对页面布局进行重新设置。

2. 创建数据库

步骤1：打开EndNote X9，首先新建文献数据库文件。单击左上角【File】，再单击【New】，选择数据库保存位置，并对数据库进行命名（数据库也可以放在软件安装文件夹中）。

步骤2：选择保存位置后单击确定键即可完成数据库文件创建。随后会生成【My EndNote Library.ent】和【My EndNote Library.Data】文件夹，后者文件夹包括三个子文件夹——PDF、rdb、tdb（PDF子文件夹用于存放下载的文献全文，rdb和tdb文件夹用来存放文献条目信息）。

步骤3：新建后无任何文献记录，接下来可以开始准备导入文献。

（三）EndNote X9文献的导入、删除、下载和阅读/使用基础

1. EndNote X9 文献导入

（1）在线检索和导入

步骤1：在左侧【Online Search】栏目下选择所需数据库，或单击【more】以在EndNote X9中打开更多目标数据库选项。

步骤2：以PubMed数据库在线检索为例。在左侧选择PubMed数据库，输入检索词【Atherosclerosis】，限定检索期刊为【Phytomedicine】，年份为【2024】，单击【Search】开始检索。系统会显示检索结果数量，自动导入文献，单击文献可查看完整的文献信息（图1-2-2）。

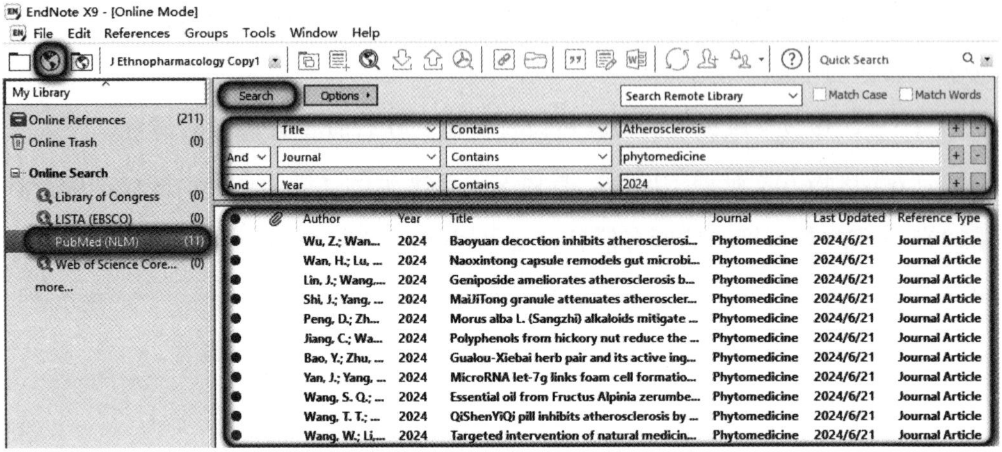

图1-2-2　EndNote X9在线检索和导入

注：有些数据库需要登录高校/机构账号后才可使用。

（2）本地文件/文件夹导入：单击左上角【File】，然后选择【Import】，如果要导入单篇文献，则选择【File】；如果要导入PDF文件夹，则选择【Folder】，最后单击【Import】即开始导入（图1-2-3）。如果希望给导入的文献单独创建一个新的组，可以在导入设置窗口中勾选【Create a Group Set for This Import】。

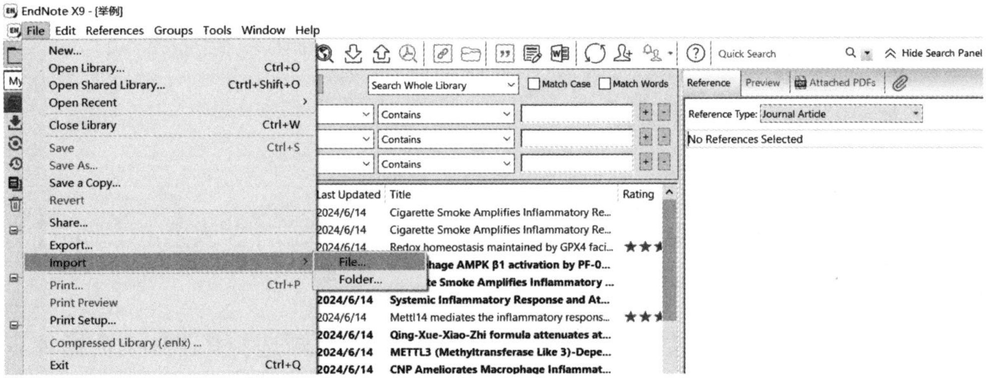

图1-2-3　导入本地文件/文件夹

注：在将本地的PDF文献导入EndNote中时，如果电脑处于联网状态，EndNote会根据文献的DOI来联网下载相关信息并将其导入进来。

（3）数据库网页端导入

1）从PubMed网页快速导入。

步骤1：在PubMed中输入检索词并检索。在检索结果页面，选择需要导入EndNote X9的文献，然后依次单击【Send to】—【Citation manager】—【Create File】，即可将文件下载到本地（图1–2–4）。

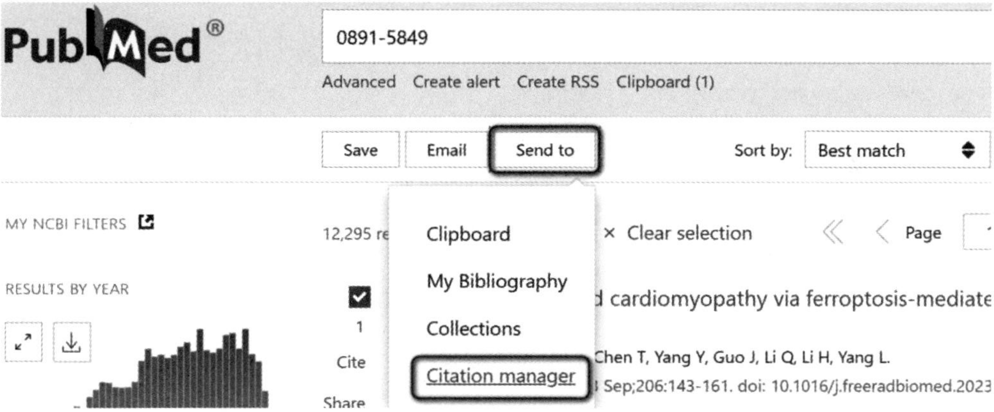

图1–2–4　PubMed文献快速导入EndNote X9

步骤2：在下载文件上双击打开，即可将文献导入EndNote X9中。或者打开EndNote X9软件，单击左上角菜单栏【File】，选择【Import】，再选择要导入的文件，确保在【Import Option】中选择【Reference Manager（RIS）】，其他选项保持默认，即可成功将文献导入EndNote X9中。

2）从中国知网网页快速导入。

步骤1：在中国知网的检索结果页面，选择需要导入的文献，然后单击上方的【导出与分析】，再选择【导出文献】到【EndNote】，这样就可以跳转参考文献下载页面（图1–2–5）。

步骤2：进入参考文献下载页面后，单击【导出】，即可将TXT文件下载至本地。

步骤3：在EndNote X9软件中，单击左上角菜单栏【File】—【Import】—【File】，或直接单击【Import】图标，选择刚才下载的文件进行导入。确保在

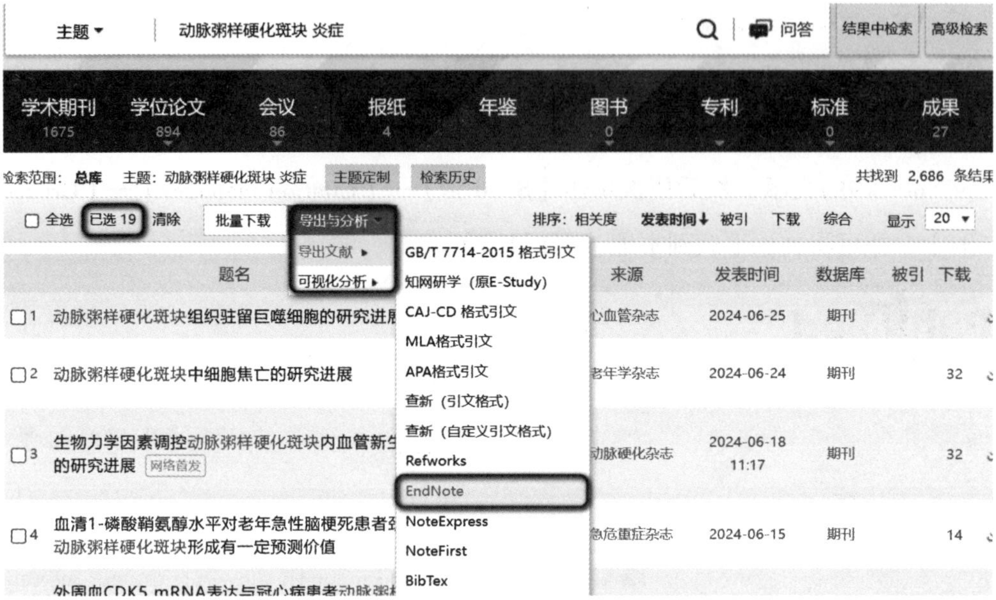

图1-2-5　中国知网文献快速导入EndNote

【Import Option】中选择【EndNote Ipmort】（或选择【Refer/BiblX】/【EndNote generated XML】），其他选项保持默认，即可成功导入文献。

（4）手动输入

步骤1：单击上方主菜单栏【References】—【New Reference】，打开新建参考文献页面（图1-2-6）。

步骤2：在新建页面的顶部下拉菜单中选择【Reference Type】为【Journal Article】，然后填写文献的作者（每行一个作者）、发表年份、标题、期刊等信息，完成输入后关闭窗口。在弹出的保存提示框中保存即可将该条文献添加至文件夹中。

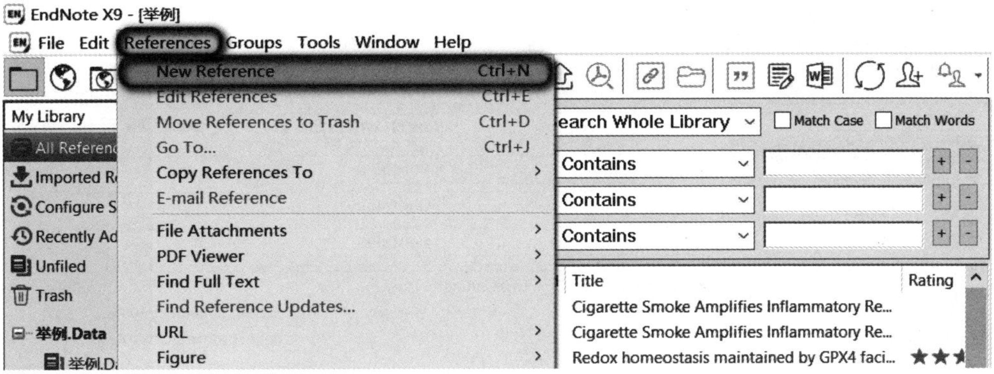

图1–2–6　手动输入文献导入EndNote

注：手动输入参考文献的同时，也可单击上方【Attached PDFs】来添加原文。

2. 文献删除和隐藏

选中文献所在行，右键单击选择进行文献隐藏或删除操作。隐藏文献后，右键单击任意文献，选择【Show All References】，可展示所有文献。

（1）【Move References to Trash】：将参考文献移至回收站。

（2）【Show Selected References】：展示所选文献。

（3）【Hide Selected References】：隐藏所选文献。

3. 全文查找与下载

对于EndNote中进行在线检索或手动输入但是没有全文下载的文献，可以选中后单击右键，选择【Find Full Text】来检索并下载全文（图1–2–7）。

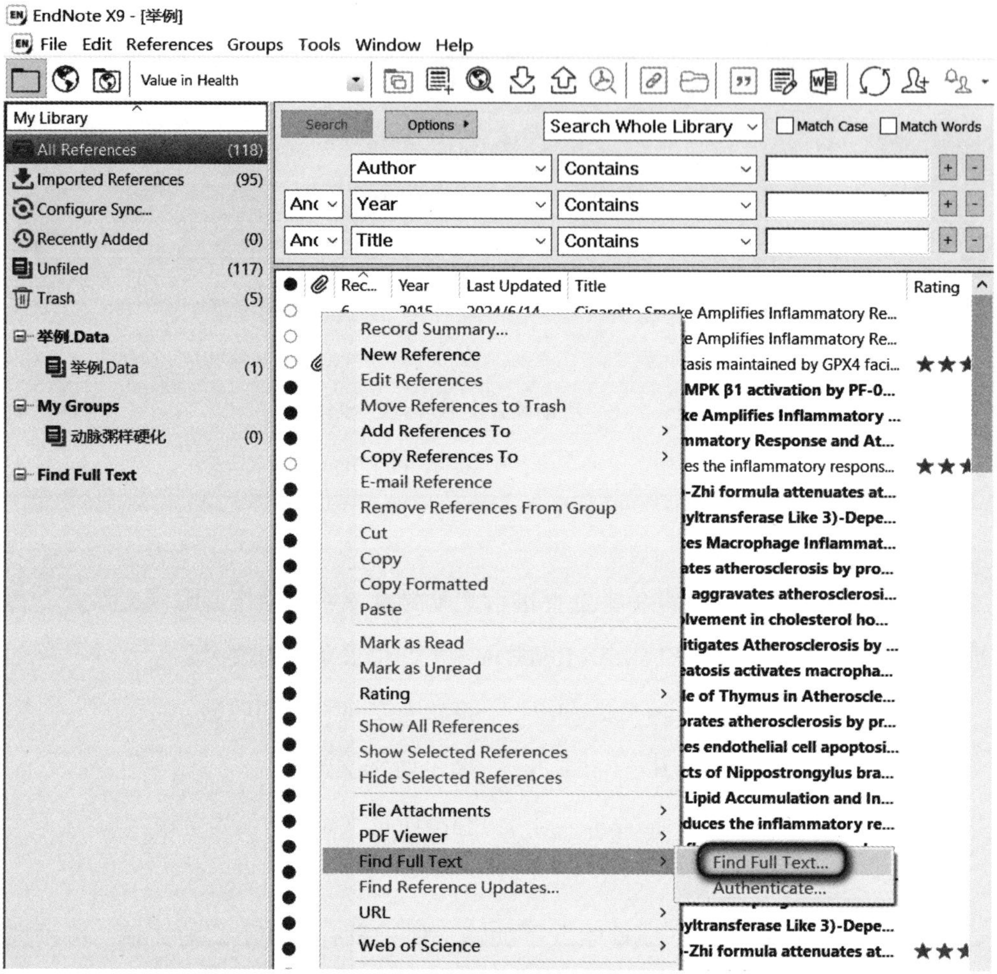

图1-2-7　全文查找与下载

注：在进行文献检索时，若遇到无法下载PDF的情况，常见原因是缺乏相应的下载权限，建议通过连接学校网络或启用单位/高校VPN来获取全文。

4. 文献阅读

对于列出带有回形针标识的文献，在单击后的右侧将显示【Reference】等文献信息，用户可在当前页面查看文献，也可单击文献名称下方的【Open PDF】来放大查看完整的文档（图1-2-8）。

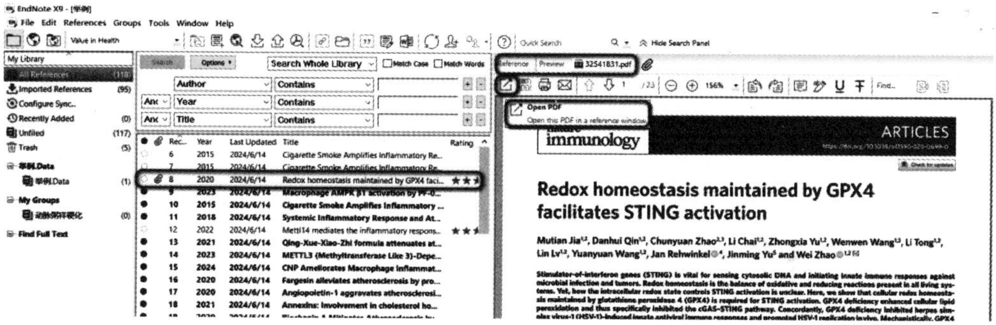

图1-2-8　文献阅读

5. 文献PDF注释

在文献阅读页面，通过单击上方菜单栏按钮，用户可以进行添加笔记、高亮标记、下划线和删除线的操作。在退出阅读时，系统会提醒用户保存当前的阅读标记（图1-2-9）。

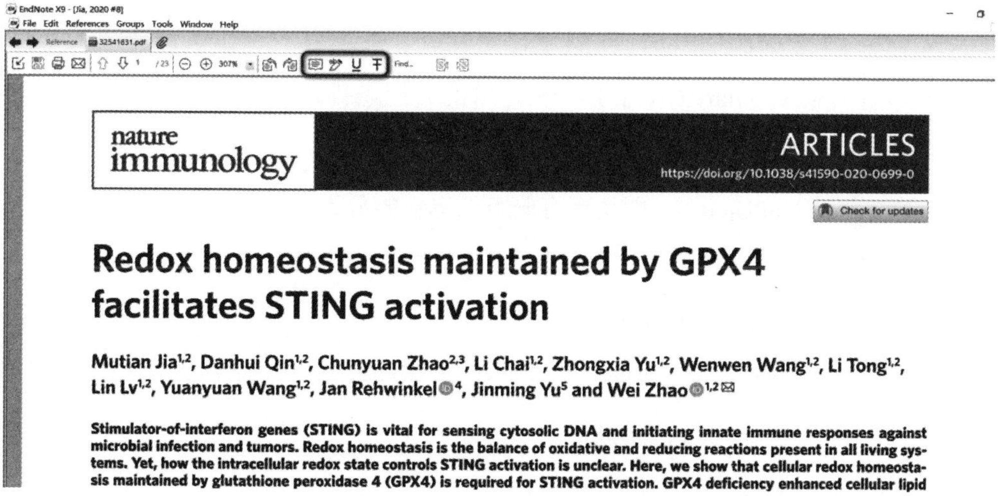

图1-2-9　文献PDF注释

（四）EndNote X9文献管理功能

1. 文献分组与文献夹管理

（1）EndNote文献分组介绍

1）Group（普通分组），即创建新文件夹，将目标文献添加到该分组中，所有分组按照字母顺序排序。

2）Smart Group（智能分组），即按照特定条件（作者、标题、摘要、年份等）筛选所有文献，并自动将符合条件的文献归类（例如，在数据库文献中筛选中国作者的文献，并将其自动分类为一组）。当某一文献记录中有新文献发表时，符合条件的文献记录将自动放入Smart Group中。

3）Create From Groups（组合分组），即在已有分组基础上创建新的组合分组，通过使用AND/OR/NOT逻辑运算符来匹配不同分组之间的条件，可实现分组之间的交集或并集等操作。

（2）建立分组：右键单击【My Groups】即可创建分组，包含以下选项。

1）Great Group，即创建普通分组，可通过将右侧列表区域的文献拖动到新建的普通分组中实现。

2）Create Smart Group，即创建智能分组，可通过右键单击需分组的文件夹，选择【Create Smart Group】，在弹出的分组条件设置窗口中，设置分组字段、筛选范围和关键词，然后单击窗口左下角【Create】按钮。

3）Create From Groups，即从现有分组创建新的分组。右键单击【My Groups】分组，选择【Create From Groups】，在弹出的窗口中选择分组名称和逻辑关系，设置完成后单击【Create】按钮。

4）Create Group Set，即创建组合多个分组的集合，类似于二层结构的树形层次。

2. 列表页的题录信息展示

步骤1：在列表页单击左上角【Edit】—【Preference】—【Display Field】，在【Column】右侧下拉框中选择展示标题、发表年份、作者等，单击确定键即可。在列表页【Column】下拉框中，不同选项功能如下。

【Research Notes】：展示文献阅读笔记内容。

【Read/Unread Status】：展示文献的阅读状态（已读/未读）。

【Rating】：可用1~5颗星标记文献的重要等级。

【File Attachments】：方便后期添加附件。

步骤2：通过单击题录名称并按住鼠标并向左/向右拖动，调整题录信息位置。另外，还可单击题录名称，对当前页面内的文献进行排序。

3. 文献阅读与重要度标记

（1）文献是否下载：根据文献前面是否有回形针样式的链接图标，来判断文献是否已下载。

（2）阅读状态标记：在添加文献题录信息【Read/Unread Status】后，可以标记文献的阅读状态，标题前方的实心圆加粗表示文献未读，空心圆未加粗表示已读（图1-2-10）。

（3）文献重要程度标记：在【Rating】选项下，可以使用1~5颗星对文献的重要程度进行评定（图1-2-10）。

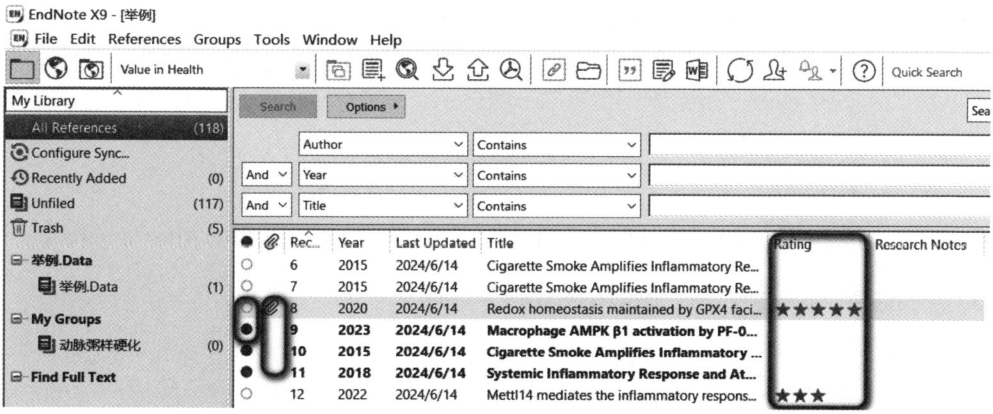

图1-2-10　文献阅读与重要度标记

注：在文献阅读过程中，标星操作是逐步进行的。首先浏览文献后，对于与课题相关的文献标注1星，然后按照星级排序，隐藏或删除不相关的文献。接着需深入阅读余下的文献，根据其重要性逐渐增加星级。反复执行以上步骤，即可筛选出与课题高度相关的文献。

4. 文献去重

在多个数据库如PubMed、Web of Science、中国知网中检索并导入文献后，可能会出现重复文献。这时可使用自动查找去重功能，即单击【Edit】—

【References】—【Find Duplicates】，即可去除重复文献。同时，在检索过程中，若当前数据库已包含特定文献记录，则无须再次添加。

5. 笔记记录

笔记记录的方式有三种。

方法1：单击上方菜单栏【Edit】—【References】，在【Column】中勾选显示【Research Notes】，以便在列表页中展示笔记。

方法2：对于单篇文献的笔记记录，单击某一篇文献，在右侧【References】区域显示文献参考信息，下拉找到【Research Notes】栏，单击空白处即可开始记录内容，记录后关闭当前页面或查看其他文献时系统会提示保存。

方法3：有时需要对多篇文献进行相同笔记标记，如“系列文献均来自××研究”等，则需要先按住键盘【Crtl】键选中多篇文献，右键单击选择【Show Selected References】以展示选中文献，然后单击上方菜单栏【Tools】—【Change Move/Copy Fields...】，选择【Research Notes】，添加笔记内容后，单击确定键即可。

6. 附件管理

（1）添加文件附件：可单击菜单栏【References】—【File Attachments】—【Attach File】，然后选择本地文件并添加（图1–2–11）。

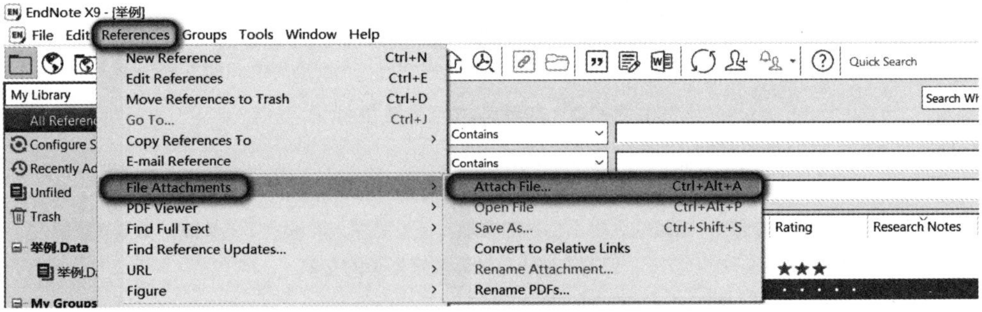

图1–2–11 文献附件管理

注：若某文献的PDF已下载到本地，并已进行PDF注释和标记，则在EndNote中存在对应的文献条目和笔记记录，可使用此方法将本地文献PDF/附件PDF添加到EndNote的文献条目内。

（2）添加图片附件：单击选择一篇文献，在右侧【References】文献信息的空白处右键单击【Figure】—【Attach Figure】，然后从本地选择图片并添加，即可在【References】区域中显示该图片，每篇文献仅能添加一张图片。

7. 文献统计分析

步骤1：单击左上角【Tools】—【Subject Bibliography】，在弹出的【Select Fields】窗口中选中统计量（作者、年份、关键词等），单击【OK】后即可查看统计结果。

步骤2：在统计结果页面，单击右侧的【Records】进行统计数量大小排序；选择【Select All】选中所有项目，然后单击【OK】进入下一步的统计结果下载页面。

步骤3：进入统计结果下载页面，在上方【Output Style】右侧下拉选择输出格式，单击【Layout...】进行输出设置后，单击确定键即可下载统计结果。

8. 文献预览

在EndNote X9中，单击任意一篇文献，其右侧出现的【Preview】代表文献预览功能。文献列表预览，用户可以查看文献的标题、作者、发表期刊、发表年份等基本信息，以及一个简短的摘要（若不显示，可按照【Bibliographic Output Style】—【Select Another Style】—【Annotated】设置）；文献导入预览，用户可以预览从外部数据库或文件导入的文献，并在导入之前进行筛选或排除不需要的文献；引用样式预览，在选择或自定义引用样式时，用户可以预览不同的引用格式，以确保选择的格式符合所需的格式要求。

9. 数据库内文献查找

（1）方法1：单击顶部的【快速搜索框】，输入关键词以进行检索。

（2）方法2：单击展开搜索面板，可输入多个信息以进行详细检索。

注意：检索时，请留意当前打开的文件夹（即主页面中所选文件夹），若在文件夹A中运行检索，则仅针对文件夹A中的*N*篇文献进行操作；若需全库检索，请确保选择顶部的【All References】文件夹后进行操作。

10. 页面布局调整

（1）位置布局：单击EndNote X9软件页面右下角的【Layout】，可自定义页面上各主要区域部分的位置布局。

（2）区域大小调整：直接把鼠标放在各部分的交界处并拖动，可灵活调节各个区域部分的大小。

11. 打包EndNote X9数据库

当遇到更换电脑或重装系统时，需备份整个EndNote内的文献。此时可单击【File】—【Compressed Library】，选择打包目标文献或整个Library为“.enlx”文件，以方便存储和传输。

12. 建立多个EndNote X9数据库

安装完EndNote X9软件后，首次创建数据库时，系统会默认为“My EndNote Library”。然而，研究者通常只使用此库，即便换了课题/研究方向也只通过新建分组来区分文献。尽管尝试细心分组，仍会导致“My Endnote Library”因文献庞大而进行变慢，影响科研效率。

将每个研究主题都建立一个独立的EndNote X9数据库，并在左上角菜单栏依次单击【File】—【New】，设置存储位置，然后单击确定键即可完成建库。

13. EndNote X9云同步功能

步骤1：打开EndNote X9软件，依次单击左上角的【Edit】—【References】—【Sync】，在弹出的对话框中输入EndNote账号密码，并选择【Enable Sync】以启动文献同步，首次同步可能需要花费较长时间。

步骤2：同步完成后，访问myendnoteweb.com/以打开EndNote的云端管理页面，使用EndNote账号登录，即可查看已同步至云端的文献。

（五）高效插入文献，提升写作效率

1. 如何在word写作时插入文献

安装完EndNote X9后，再次打开Word文档，就会在顶部菜单栏中看到

EndNote X9图标。

（1）选择指定格式的文献

步骤1：打开Word文档后，在菜单栏的“EndNote X9”选项中选择【Style】—【Select Another Style】。

步骤2：在弹出的窗口中选择特定期刊后，单击【OK】，即可确认插入的文献格式符合该期刊标准（如选择*ACS*期刊将按照该期刊的格式要求插入参考文献）（图1-2-12）。

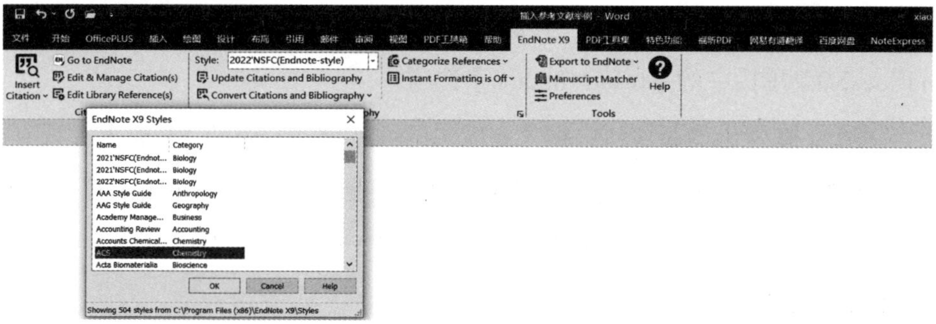

图1-2-12　选择插入的参考文献格式

步骤3：在Word中把光标放在需要插入文献的地方，打开EndNote X9，选择待插入的文献，然后单击顶部的【插入】图标，文献将被自动插入Word文档的指定位置（图1-2-13）。

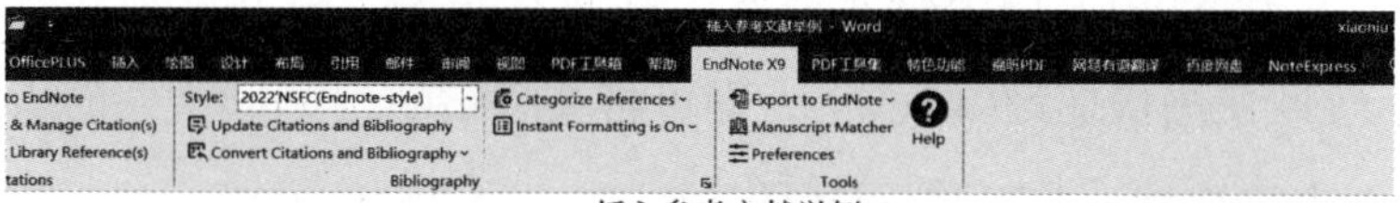
插入参考文献举例

在 Word 中将光标定位在文献待插入的位置，打开 EndNote X9 后单击待插入文献[1]。点击上方【插入】图标，此时文献即可被主动插入 Word 文档的指定位置[2]。文献插入后格式如下图所示，在待插入位置显示参考文献的引用编号[3]。在文末按照期刊要求显示参考文献标题、年份等信息[4-6]。此处举例仅限于格式和步骤，与内容无关。

1. Alexander RW. Theodore Cooper Memorial Lecture. Hypertension and the pathogenesis of atherosclerosis. Oxidative stress and the mediation of arterial inflammatory response: a new perspective. **Hypertension 1995**, 25(2): 155-161.
2. An JH, Chen ZY, Ma QL, Wang HJ, Zhang JQ, Shi FW. LncRNA SNHG16 promoted proliferation and inflammatory response of macrophages through miR-17-5p/NF-κB signaling pathway in patients with atherosclerosis. **Eur Rev Med Pharmacol Sci 2019**, 23(19): 8665-8677.

图1-2-13　插入参考文献

步骤4：插入文献后的格式应符合以下规范。在插入位置显示参考文献的引用编号，在文末根据期刊要求列出参考文献的标题、年份等详细信息。

另外，EndNote会自动更新文献引用编号，并将新增的参考文献显示在相应位置。举例来说，如果已经插入了10篇文献，在第3篇和第4篇文献之间再插入一篇文献时，系统会自动调整引用编号，新插入的文献将标记为第4篇，而原来的第4~10篇文献则会依次向后顺延为5~11。

（2）通过查找的方式来插入参考文献

步骤1：在Word文档中，将光标定位在需要插入文献的地方，然后单击EndNote X9菜单栏中的【Insert Citation】选项。

步骤2：在弹出的新窗口中输入文献关键词，单击右侧的【Find】。

步骤3：在下方显示的搜索结果中找到需要插入的文献，单击后再单击底部的【Insert】，即可将参考文献成功插入Word文档的指定位置。本方法支持不同格式的文献插入。

（3）复制粘贴

步骤1：在EndNote X9软件中选择需要插入的文献，右键单击选择【Copy】复制该文献（也可使用快捷键Ctrl+C）。

步骤2：在Word文档中将光标放在待插入参考文献的位置，右键单击选择【粘贴】（或使用快捷键Ctrl+V），即可将文献粘贴到Word文档的指定位置。

（4）直接拖拽：打开Word文档和EndNote X9软件窗口，然后将所需文献从EndNote X9中拖动到Word文档中的任意位置，这样就可以方便地在文档中插入引用了。

2. 如何选择需要的参考文献格式

（1）如何下载更多参考文献格式：EndNote X9中默认安装了约500种参考文献样式，存储在安装目录的\EndNote X9\Styles文件夹中。若需使用的参考文献样式不在这约500种格式中，可以进入网页https：//endnote.com/downloads/styles/下载所需的样式。下载后将其复制到\EndNote X9\Styles文件夹中。

（2）在已有格式基础上进行修改：如果在编写标书等文档时，在EndNote网页端上找不到所需的参考文献样式，可以按照以下步骤在已有的参考文献格式基础上进行修改和保存，以备将来使用。

步骤1：单击EndNote X9软件菜单栏的【Edit】—【Output Styles】—【Edit】—【任一期刊名称】，即可打开期刊格式编辑弹窗，准备对参考文献样式进行修改。

步骤2：在期刊格式编辑弹窗中，左侧有5个模块，分别是期刊样式基本信息；文中引用格式设置，包括上标和方括号等；文末参考文献样式设置；脚注设置；引用图表时的图表格式设置。以*ACS*期刊格式修改为例，调整为“文章中插入位置的数字编号格式为上标且带下划线，文末格式中参考文献标题加粗”。

步骤3：在期刊格式编辑弹窗中，首先单击【Citations】下方的【Templates】，在右侧【Citation】下方方框内滑动选择【Bibliography Number】，然后单击上方的【下划线】图标，即可修改数字编号格式为上标且带下划线。

步骤4：单击【Bibliography】下方的【Templates】，在【Journal Article】下方方框内滑动选择【Title】，然后单击上方的【加粗】图标，即可设置参考文献标题为加粗格式。

步骤5：完成设置后，单击左上角【File】—【Save as】，为修改后的格式命名，如“ACS自定义格式”，单击【Save】即可在*ACS*期刊格式基础上保存修改。

步骤6：打开Word文档，在顶部菜单栏EndNote X9下的【Style】右侧下拉，选择【Select Another Style...】，找到并选择刚刚修改并保存的格式（此处命名为“ACS自定义格式”），最后单击【OK】完成格式更改。

注意：在期刊A基础上进行格式修改保存后的格式B是另存为文件，并不会覆盖或影响原有的期刊A的格式样式。

（3）插入符合国标的中文文献：中文期刊应遵循国家标准《信息与文献　参考文献著录规则》（GB/T 7714—2015）的参考文献格式要求。EndNote提供了两种符合国家标准的中文引文样式：Chinese Std GB/T 7714（author-year）.ens（著者-出版年制）和Chinese Std GB/T 7714（numeric）.ens（顺序编码制）。

步骤1：在EndNote X9中单击【Edit】—【Output Styles】—【Open Style Manager】，进入期刊样式管理器，搜索并下载所需的样式。

步骤2：下载后将文件保存到安装目录的\EndNote X9\Styles文件夹中，然后重新启动EndNote X9软件。

3. 如何删除参考文献

（1）删除单篇文献：在Word文档中删除文末的参考文献，在此之后需单击【Update Citations and Bibliography】，如此才能确保删除成功。如果仅仅单击更新操作，文末的参考文献仍会保留，为了真正删除参考文献，需要删除正文中相关的编号才行。

（2）删除多篇文献：如果要删除多篇参考文献中的一个，不能简单地选中删除，而是需要在Word文档中使用【Edit & Manage Citations】，在弹出的新窗口中单击需要删除文献后面的下拉框，选择【Remove Citations】。

第二章　医学文献阅读

导读：本章针对医学研究生在阅读医学文献时速度慢、难以有效掌握关键信息及其内在逻辑结构等问题，主要介绍了模块化阅读的理论与实践技巧，以帮助读者更加准确、系统地理解和分析医学文献；提供了阅读过程中的一些实用技巧，以提升中、英文写作水平并构建研究内容的知识链。本章强调了快速识别文献八大模块信息及深入理解其论证模式的重要性，以帮助医学研究生更有效地应对文献阅读挑战。

第一节　医学文献模块化阅读

本节将详细介绍如何模块化阅读医学文献。具体来说，医学文献可分为五个常量模块（疾病、表型、模型、检测方法和标志物）和三个变量模块（药物、分子和通路）。这八个模块涵盖了医学研究的核心要素，它们之间的内在联系则展示了生物医学研究的基本逻辑规则。

一、医学文献之五常量

医学文献中五个核心常量模块包括疾病、表型、模型、检测方法和标志物。这些模块是医学研究的基础框架，每个模块都承载着独特的信息和功能。常量是生物医学研究中的常识，是每位研究者应掌握的基础知识。

（一）疾病

疾病是生理或心理功能的异常状态，其阻碍机体正常运作和健康维持，通常伴有特定的症状和体征。疾病按病因（感染性、遗传性、代谢性等）、受影响器官或系统（心血管、神经系统、内分泌系统等）、临床症状和体征进行分类命名。

举例：

常见的心血管疾病包括病毒性心肌炎、扩张型心肌病、冠状动脉疾病、心律失常、心力衰竭、高血压等。

（二）表型

表型是疾病的生理、病理过程或细胞层面的特征之一。疾病和表型呈一对多的关系，即一种疾病可能具有多种表型，同一表型可能存在于多种疾病中。

举例：

心血管疾病动脉粥样硬化的表型包括慢性炎症、脂质代谢紊乱等，以及细胞层面的血管内皮细胞功能紊乱、巨噬细胞泡沫化。

（三）模型

模型是解析疾病机制和制定治疗策略的关键工具。模型可以是生物学的（如动物、细胞、临床标本），也可以是数学的（如统计模型和计算模拟）。这些模型提供可控环境、模拟疾病发展、测试药物效果或预测疾病行为。

举例：

在心血管疾病研究中，通过流体动力学模型模拟血流，可理解动脉粥样硬化斑块形成和血管狭窄的影响。

（四）检测方法

检测方法涉及多种技术和程序，用于研究疾病机制和评估实验结果，包括传统的生化测试、影像学检查、病理学分析和现代分子生物学检测技术。

举例：

在心血管疾病研究中，通过心电图、超声心动图及血液中心脏标志物的检测，可以评估心脏功能和疾病严重程度，并深入研究心血管疾病的病理机制。

（五）标志物

标志物是从生物样本中检测到的分子，其表达水平或状态反映了生理或病理状态，或特定疾病的存在。优秀的生物标志物应具备高灵敏度和特异性，可通过非侵入性或微创手段轻松检测。

举例：

心脏肌钙蛋白被用作心肌损伤的标志物，研究其在不同病理条件下的变化，能够更好地理解心肌细胞的损伤机制。

二、医学文献之三变量

医学文献三个变量模块为药物、分子和通路。这些变量模块是理解和干预疾病过程中不可或缺的组成部分，与疾病治疗和机理研究直接关联。通过揭示疾病治疗的靶点和机制，增进了研究者对疾病本质的理解，也为开发新的治疗方法提供了科学依据。变量是医学文献逻辑链中的关键部分，也往往是初学者难以掌握的痛点，应作为学习的重点。

（一）药物

药物分类包括化学药物、中药、天然药物和生物制品等。其中，中药和天然药物可进一步细分为复方、单味药、有效部位和有效成分等（图2-1-1）。医学文献中对药物的研究包括药物的发现和筛选、药理学研究、疗效评估、耐药性研究、安全性分析及药物间的相互作用等。

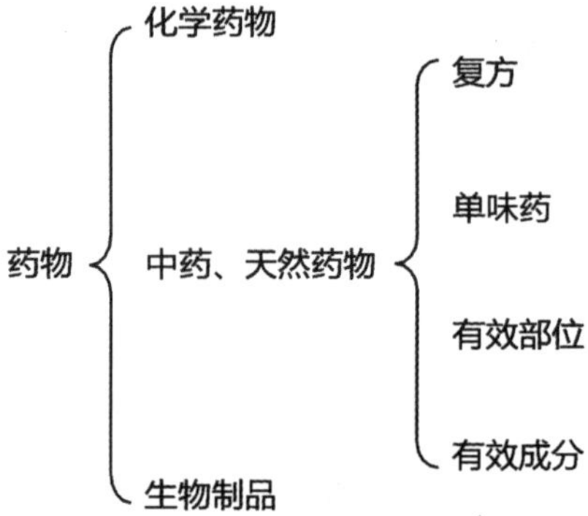

图2-1-1　药物的分类

（二）分子

医学研究中的分子通常指蛋白质、DNA、RNA等，在疾病发展和治疗中扮演着核心角色。这一模块包括分子的生物学特性和在疾病中的功能与作用机制。生物学中心法则涵盖了所有医学文献中涉及的分子（图2-1-2）。

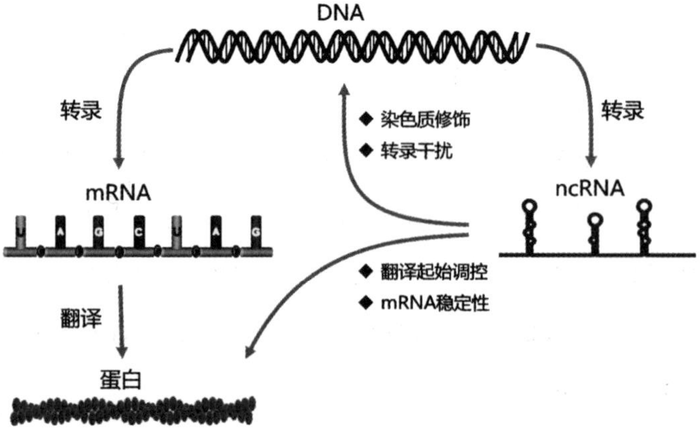

图2-1-2　生物学中心法则中的各类分子

（三）通路

通路主要指特定的生物分子间的一系列相互作用，这些相互作用导致各种生物学效应，如信号传递、代谢或基因表达的改变。通路是细胞内、外信息交流的框架，对维持生物体的正常功能和应对环境变化至关重要。例如，在涉及炎症反应的相关研究中，往往会考虑是否有NF-κB通路激活（图2-1-3）。

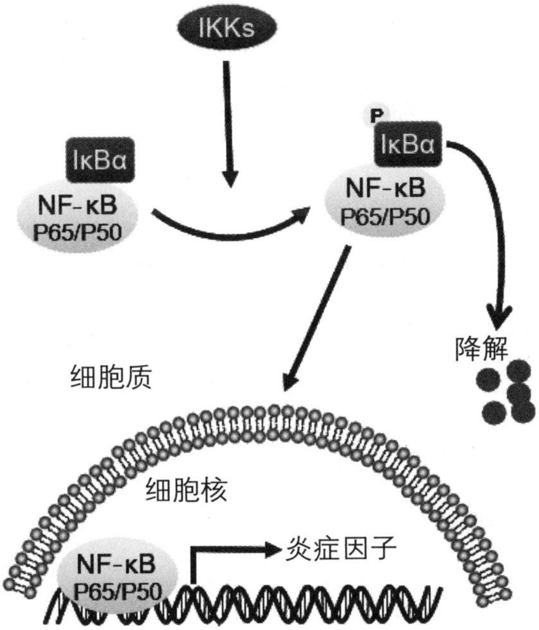

图2-1-3　NF-κB信号通路示意图

三、医学文献模块间的联系

（一）五常量间的联系

医学文献五常量间有内在联系。如图2-1-4所示，一是疾病与表型成一对多关系，往往只研究1~2种表型。二是医学基础研究模型通常包括细胞、动物和临

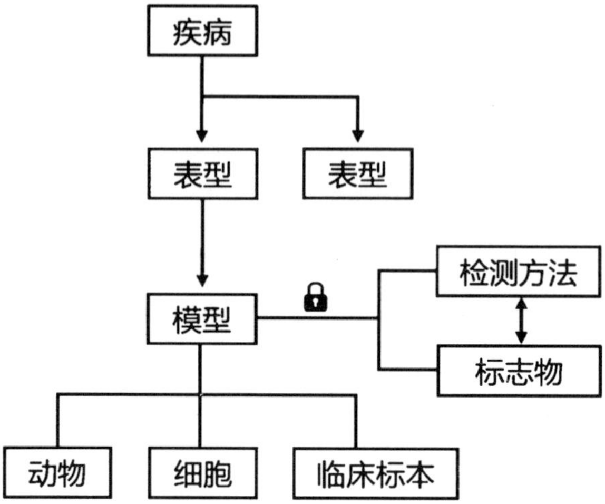

图2-1-4　五常量间的联系

床标本。这三者证据强度依次为临床标本＞动物＞细胞。完整的医学研究需至少包含细胞和动物两类模型。三是每种表型对应特定的标志物和检测方法。在阅读自身研究领域的文献时，看到表型应立即联想到相关的标志物和检测方法，这是高效阅读医学文献所必备的基本技能。

（二）模块的格式化串联

大部分医学研究课题或文献是通过模块的格式化串联得到的。格式通常为“在某疾病中，特定分子通过特定机制介导了特定表型”。需要注意这里的分子范围广泛，包括药物和分子模块；机制涵盖分子和通路。

举例：

“LncRNA-CCRR 靶向 RyR2、SERCA2a、TLR 通路调控心梗后钙稳态及炎症反应的机制”是一项获得国家自然科学基金资助的研究项目，在这个研究中，LncRNA-CCRR 为分子，RyR2、SERCA2a、TLR 通路为机制，钙稳态及炎症反应为表型，心梗为疾病。

四、医学文献论证模式

（一）单变量论证模式

单变量论证模式指研究过程中只涉及一个变量模块。通常情况下，模式为“在某疾病中，某分子调控某表型，或某药物具有某药效”，表明表型与疾病间的关系已知，但分子（药物）与表型间的关系尚不清楚。论证分子与表型的调控关系可分为两个部分。一是观察模型中分子的表达水平或状态是否发生变化，通过与空白对照组比较来确定是否存在显著差异，差异表示分子可能对疾病表型有调控作用。二是通过分子生物学方法调节该分子表达水平，观察表型的变化，若有相应变化，则说明该分子影响疾病表型。药物药效研究相对简单，通过药物干预疾病模型，比较药物组与模型组的表型差异，若有差异，则可证明药物的治疗作用（图2–1–5）。单变量是双变量或三变量论证模式的基础，应熟练掌握其论证方法。

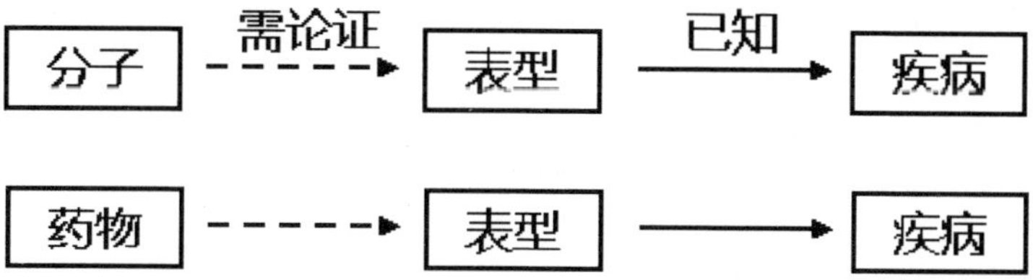

图2–1–5　单变量论证模式示意

（二）双变量论证模式

双变量论证模式在单变量论证模式基础上引入了额外的变量模块。典型模式为“在特定疾病中，某分子（药物）通过调控某分子（通路）介导某表型”。在这种情况下，分子（通路）与表型、表型与疾病间的关系已知，而分子（药物）

与分子（通路）间的关系尚不清楚。与上文描述的模块串联格式“在特定疾病中，某分子经由某机制介导了某表型”相对应，这里的分子（通路）被视为一种机制（图2–1–6）。

双变量论证模式相对于单变量更为复杂，为了便于理解，将分子（药物）定义为主变量，分子（通路）定义为因变量。双变量论证模式过程分为三个部分，一是论证主变量调节表型，这与单变量论证模式类似。二是进一步论证主变量调节因变量，这一步骤依然遵循单变量论证模式。三是主变量调节表型依赖于因变量，这是将主变量、因变量和表型联系起来的关键部分。进入双变量回复实验阶段，实验设计包括以下步骤：若主变量正向调控因变量，则设定主变量上调、因变量下调，以及主变量下调、因变量上调的情况，然后观察表型变化；若主变量负向调控因变量，则设定主变量上调、因变量上调，以及主变量下调、因变量下调的情况，再观察表型变化。简化口诀为“正反正，正正反；反正正，反反反”。

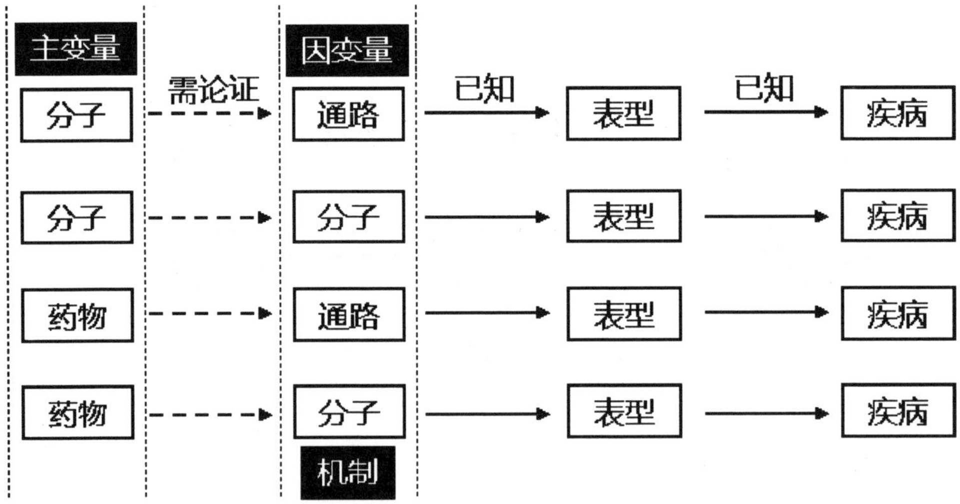

图2–1–6　双变量论证模式示意

注：①分子可作为主变量或因变量；②药物仅能作为主变量，位于最上游；③通路一般不作为主变量，可位于分子的上游或下游。

举例：

下面以英文医学论文*Deletion of BACH1 Attenuates Atherosclerosis by Reducing Endothelial Inflammation*为例，通过解读结果部分帮助读者深入了解双变量论证的方法。

由文章题目可知，主变量为蛋白分子BACH1，表型为血管内皮炎症（Endothelial Inflammation），疾病为动脉粥样硬化（Atherosclerosis）。虽然题目中未明确显示研究的因变量，但在文章摘要或结果部分中可发现其为蛋白分子YAP。以下为各部分结果的解读。

（1）观察主变量蛋白分子BACH1在动脉粥样硬化疾病组织（临床标本、动物模型）的表达差异，探究主变量与疾病的相关性。结果显示蛋白分子BACH1在动脉粥样硬化斑块中高表达（图2-1-7）。

（2）该部分首先继续观察细胞模型中BACH1蛋白的表达差异（图2-1-8 A、B）。然后利用血管内皮特异性敲除小鼠BACH1蛋白，观察动脉粥样硬化斑块差异，即对主变量的功能进行验证（图2-1-8 C、D）。结果显示敲除血管内皮BACH1分子减缓动脉粥样硬化斑块进展。

（3）该部分继续利用血管内皮特异性敲除小鼠BACH1蛋白，观察动脉粥样硬化斑块差异，检测方法包括主动脉大体油红O染色、主动脉根HE染色（图2-1-9 A~D）。另外，研究观察了血管内皮巨噬细胞黏附水平及血清炎症因子水平，对小鼠模型炎症水平进行初步研究（图2-1-9 E、F）。结果显示敲除血管内皮BACH1分子减少动脉粥样硬化斑块形成并降低炎症因子水平。

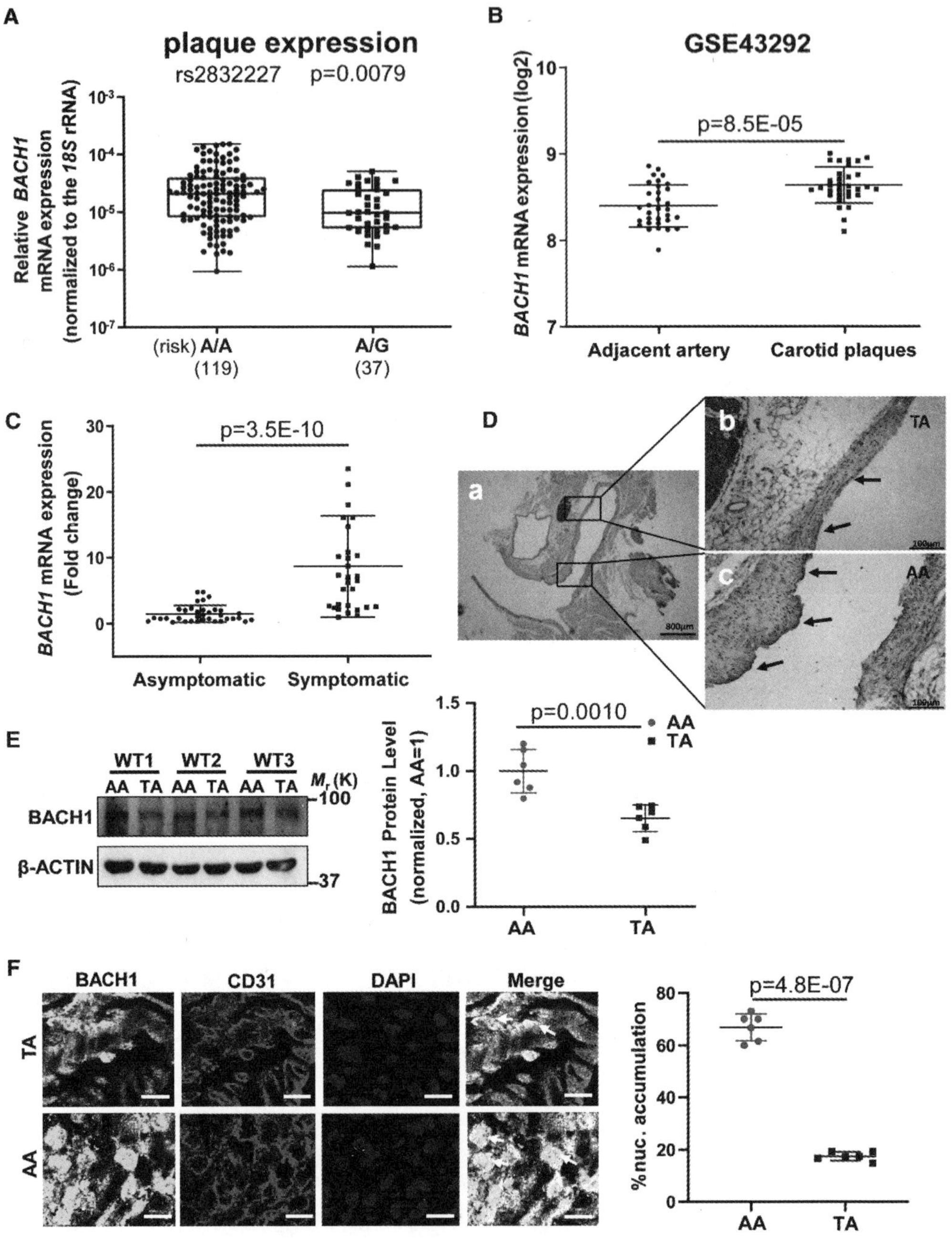

图2-1-7　示例文章原图1

注：原图注标题为Variant rs2832227 is associated with BACH1 gene expression in human carotid plaques， and BACH1 is upregulated in human atherosclerotic plaques。

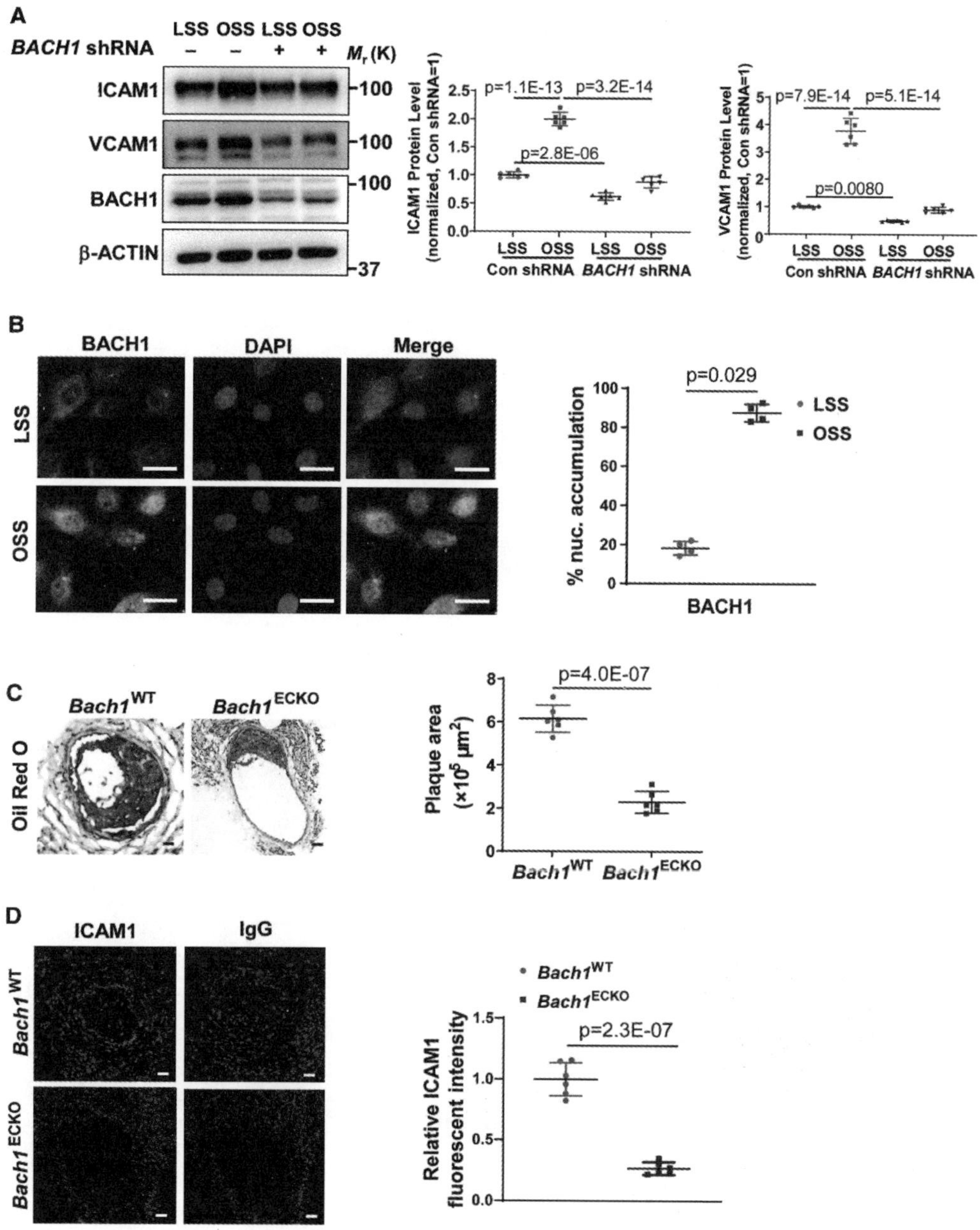

图2-1-8　示例文章原图2

注：原图注标题为Endothelial cell（EC）-specific deletion of Bach1 ameliorates Western diet-induced atherosclerosis。

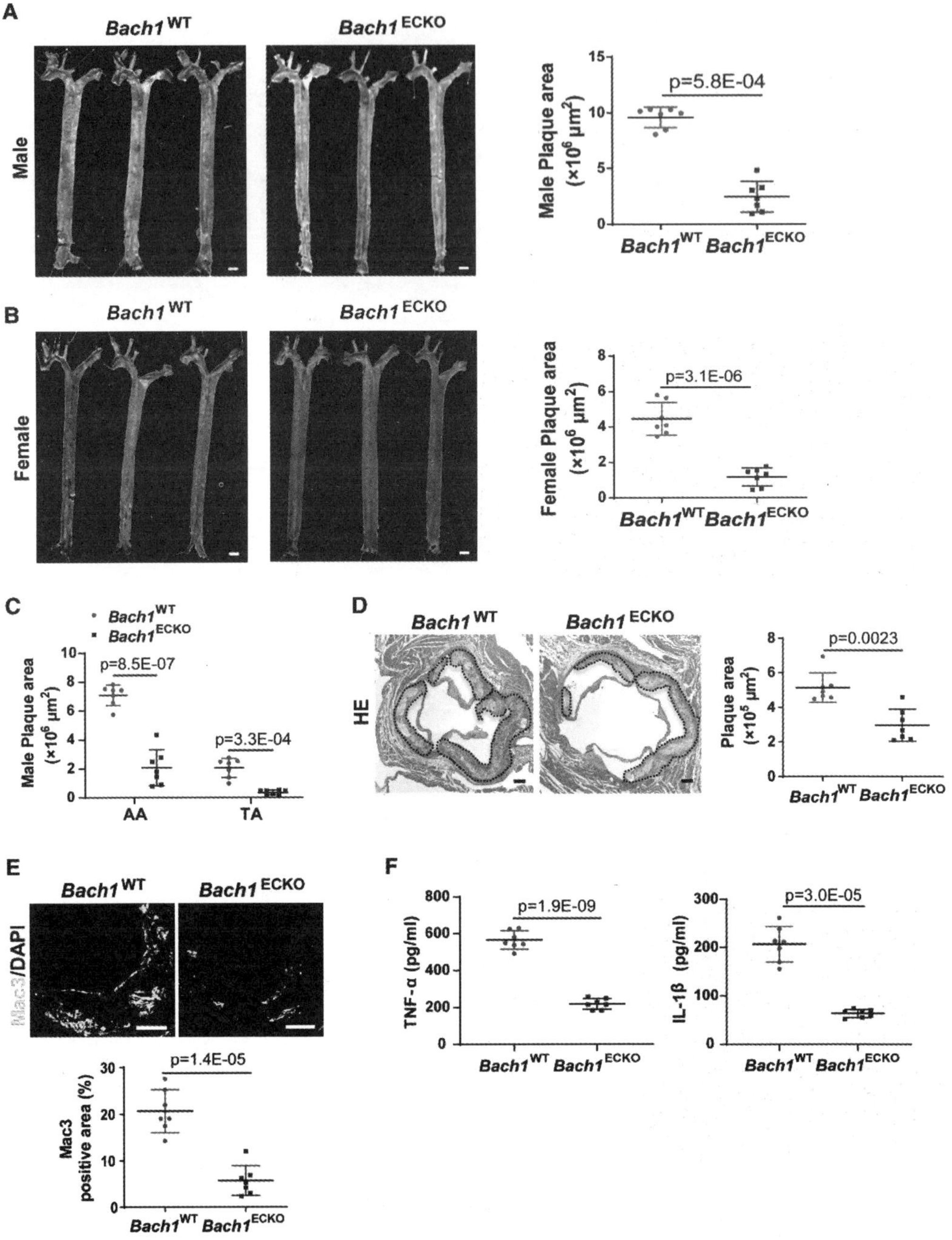

图2-1-9 示例文章原图3

注：原图注标题为Endothelial cell（EC）-specific deletion of BACH1 ameliorates Western diet-induced atherosclerosis。

（4）该部分研究敲除血管内皮 BACH1 蛋白对黏附因子表达的影响。研究方法包括单核细胞黏附实验、免疫组化、Western Blotting 及 RT-qPCR。结果显示敲除血管内皮 BACH1 蛋白抑制黏附因子表达（图 2-1-10）。

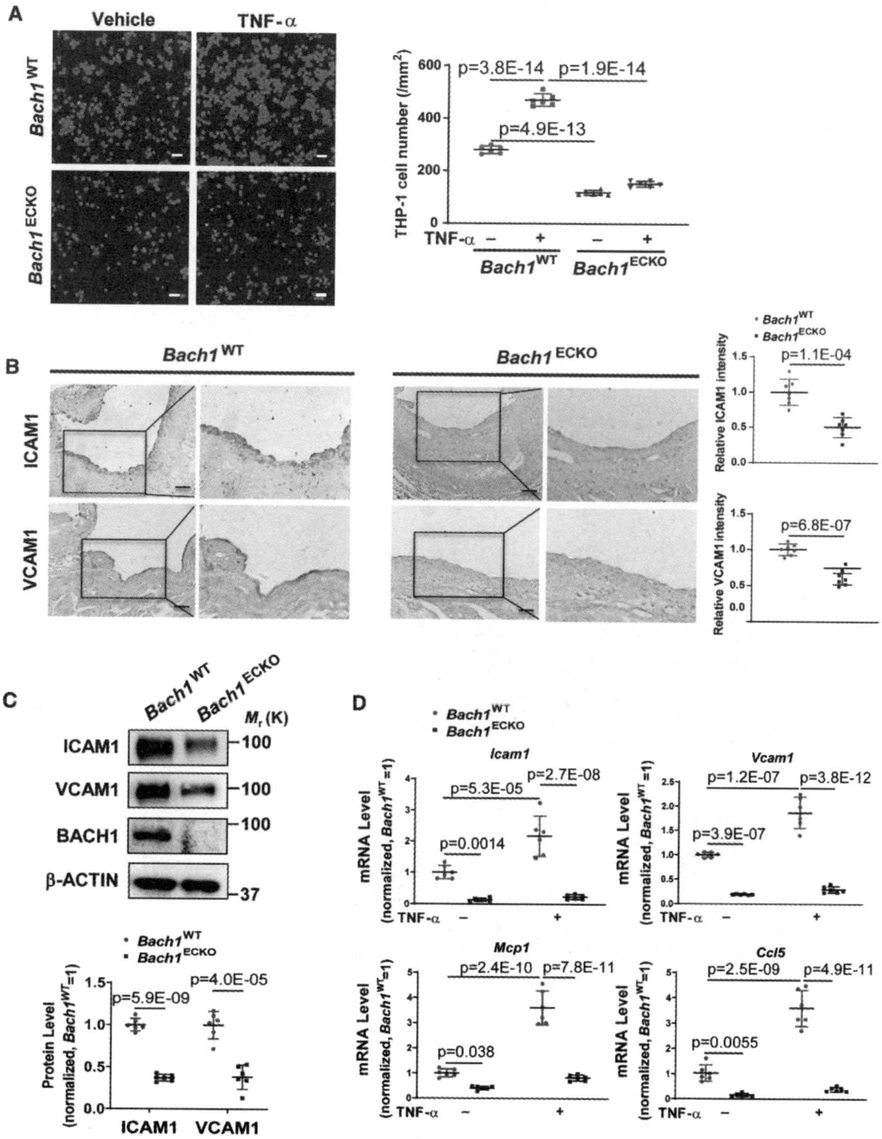

图2-1-10　示例文章原图4

注：原图注标题为Bach1 deficiency inhibits monocyte-endothelial adhesion and expression of endothelial adhesion molecules and pro-inflammatory cytokines。

（5）总结以上四部分皆是主变量 BACH1 蛋白对表型、疾病调控作用的研究。从第五部分开始，文章引入了因变量 YAP 蛋白。基于以往研究，作者首先观察了 BACH1 蛋白与 YAP 蛋白的相互结合作用（图 2-1-11 A~C）。随后利用内皮细胞炎症模型观察 BACH1 蛋白及 YAP 蛋白的核定位（图 2-1-11 D、E）。最后作者观察了 BACH1 蛋白及 YAP 蛋白与黏附因子基因启动子的结合作用（图 2-1-11 F）。结果显示 BACH1 蛋白与 YAP 蛋白具有相互结合作用，炎症因子诱导促进 BACH1 蛋白、YAP 蛋白入核及与黏附因子基因启动子的结合。

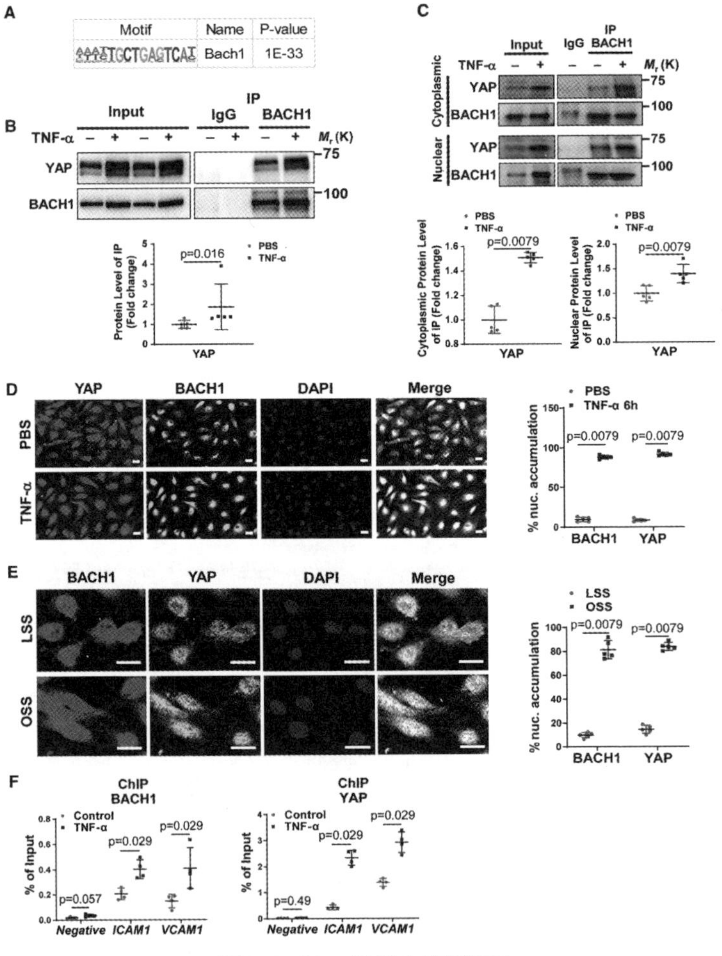

图2-1-11　示例文章原图5

注：原图注标题为TNF-α（tumor necrosis factor-α） promotes the nuclear localization of YAP （yes-associated protein） and BACH1 （BTB and CNC homology 1） and increases their recruitment to the promoter of endothelial adhesion molecules。

（6）第六部分观察了主变量BACH1蛋白对因变量YAP基因的转录调控作用。通过沉默或过表达BACH1蛋白，检测YAP蛋白表达、启动子结合水平及黏附因子转录启动等。结果显示BACH1蛋白可结合到YAP基因启动子区域并促进其转录（图2-1-12）。

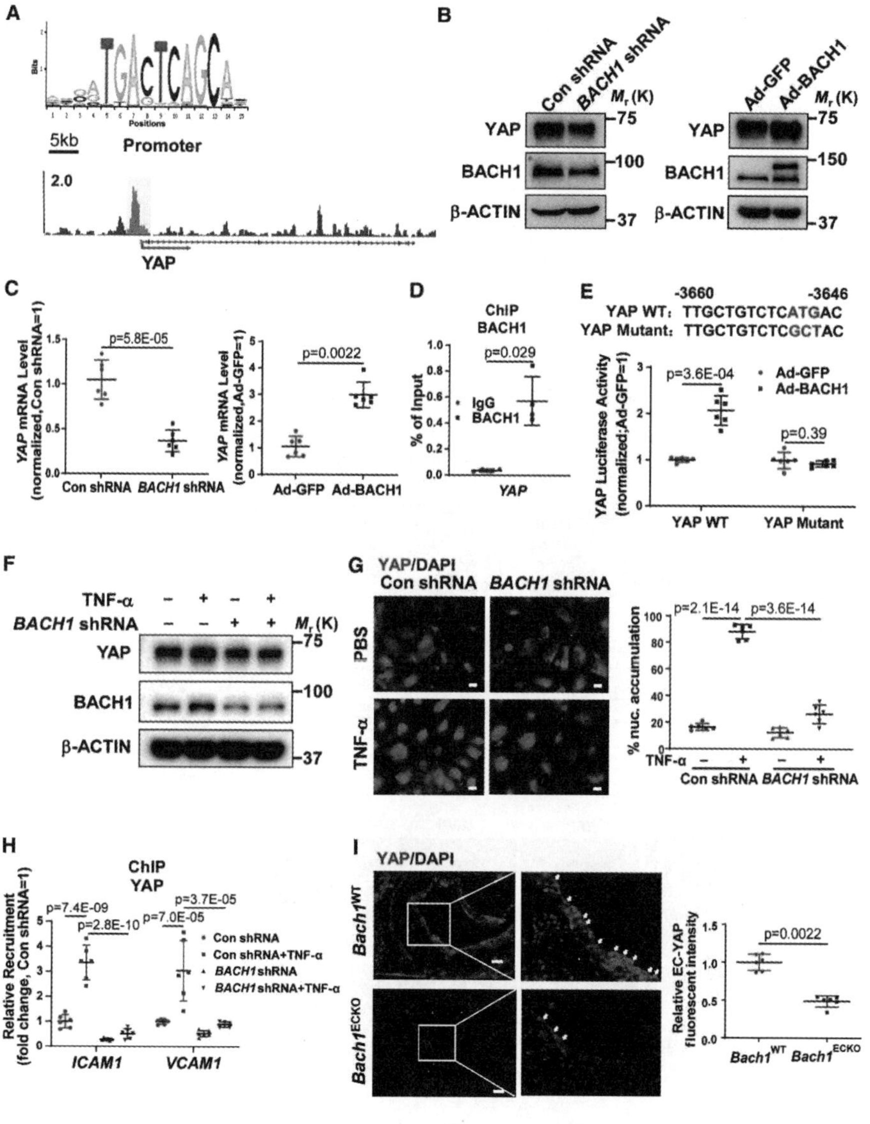

图2-1-12　示例文章原图6

注：原图注标题为BACH1（BTB and CNC homology 1）binds to the YAP promoter to activate its transcription。

（7）第七部分则是证明主变量 BACH1 蛋白调控疾病表型依赖于因变量 YAP 蛋白，即 BACH1 蛋白通过 YAP 蛋白调控血管内皮炎症及动脉粥样硬化。通过合理设置分组，敲除 BACH1 蛋白和过表达 YAP 蛋白相结合，检测动脉粥样硬化斑块、巨噬细胞、黏附因子及调控蛋白与黏附因子 mRNA 表达相关性。结果显示过表达 YAP 蛋白可有效逆转敲除 BACH1 对表型的影响，说明 BACH1 蛋白调控血管内皮炎症及动脉粥样硬化依赖于 YAP 蛋白即主变量通过因变量调控疾病表型（图 2-1-13）。

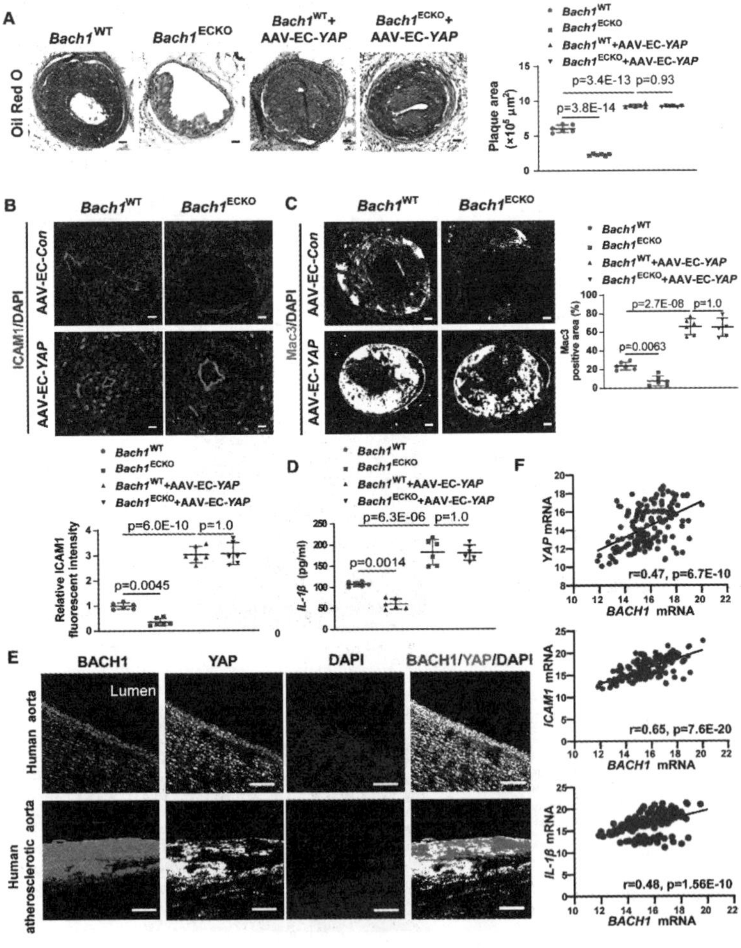

图2-1-13　示例文章原图7

注：原图注标题为BACH1（BTB and CNC homology 1）binds to the YAP promoter to activate its transcription。

（8）最后一部分是作者基于以上研究做出的拓展，观察临床常用于治疗动脉粥样硬化相关疾病的他汀类药物对 BACH1 蛋白、YAP 蛋白及疾病表型的干预作用。结果显示瑞舒伐他汀可抑制 BACH1 蛋白、YAP 蛋白表达和血管内皮炎症及动脉粥样硬化（图 2-1-14）。

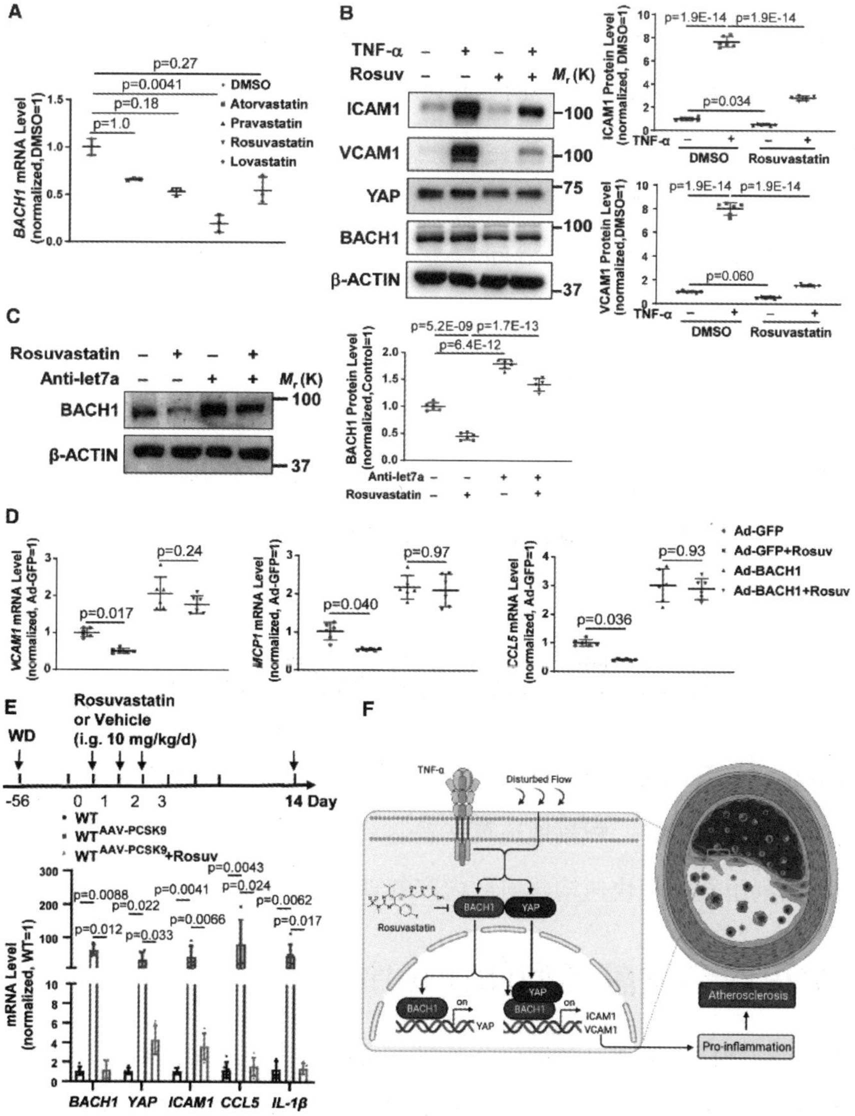

图2-1-14　示例文章原图8

注：原图注标题为Rosuvastatin suppresses BACH1 （BTB and CNC homology 1） expression and protects against atherosclerosis。

五、医学文献题目四要素

在阅读医学文献题目时，重点关注四个要素——疾病、表型、分子、机制，称为题目四要素。疾病指明研究焦点，表型则展示疾病的生理、病理过程，分子涉及关键生物标记或靶点，机制描述疾病既定的生物学调控过程。通过识别题目四要素，能迅速了解文献的核心内容和科学价值。

举例：

如医学英文文献题目“Exosomes from Nicotine-Stimulated Macrophages Accelerate Atherosclerosis Through miR-21-3p/PTEN-mediated VSMC migration and Proliferation”，四要素分别为疾病“Atherosclerosis”，表型“VSMC Migration and Proliferation”，分子“Exosomes from Nicotine-Stimulated Macrophages”，机制“miR-21-3p/PTEN”。

注意：由于作者写作方式的不同，医学文献题目经常有四要素不全的情况，仅有二要素或三要素，但一般均能显示文献的核心内容。

第二节　医学文献阅读技巧

本节将详细介绍阅读医学文献的一些技巧，包括常见医学文献类型阅读顺序、泛读和精读的选择、积累地道英文表达、挖掘重要参考文献等内容，旨在帮助读者高效利用文献和快速构建研究内容的理论基础。

一、常见医学文献类型阅读顺序

初学者应选择合适类型的医学文献进行阅读。合理的阅读顺序有助于初学者逐步理解医学文献，提高对医学知识的掌握。下面将介绍不同类型医学文献的详细内容分类和阅读建议，初学者可依此顺序逐步阅读。

1. 综述与进展类文献

这类文献通常对特定医学领域的研究进行全面评价，帮助初学者快速了解该领域的研究现状和发展趋势，同时指导他们把握研究的整体框架和思路。

2. 原始研究论文

原始研究论文是医学文献的核心，记录了研究的原始数据和结果。阅读可以帮助初学者了解具体研究方法、数据分析和结论，进而深入理解医学知识。建议从经典且具有里程碑意义的研究开始阅读，逐步转向近期且具挑战性的研究，以提高阅读效率和解读能力。

3. 病例报告与临床案例

通过阅读病例报告和临床案例，可以了解实际临床中的疾病表现、诊断和治疗过程，结合理论知识与实际临床应用，加深对疾病的认识和理解。

4. 临床实践指南与标准

临床实践指南与标准提供特定疾病或问题的最佳实践建议和治疗方案，阅读可帮助初学者了解如何将学术知识应用于临床实际，提高临床决策水平。

5. 会议论文与摘要

医学会议是分享最新研究成果的重要平台，会议论文与摘要包含最新研究进展。阅读会议论文与摘要，及时了解医学领域的最新动态和趋势，拓宽视野。

此外，阅读医学文献时，需要总结和反思，与同行或导师交流讨论，分享观点，思考意义，提升理解和应用能力。最终，通过这种阅读顺序和方法，逐步建立对医学文献的理解和应用能力，为未来的医学研究和临床实践奠定基础。

二、医学文献的泛读与精读

泛读和精读作为两种重要的医学文献阅读方式，各自具有独特的价值和作用，以下介绍二者的不同之处。

1. 阅读目的不同

泛读的主要目的是了解学科前沿动态和研究热点，快速获取大量信息；精读则旨在深入理解文献具体内容和研究方法，掌握相关知识和技能。

2. 阅读方式不同

泛读采用快速浏览的方式，重点阅读文献标题、摘要等部分；精读则需要仔细阅读全文，并对各个部分进行深入分析和思考。

3. 阅读深度不同

泛读较为粗略，难以深入理解文献具体内容；精读则能够深入剖析文献研究方法和结论，掌握相关知识和技能。

4. 阅读效率与耗时不同

泛读有利于快速筛选出相关文献，提高阅读效率；精读则需要花费更多时间和精力进行深入阅读和思考。

综上，在医学文献阅读中，泛读和精读各有优劣，应根据实际需求和个人兴趣进行选择。实践中，结合泛读与精读，首先泛览整体，随后深入研读感兴趣的或重要的文献，以便更全面、深入地掌握相关知识和技能。

三、医学文献阅读的两不误

阅读医学文献可以同时做到“两不误”，一是积累地道英文表达，二是挖掘重要参考文献。

（一）积累地道英文表达

1. 精读并标记关键句式

在阅读时，特别注意那些精确表达复杂概念的句子。可用高亮标记或笔记记录这些句型，特别是描述研究方法、结果和结论的部分。

2. 构建词汇和短语库

整理出常见的专业术语、连接词和行业内常用短语。例如，表达因果关系的“due to”“owing to”“given that”等，或描述研究限制的短语如“one limitation of this study is...”。

3. 模仿和练习

选择几篇典型的优秀医学文献，尝试模仿其中的部分段落或句子，着重模拟其结构和语言风格。

（二）挖掘重要参考文献

1. 识别关键文献

注意那些经常被引用的文献，特别是在多篇相关研究中反复出现的文献，这些通常是该领域的关键研究或具有里程碑意义的文献。并阅读引用这类文献的上下文，理解其被引用的原因和方式。

2. 追溯源头文献

找到引用的基础理论或方法论的原始文献。这些源头文献通常包含了理论的初始阐述或研究方法的详细描述，对深入理解研究背景至关重要。

3. 专注综述文章

综述文章总结了特定研究领域的现有知识，涵盖了丰富的参考文献，是理解广泛背景的宝贵资源。

总之，阅读医学文献采用这种双赢的模式，可有效提升英文写作水平和掌握研究内容的上下游链条，提高个人科研素养，促进科研效率和成果质量的提升。

中篇

第三章　医学论文写作

导读：本章针对医学研究生在撰写论文过程中常见的思路不清、无从下手、漫无天际及逻辑混乱等问题，主要介绍中英文论文的结构、标题拟定、前言撰写、结果表达、讨论展开，以及参考文献的引用和格式要求等部分的写作思路，并辅以投稿流程与技巧的说明和实例。本章强调写作思路的重要性，注重理论与实例相结合，旨在帮助医学研究生提升论文写作能力。

第一节　中文期刊论文写作与投稿

一、中文期刊论文写作

（一）题目

论文题目是论文简要高度的概括，应突出研究的创新之处，以吸引读者注意。要求用语简洁、主题明确、重点突出，一般不超过20个字。包含研究对象、疾病、表型等要素。

举例：

在“人参皂苷 Rb1 对心力衰竭大鼠心肌细胞凋亡的影响”这一论文题目中，

研究对象为人参皂苷 Rb1，疾病是心力衰竭，表型是细胞凋亡。

（二）作者署名

第一作者应为论文课题的创意者、设计者、执行者，并担任论文的主笔；多人合作写作时，主要作者应列于首位，次要作者应列于其次；作者数量宜控制在适当范围内，指导、协作和审阅人员可在致谢部分体现；署名作者需取得其本人许可，并需使用完整的作者姓名和单位名称。

（三）摘要

研究性论文摘要以目的、方法、结果、结论为框架，采用第三人称进行撰写。目的：说明研究的意图。方法：描述研究的时间或参与研究者的数量及主要研究方法。结果：揭示研究的主要发现，包括数据和统计学检验结果。结论：阐明研究的重要性和贡献。摘要应连续写出，无须分段，避免列举具体例子，长度约占全文文字的10%。应仅包含文本描述，不包括图片、表格、化学结构式或参考文献。

举例：

目的：观察人参皂苷 Rb1 对心力衰竭大鼠心肌细胞凋亡的影响。方法：将 60 只 SD 大鼠随机分为正常组 10 只、模型组 10 只，人参皂苷 Rb1 组各 10 只。正常组大鼠给予基础饮食，未进行干预。模型组用主动脉缩窄法制备心力衰竭大鼠模型，TUNEL 法检测心肌细胞凋亡情况，蛋白印迹法检测抗凋亡因子 Bcl-2 表达、凋亡因子 Bax 和 Caspase-3 蛋白表达。结果：与正常组比较，模型组细胞凋亡增多，抗凋亡因子 Bcl-2 表达降低、凋亡因子 Bax 和 Caspase-3 表达增加（均 $p < 0.05$）。与模型组比较，人参皂苷 Rb1 组心肌细胞凋亡减少，Bcl-2 蛋白表达增加，Bax、Caspase-3 蛋白表达降低（均 $p < 0.05$）。结论：人参皂苷 Rb1 能够改善心肌缺血再灌注损伤大鼠，其作用机制可能与抑制心肌细胞凋亡有关。

（四）关键词

一般为3~8个词组，用分号隔开，可从标题、摘要和全文中选择关键词，优先选择从标题中提取的关键词。要严格筛选，充分、准确、全面地反映论文的核心内容。

举例：

人参皂苷 Rb1；心肌缺血再灌注；细胞凋亡。

（五）引言

（1）介绍疾病，阐述研究表型在疾病中的关键作用，以及当前存在的问题。

举例：

心力衰竭是一种严重的心脏疾病，其特征是心脏无法有效地泵血以满足身体的需求，导致血液循环受阻和器官灌注不足。研究表明，我国心力衰竭患者人数达 1370 万，住院患者的病死率高达 2.8%~4.1%。细胞凋亡在心力衰竭发生发展中扮演着关键角色。过度的细胞凋亡可能引起心肌损伤和功能缺陷，导致心脏发生病理性心室重构，加剧疾病进展。因此，抑制细胞凋亡可能减缓病情恶化，改善患者预后。但目前尚未发现有效的抗细胞凋亡治疗策略。

（2）从研究对象入手，详细介绍研究对象、疾病、表型及机制之间的相互关系，开展本研究具有重要意义。

举例：

中医药对心力衰竭具有良好的治疗和预防效果。本团队长期致力于临床心力衰竭研究。前期研究证实，人参皂苷 Rb1 能够减轻心力衰竭患者的症状，改善血流循环，提高心脏功能，同时抑制心力衰竭大鼠心肌细胞凋亡，改善心脏功能。然而，其具体机制尚不明确。

线粒体是内源性凋亡控制中心，一直处于融合–分裂的平衡状态，以维持其正常功能与形态。当线粒体动力学发生异常时，活性氧水平增加，线粒体分裂相关蛋白中动力相关蛋白1、线粒体分裂蛋白1表达增高，而线粒体融合相关蛋白视神经萎缩因子1、线粒体融合蛋白2表达降低，导致线粒体片段化并影响线粒体功能，最终导致细胞凋亡。故纠正线粒体动力学失衡可能是抑制心力衰竭细胞凋亡的重要机制。本研究利用心力衰竭大鼠模型，观察了人参皂苷Rb1对心力衰竭大鼠心肌细胞凋亡的影响，并探讨了其作用机制，为人参皂苷Rb1在临床中的应用提供了实验依据。

（六）材料与方法

（1）实验/试验对象

1）动物：名称、品种、数量、来源、年龄、性别、分组标准与方法。

2）微生物或细胞：种、型、株、系、培养条件和实验室条件。

3）临床病例：病例的一般资料（年龄、性别、病程、例数），病例来源及选择标准（包括诊断及分型标准），治疗方法（如药物剂量、用法、疗程、手术方法），疗效观察项目（如症状、体征及实验室检查指标），疗效标准（痊愈、显效、好转、无效标准）。

（2）实验仪器：仪器设备名称、生产厂家、型号、操作方法等。

（3）实验材料：药品和试剂的名称、成分、规格、纯度、来源、出厂时间、批号、浓度、剂量、给药方法、途径、用药总量。

（4）实验/试验方法与条件

1）实验室：实验环境和条件控制、实验与记录手段、观察步骤、指标、注意事项、方法改进及依据。

2）手术与标本：手术名称、麻醉方法、标本制备过程。

3）临床病例：观察方法、指标、治疗方法、药物、剂量、疗程等。

（5）统计学方法：在进行统计学处理时，首先要明确研究数据的类型，即是计数资料还是计量资料。计数资料是按类别分类后进行计数，比如A组30例，

B组32例，可用于计算阳性率、治愈率等。计量资料是针对具体数值的数据，如身高、体重、脉搏、血压等许多物理诊断和化验结果。确定数据是计数资料还是计量资料后，需检查数据是否符合正态分布。如果数据不符合正态分布或方差不齐，则需要进行数据转换以满足正态分布和方差齐性要求，然后采用t检验。若无法达到上述条件，则需考虑使用秩和检验。

（七）结果

研究结果体现了论文价值，是研究成果的总结。从结果中得出全文的结论，引发讨论，并进行判断、推理及提出建议。

1. 结果呈现方式

（1）数据：不直接使用原始数据，应经过统计学处理。

（2）表格：用于展示数据的规律性和比较性。

（3）图片：可以直观、客观地呈现研究结果。

（4）文字：应对数据、图表进行解释说明。

2. 结果写作要求

（1）结果写作应按照研究结果顺序安排，可以进行分段和分节，可添加小标题。

（2）应客观呈现，避免加入作者的评价、分析和推理。

（3）结果必须保持真实性，不得随意删除与主观设想不符的数据或其他结果。

（4）每个小标题的一般格式为“研究对象对疾病或疾病表型的影响”。

举例：

人参皂苷 Rb1 对心力衰竭大鼠心肌线粒体超微结构的影响。

与正常组比较，模型组线粒体排列紊乱，线粒体肿胀伴空泡样变化，线粒体嵴断裂，边界模糊不清。与模型组比较，人参皂苷 Rb1 低、高剂量组干预后线粒体排列较整齐，线粒体肿胀伴空泡样减轻，线粒体嵴断裂改善（图 3-1-1）。

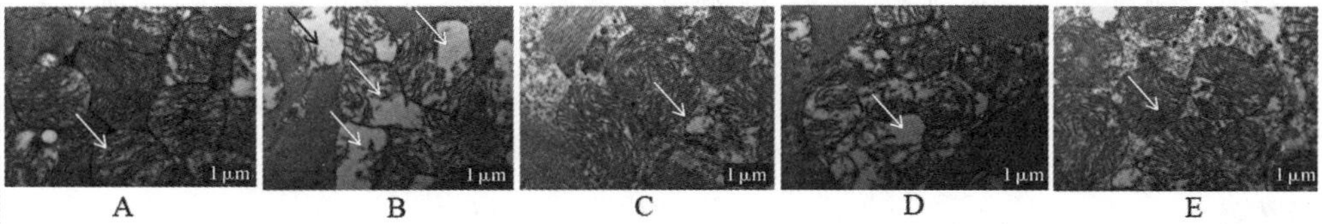

图3-1-1 各组小鼠心肌细胞线粒体超微结构变化（透射电子显微镜，×30000）

A：正常组；B：模型组；C：人参皂苷Rb1高剂量组；D：人参皂苷Rb1低剂量组；E：卡托普利组。箭头示线粒体

（八）讨论

1. 探讨疾病与表型之间的关系及当前研究中存在的问题

举例：

心力衰竭是一种逐渐恶化的病理过程，其中心肌细胞凋亡扮演着重要角色。心力衰竭患者在疾病早期即显示出心肌细胞凋亡，随着凋亡程度的加深，病情恶化。因此，心力衰竭的进展与心肌细胞凋亡密切相关，抑制凋亡有助于延缓病情恶化。目前临床用药如 β 受体阻滞剂、血管紧张素转换酶抑制剂、血管紧张素Ⅱ受体拮抗剂等可抑制心肌细胞凋亡、心室重构，改善心脏功能和症状。然而，由于患者个体差异，如血压、心率及药物耐受性等，这些药物的应用受到限制。因此，急需研究新的治疗手段以应对心力衰竭。

2. 描述研究对象在疾病和表型研究中的优势

举例：

中医认为，心力衰竭可归属“胸痹”“喘证”“心悸”等范畴，为本虚标实证，以正气虚为核心病机，标实责之瘀血、水湿等。心力衰竭患者初期以心气亏虚为主，尚能代偿，症状包括疲乏无力、胸闷气短和呼吸困难等。芪参方是治疗心力衰竭的经验方。方中黄芪为君药，具有健脾补中、升阳举陷的功效；用人参补中焦脾胃之气；由于心力衰竭患者发展过程中常伴有瘀血、水湿停留，故加入臣药红花、泽兰、茯苓活血化瘀利水；生地黄滋阴并制约补气药的燥性，为佐药，与补气药合用，效果更佳。本实验发现，模型组心肌受损明显、心脏射血分数降低、肌纤维紊乱、胶原沉积、心肌细胞凋亡增多，芪参方干预后可减轻心肌损伤、抑制细胞凋亡、改善心脏功能。

3. 探讨研究表型、研究对象及分子机制之间的关系

举例：

细胞凋亡是一种程序性死亡方式，线粒体是内源性凋亡控制中心，在凋亡刺激因素作用下，线粒体结构受损，线粒体膜电位下降或消失，凋亡因子 Bax、Caspase-3 表达增加。本实验在心力衰竭大鼠模型中发现，心肌细胞凋亡数增加，且凋亡因子 Bax、Caspase-3 蛋白表达增加，抗凋亡因子 Bcl-2 蛋白降低，芪参方干预可明显减少心肌细胞凋亡，下调凋亡因子 Bax、Caspase-3 蛋白表达，上调抗凋亡因子 Bcl-2 蛋白表达，抑制心肌细胞凋亡，但其作用机制尚不明确。

线粒体是能量代谢来源，通过不断地分裂和融合调控线粒体的形态和分布。研究报道，当线粒体分裂和融合失衡时，分裂蛋白 Drp1、Fis1 表达增高，而融合蛋白 OPA1、Mfn2 表达降低，线粒体出现形态结构碎片化和聚集现象，启动细胞凋亡级联反应。在本研究中证实，心力衰竭大鼠线粒体结构受损、肿胀空泡化，线粒体分裂蛋白 Drp1、Fis1 表达增加，线粒体融合蛋白 OPA1、Mfn2 表达降低，凋亡因子 Bax、Caspase-3 蛋白表达增加，抗凋亡因子 Bcl-2 蛋白降低，线粒体形态结构破坏，线粒体过度分裂和融合降低，导致细胞凋亡发生。因此，线粒体动力学异常可能是导致心力衰竭细胞凋亡的重要原因。给予芪参方干预后，减少线粒体分裂蛋白 Drp1、Fis1 表达，增加线粒体融合蛋白 OPA1、Mfn2 表达，下调凋亡因子 Bax、Caspase-3 蛋白表达，上调抗凋亡因子 Bcl-2 表达，这表明芪参方可能通过促使线粒体动力学平衡，发挥抑制心力衰竭大鼠细胞凋亡的作用机制。

（九）参考文献

1. 参考文献著录原则

（1）优先引用近年的文献，以突显新内容和观点。

（2）仅列出与研究密切相关且作者本人阅读过的文献。

（3）不推荐使用内部资料、文摘、学位论文、会议论文作为参考文献。

（4）应当注意规范化，文中的引用应采用方括号和数字的角标，按照其在文章中出现的次序进行标注。

2. 参考文献书写格式（多数期刊按温哥华格式）

（1）一般按[1]、[2]、[3]……排序，需加[J]、[M]等文献类型标识/文献载体标识。

（2）期刊参考文献格式：作者1，作者2，作者3，等. 题名［文献类型标识/文献载体标识］. 刊名，年，卷（期）：起-止页.

（3）书籍参考文献作者（编者）. 书名［文献类型标识/文献载体标识］. 版本项. 出版地：出版者，出版年：起-止页.

举例：

[1] Cipriani A，Bauce B，Lazzari M，et al. Arrhythmogenic right cardiomyopathy：characterization of left ventricular phenotype and differential diagnosis with dilated cardiomyopathy[J]. J Am Heart Assoc，2020，9（5）：1-18.

[2] 张三立，李宗包，杨四，等. 醒脑胶囊对脑缺血再灌注模型大鼠损伤神经元细胞凋亡的影响[J]. 中国中药杂志，2024，17（9）：475-481.

（十）致谢

在中文期刊论文的写作和发表过程中，对于给予实质性帮助但又无法列为作者的单位或个人，应在文末致以谢意，但需要获得被致谢人的书面同意。被致谢对象包括如下情况。

（1）提供资助的单位、个人和合作单位。

（2）协助完成研究工作并提供便利条件的组织和个人。

二、中文期刊论文投稿

（一）医学期刊投稿程序

1. 投稿前的准备工作

（1）按照投稿通则要求撰写原稿。

（2）慎重选择合适期刊，并熟悉其最新出版目录和录用周期等。

（3）综合全面情况，根据稿件质量选择合适的期刊进行投稿。

2. 投稿注册

论文全部撰写完成后，选择目标杂志并进行投稿注册。

3. 投稿及其注意事项

（1）根据文章质量、内容和主题选择合适的投稿期刊。

（2）通常通过期刊网站进行在线投稿。

（3）投稿时需附上单位介绍信，并注明单位审核结果，声明无一稿多投、不涉及保密、署名无争议等。

4. 稿件的处理

（1）一般分为初审、复审（专家评审）、终审（主编评审）三个阶段，整个过程通常需要3~6个月。最终可能有三种结果：录用、返修、退稿。不论结果如何，编辑部都会通过邮件或短信通知作者。

（2）接到编辑部要求返修通知，并不意味着一定被录用，请作者务必按照要求认真修改，并尽快提交修改稿。

（二）退稿原因

（1）论文主题与期刊的报道范围不相符。

（2）缺乏创新，存在重复他人工作的情况。

（3）文章不完整，缺少数据支持。

（4）文章错误较多，需要大修改，但认为作者难以完成。

（5）文章逻辑混乱，表述不清晰。

（6）来稿量较大，只能挑选优秀稿件进行录用。

（7）存在科学道德问题：剽窃或一稿多投。

（三）如何提高稿件的被接收率

（1）以高质量取胜。确保论文逻辑清晰、结构严谨、语句通顺、标点准确、计量单位符合要求等。

（2）稿件字迹整洁，图表文字处理得当。

（3）提供相关资料，如查新资料、课题基金或攻关项目书。

（4）及时调整投稿方向

1）著作权法规定：自稿件发出之日起30日内，未收到通知刊登，可以改投其他期刊。

2）改投时应及时通知编辑部，避免出现双重发表或一稿多投问题。

第二节　SCI论文写作与投稿

一、SCI论文写作

（一）题目（Title）

1. 题目特点

以最少数量的单词来充分表述论文内容。

2. 题目作用

吸引读者，帮助文献追踪或检索。

3. 题目构成及其技巧

普通文章题目一般是两个要素，包括疾病/疾病的表型和分子/机制。

高质量文章一般是四个要素，包括分子、机制、疾病、表型。

举例：

miR-126 Regulates Angiogenesis in Myocardial Ischemia by Targeting HIF-1α。

（二）摘要（Abstract）

1. 摘要特点

以提供文献内容梗概为目的，不加评论和补充解释，简明、确切地记叙论文重要内容。

2. 摘要类型

（1）报道性摘要：全面、简单地概括论文的目的、方法、结果和结论。

（2）指示性摘要（综述性论文常用）：主要概括论文的主题。

（3）报道指示性摘要（研究性论文常用）：上述两者的结合。

3. 摘要写作方法及技巧

（1）研究背景（1句话表述）：XX（疾病）危害很大，表型在疾病中具有重要作用。

举例：

Promoting angiogenesis by targeting various angiogenic regulators has emerged as a new treatment strategy for myocardial ischemia.

（2）引出分子，提出问题（1~2句话表述）：YY（分子）有很重要作用，在XX疾病中的功能尚不明确。

举例：

microRNA-126（miR-126）has been identified as the main regulator of compensatory angiogenesis; however, its role in MI is unclear.

（3）研究方法（1~2句话表述）：构建……模型，观察……，验证……关系。

举例：

A rat MI model and an EA.hy926 endothelial cell hypoxia model were constructed and it was found that miR-126 was highly expressed in both models. The knockdown of HIF-1α expression in EA.hy926 cells in turn downregulated VEGF and CD34 expression and consequently inhibited angiogenesis.

（4）研究结果（一段内容）：从研究对象和机制写起，通过……实验，发现……

举例：

miR-126 inhibitor inhibited EA.hy926 cell migration and tube formation as well as downregulated VEGF and CD34 expression, and these were reversed by transfection of miR-126 mimics. Rescue tests using miR-126 and HIF-1α demonstrated that miR-126-mediated regulation of angiogenesis was dependent on HIF-1α.

（5）研究结论（1句话表述）：YY介导了XX的某种表型，提示YY具有……作用，为治疗XX提供了一个潜在的临床治疗靶点。

举例：

In summary, miR-126 regulates the occurrence and progression of angiogenesis during MI via HIF-1α and may be a potential new therapeutic target.

（三）关键词（Keywords）

关键词写作特点如下。

（1）常来自题目。

（2）不使用宽泛的词，如Cell、Immunology、Proliferation等，以免失去检索作用。

（3）避免使用自定的缩略语或缩写词，除非是科学界公认的专有缩写，如

DNA。

（4）数量适中：3~8个。

举例：

Keywords：miR-126；myocardial ischemia；HIF-1α；angiogenesis。

（四）引言（Introduction）

1. 引言特点

概述本项工作研究或观察的理论基础，给出简明的理论或研究背景，要引用比较新的文献。指出存在问题：说明为什么要做这项工作。阐明研究目的：说明有别于他人的“idea”。

2. 引言写作思路

围绕题目四要素展开，可分为4段，每段写2~3个要素。

（1）写疾病和表型及二者关系。从临床问题入手，引出科学问题。

举例：

Myocardial ischemia （MI） leads to heart tissue damage and cardiomyopathy, which can ultimately cause myocardial infarction and heart failure. Improving myocardial injury and microcirculation has become one of the major strategies in the treatment of MI. Although compensatory angiogenesis plays a key role in this process, its slow process cannot meet the ischemic myocardium's blood supply demand. Therefore, finding ways to promote angiogenesis during MI has great clinical significance in improving patient treatment.

（2）研究对象和疾病（表型）及二者关系。

第1句：研究对象简单介绍，侧重研究疾病。

第2句：研究对象与疾病的关系，从不同维度说明，如患者，大、小鼠，细胞水平。

第3句：导入科学问题，研究对象在疾病（表型）中的重要作用，机制尚不明确。

举例：

Hypoxia-inducible factor-1 （HIF-1） is a heterodimer consisting of a constitutively expressed β-subunit and an inducible α-subunit. The HIF-1α subunit is rapidly degraded by hydroxylase under normoxia but is stably expressed under hypoxic conditions due to restricted hydroxylase activity.

HIF-1α then translocates to the nucleus and binds with HIF-1β to the regulatory region of various target genes, including VEGF, to regulate their expression. Previous studies have found that HIF-1α can regulate metabolism and angiogenesis of prostate cancer cells, regulate tumor growth and invasion, and play a role in atherosclerosis. Collectively, HIF-1α has been shown to play a critical role in ischemia and hypoxia-induced diseases.

（3）机制和疾病（表型）及科学问题。

第1句：从机制入手，简单介绍，先结构再功能。

第2句：机制与疾病的关系，从正反两方面说明。

第3句：由此提出科学问题。

举例：

microRNAs （miRNAs） are a class of small non-coding RNAs involved in the control of all cellular functions, determination of cell fate and development of cell phenotype, and are important regulators of gene expression.

miRNAs can inhibit or promote mRNA translation by binding to complementary sequences in the 3' and 5' untranslated regions （UTRs） or coding region, and thereby regulate gene expression. Several studies have demonstrated that miRNAs are key determinants of cardiac repair after MI. For example, miR-92a has been shown to mediate atherosclerosis, while miR-

21 can protect the myocardium from ischemia-reperfusion injury. It was previously reported that miR-126 is a critical angiogenesis regulator and its deficiency can lead to embryonic lethality and defective vascular.

（4）概况描述做了……，本研究初步揭示了……，为临床治疗XX提供了新的见解或思路。

举例：

In this study, we constructed a rat ischemia model and cell hypoxia model to investigate the effects, and mechanism of action, of miR-126 in MI angiogenesis, with a focus on HIF-1α. We found that miR-126 promoted angiogenesis during MI by upregulating VEGF and CD34 expression, and by promoting EA.hy926 cell migration and tube formation. In addition to this, miR-126 was associated with regulation of HIF-1α expression. These findings provide new insights which will assist the development of targeted proangiogenic drugs for MI treatment.

（五）结果（Results）

（1）高度概况和提炼：按逻辑顺序或重要性。

（2）采用文字与图表相结合的形式（图3-2-1）：避免使用文字、图、表

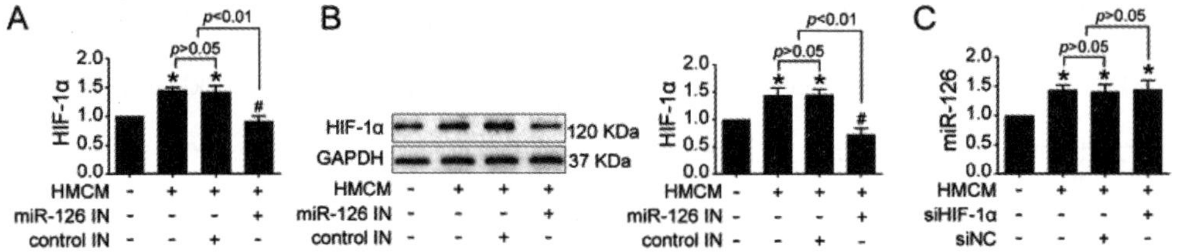

图×× miR-126 调控 HIF-1α EA.hy926 cells were transfected with control inhibitors or miR-126 inhibitors or siHIF-1α or siNC for 24 h. (A) HIF-1α mRNA expression was detected by qPCR. (B) Western blot analysis of HIF-1α protein expression. (C) The expression of miR-126 was detected by qPCR. Data are expressed as the mean ± standard deviation of three independent experiments. *p<0.01 compared with control group. #p<0.01 compared with HMCM or control inhibitor HMCM. HMCM: hypoxic cardiomyocyte culture medium.

图3-2-1 文字与图表结合示例

重复数据。

（3）突出重要发现和特点：对结果的说明、解释、与他人结果的比较等。

举例：

（六）材料与方法（Materials and Methods）

（1）若参阅已有方法，应尽量引用参考文献，并做简要描述。

举例：

Preparation of hypoxic myocyte-conditioned medium（HMCM）. H9c2 cells were cultured in DMEM supplemented with 10% FBS under normal conditions. Once the cells reached 90% confluency, the culture medium was replaced with serum-free medium and the cells cultured in a trigas incubator（< 1% O_2）. This medium was used as the HMCM.

（2）若对已有方法进行了实质性改进，应清楚说明改进的内容及理由。

（3）采用常规仪器材料和通用方法，可只列名称，不必详述。

举例：

DMEM high glucose medium, trypsin, and FBS were purchased from Biological Industries（Israel）. SDS–PAGE kit and ECL solutions were purchased from GenShare Biological Co, Ltd.（China）. Anti-VEGF antibody（sc-7269）was purchased from Santa Cruz Biotechnology（USA）.

（4）强调操作层面具有可重复性，参考拟投稿期刊的表述方式。

举例：

Tube formation assay. Corning® Matrigel® Basement Membrane Matrix（356234, BD Bioscience, CA, USA） was seeded on 96-well plates and allowed to polymerize for 30 min at 37 ℃ EA.hy926 cells were seeded into the 96-well plate at a density of 0.5×10^4 cells/well and cultured in HMCM for 6 h. Images were captured using a real-time cell imaging system IncuCyte Zoom

(Essen Bioscience, USA), and tube formation was quantified by measuring the tube/branch length.

(七)讨论(Discussion)

1. 讨论主要内容

(1)诠释研究结果与研究目标的关系，将研究结果与已有的研究进行对比分析。

(2)指出研究的局限性及其对结果的影响，并给出建议。

(3)指出结果的理论意义和实际应用：支持或反驳相关领域中现有的理论或对现有理论的修正。

2. 讨论写作思路

(1)题目中的两个要素，研究对象与机制之间关系。

第1句：在本研究中，结果显示，无论组织还是细胞模型……

第2句：研究对象与机制之间关系。

第3句：进一步阐明，研究对象与机制之间关系。

第4句：以上为临床开发新的治疗……药物提供策略或见解。

举例：

Compensatory angiogenesis, indicated by upregulation of VEGF and CD34 and increased cell migration and tube formation, was observed in both MI tissues and hypoxic EA.hy926 cells.

Moreover, we observed that both miR-126 and HIF-1α were significantly upregulated during angiogenesis, and their knockdown inhibited VEGF and CD34 as well as endothelial cell migration and tube formation. VEGF and CD34 were significantly downregulated by miR-126 mimics and siHIF-1α co-transfection but upregulated by miR-126 inhibitor co-transfection with lenti-HIF-1α.

These rescue experiments demonstrated that miR-126-mediated regulation of angiogenesis is HIF-1α dependent. Our findings have revealed a novel mechanism for post-ischemia angiogenesis regulation and provided new insights to the design of pro-angiogenic and anti-angiogenic strategies.

（2）题目中的两个要素，表型与疾病之间关系。

第1句：表型的简单介绍。

第2句：本研究发现了什么……

第3句：上述发现有什么意义，与前言部分表述有什么不同。

举例：

In recent years, therapeutic angiogenesis has become a research hotspot in the clinical treatment of coronary heart disease, myocardial infarction, and other cardiovascular diseases and is an innovative method for treating myocardial ischemia. The proliferation and migration of endothelial cells lead to the formation of new blood vessels in the existing vascular network, which is an important potential remedy for pathological organ damage or ischemia-induced tissue dysfunction.

Our rat MI model showed that ischemia induced compensatory angiogenesis and that HMCM stimulation increased endothelial cell migration and tube formation. During this process, high levels of VEGF and CD34 were observed. These results indicate that HMCM plays an important role in angiogenesis and provides a new way to promote it.

（3）题目中的两个要素，研究对象（分子）与表型之间关系。

第1句：研究对象分子在表型中的作用，总体介绍。

举例：

miR-126 plays an important regulatory role in cell proliferation, differentiation, and apoptosis, as well as in angiogenesis and the maintenance of endothelial cells and vascular integrity miR-126 knockout zebrafish showed vascular collapse and cerebral hemorrhage during embryonic development and miR-126-deficient mice exhibited delayed angiogenesis and partial embryo deaths.

第2句：有关研究对象在表型中作用的文献报道。

举例：

Injection of miR-126-expressing bone marrow mesenchymal stem cells can promote angiogenesis and myocardial repair in mice with myocardial infarction. Our rat MI model showed that ischemia upregulated miR-126 expression, and that HMCM stimulation increased miR-126 expression. VEGF and CD34 expression, as well as endothelial cell tube formation and migration, were inhibited by miR-126 inhibitor but promoted by miR-126 mimics.

第3句：研究结果提示……，进一步利用……技术，结果说明……

举例：

Consistent with our findings, previous studies have reported that hypoxia can upregulate miR-126 expression in endothelial cells and is beneficial for ischemic preconditioning. Furthermore, miR-126 is significantly downregulated in acute myocardial infarction patients and transfection with miR-126 mimics can significantly attenuate ischemia reperfusion injury. However, instead of using the conventional endothelial cell model of hypoxia, we stimulated endothelial cells with HMCM to better simulate the pro-angiogenic microenvironment during ischemia. In contrast to Coen van Solingen et al., who showed that miR-126 antagonist has no effect on HUVEC tube formation and migration in vitro, we found that miR-126 promoted EA.hy926 cell migration and tube formation. This discrepancy will need to be investigated in future studies.

（4）题目中的两个要素，表型与机制之间关系。

第1句：机制的简单介绍。

举例：

HIF-1 is a transcription factor mainly involved in the regulation of oxygen homeostasis. Oxygen, in turn, regulates the HIF-1α subunit to control HIF-1 activity and mediate angiogenesis.

第2句：学者有关机制报道……

举例：

Hypoxia-induced VEGF expression is the major driver of angiogenesis and previous studies have shown that HIF-1α transgenic mice have increased blood vessels and VEGF levels, and that the loss of HIF-1α downregulated VEGF expression and decreased the number of blood vessels.

第3句：研究结果表明……

举例：

In our study, we found that ischemia and HMCM stimulation upregulated HIF-1α and VEGF expression, whereas siHIF-1α transfection downregulated HIF-1α and VEGF expression, which further inhibited endothelial cell migration, tube formation, and CD34 expression. Overall, these results demonstrate that HIF-1α has a regulatory effect on VEGF expression.

▲ 注意事项

① 对结果的解释要重点突出、简洁、清楚。

② 推论要符合逻辑：避免实验数据不足以支持观点和结论。

③ 评述要实事求是：适当留有余地，不避讳研究的局限性。

④ 切忌照搬引言和结果部分的内容。讨论是刷好感的重要机会。

（八）参考文献

具体要求同中文期刊部分。

（九）致谢

SCI论文写作和发表过程中，对给予实质性帮助而又不能列为作者的单位或个人应在文后给予致谢，但必须征得被致谢人的书面同意。被致谢者的具体条件，同中文期刊部分。

二、SCI论文投稿

（一）不当的选刊结果

（1）稿件被简单地退回“不适合本刊”。

（2）稿件受到较差或不公平的同行评议。

（3）发表论文被作废。

（二）选刊需考虑因素

1. 报道范围

根据作者的了解和“投稿指南”中有关刊登论文范围的说明，检查稿件的主题是否符合期刊所规定的范围。

2. 对期刊的声誉

（1）引证指标（影响因子IF、总被引频次、分区）。

（2）期刊在科学界的影响力（同行的认可）。

3. 其他

文章类型、发表周期、版面费、录用率等。

（三）投稿信（Cover Letter）写作

投稿信是主编最想、最先看到的，因此投稿信中一定要把论文亮点部分写出来，以吸引主编。

（1）课题为什么重要？

（2）结果为什么意义重大？

（3）为什么比之前的研究有进步？

（4）为什么投稿给这本期刊？

（四）退稿原因

同中文期刊部分。

（五）如何处理拒稿

（1）认真思考拒稿意见。

（2）暂不投稿，待补充新数据。

（3）修改稿件，改投其他期刊。

（4）不要将不做任何修改的原稿件，转投他刊。

（六）如何回复审稿人意见

（1）认真对待审稿人或者编辑提出的修改意见。

（2）所有问题必须逐条回答，不能故意避而不答。

（3）尽量满足意见中需要补充的实验。

（4）审稿人推荐的文献一定要引用。

（5）如果认为审稿人或编辑的修改建议不合理，可坚持己见，但一定要有充足理由。

（6）在规定时间内返回修改稿。

第四章　科研申请书撰写

导读：本章针对医学研究生在撰写项目申请书过程中遇到的选题困惑与撰写难点，主要介绍了科研选题的原则与思路，以及结合实用的撰写技巧详细阐述了申请书各环节的关键要点，并以本团队中标的国家自然科学基金项目为示例，分析了立项依据、研究内容、技术路线和创新性等方面的撰写要点。本章强调了项目申请书撰写过程中逻辑性、科学性与创新性的重要性，为申请者提供了实用的操作指南。

第一节　科研选题

一、选题意义

爱因斯坦曾经说过："提出一个问题往往比解决一个问题更重要，因为解决一个问题也许仅是一个数学上或实验上的技能而已。而提出新的问题，新的可能性，从新的角度去看旧的问题，却需要有创造性的想象力，而且标志着科学的真正进步。"他强调了发现问题和提出问题的重要性，这也是科研选题的重要意义。选题就是确定研究内容、研究方向和研究目标，是每项科研工作的关键性一步，也是科研工作的起点。

二、选题原则

1. 需要性原则

需要性是科研选题和设计的基础。医学研究必须以危害人民健康的常见病、多发病和疑难病为重点，以提高医疗质量和发展医学科学为目的，综合考量选题的科学价值、实用价值和经济价值，处理好近期需要和长远需要、基础理论和应用研究的关系。

2. 科学性原则

科学性是科研选题和设计的生命。中医药科研作为医学科研的一个重要分支，在选题上要正确处理好继承和发扬之间的关系，贯彻“继承不泥古，发扬不离宗”的宗旨，以一般科学规律和理论为指导，充分展现研究思路的清晰度和深刻性。

3. 创新性原则

创新是课题申请的核心，也是能否通过评审获得资助的关键。在医学研究中，它可以是结合临床实践提出的新发现、新设想、新见解，也可以是通过研究建立的新理论、新技术、新方法或开拓的新领域。

4. 可行性原则

可行性包括两个层面，一是课题思路的可行性，要求课题思路符合客观理论基础，切实可行；二是申请者的研究基础、实验能力、团队成员及设备条件能满足课题需要，保证课题顺利进行。

三、选题注意事项

（一）国家科技发展需求

科研选题要与国家科技发展需求紧密关联，以亟待解决的问题作为研究的出发点和落脚点，与国家科技发展战略相契合，提升国家在国际科技竞争中的地位和科技影响力。研究者要密切关注国家发布的科技政策和规划文档，以确保科研选题与国家科技发展需求相匹配。

（二）研究热点

科学研究热点是指在特定时间段内，由于社会需求、技术进步、理论发展或实验发现等原因，受到广泛关注和研究的内容。研究热点往往是科研基金和项目资助优先考虑的研究提案。因此，研究者可以将其作为科研选题的重要背景，选择研究方向和课题，以进一步体现选题的创新性，提高选题的社会影响力。

（三）研究持续性

对于有良好前期研究基础的研究者，申请项目时需更多地关注团队前期已取得的研究成果，应注重在原有基础上开展进一步的深入研究，使前期研究有更好的持续性。如果能够把前期已有基础和当下的国家科技发展需求与研究热点有机融合起来，那应该是非常出彩的项目书。

第二节　申请书撰写技巧

本节主要以国家自然科学基金为例，从项目基本信息、立项依据、研究内容、研究目标、拟解决的关键科学问题、项目的特色与创新之处、年度研究计划及预期研究成果和前期研究基础等多个方面逐一展开详细介绍和说明。

一、项目基本信息

国家自然科学基金项目的基本信息主要包括项目中英文名称、研究属性、中英文摘要和关键词。

（一）项目中英文名称

项目名称是项目的核心和精华，应高度概括所研究的内容，突出要解决的问题及项目的创新性。医学相关研究项目名称中通常包含待研究疾病、表型、研究对象（药物或分子）、机制或通路四要素。比如笔者团队成员在2022年中标的国家青年自然基金项目“基于Mfn2调控‘内质网应激-线粒体对话’探讨抗纤益心方抑制扩张型心肌病心肌细胞凋亡机制”，这个项目名称所体现的待研究疾病——扩张型心肌病，表型——心肌细胞凋亡，研究对象——抗纤益心方，通路——Mfn2调控“内质网应激-线粒体对话”。该名称通过将四要素有机融合到一起，清晰地体现此项目的研究内容、需解决的问题及创新性。

好的项目名称，在项目申请过程中能够起到事半功倍的效果，确立项目名称时需注意以下三点。

1. 大小要适宜

课题研究内容和范围需要与申请者的基础、课题级别及资助力度相符合。项目名称过大会给人华而不实的感觉，过小又不足以吸引项目评议专家的注意力。

2. 词语要规范、通用和科学

项目名称中不能出现自创词语或意义不明的缩略语，要注意使用规范概念和科学用语。

3. 创新性要突出

好的项目名称会给人眼前一亮的感觉，能牢牢抓住项目评议专家的眼球，吸引项目评议专家带着探索的心情看下去。

确立好项目名称后需要将中文名称翻译为英文名称，英文名称的注意事项与上述一致。翻译时切忌直接照搬软件的翻译结果，可以结合相关英文文献，以确保使用最科学、规范的词语翻译。

（二）研究属性

国家自然科学基金项目填报指南中明确指出，开展基于两类研究属性的分类评审工作，包括“自由探索类基础研究”和“目标导向类基础研究”。“自由探索类基础研究”是指选题源于研究者好奇心或创新性学术灵感，且不以满足现阶段应用需求为目的的原创性、前沿性基础研究；“目标导向类基础研究”是指以经济社会发展需要或国家需求为牵引的基础研究。申请人在填报申请书时，要结合自己项目的内容选择合适的研究属性，以提高中标率。

（三）中英文摘要

摘要是评审专家了解项目内容的最关键信息来源。摘要传达的信息具有独立性和自明性，能够使评审专家快速了解项目申报书的主要内容。

摘要无固定内容格式，通俗地讲，就是通过简短有效的语言讲清项目的研究内容、研究方法、可能的结果及结论。摘要通常有固定字数限制，如国家自然科学基金要求摘要不超过400个字符。因此，摘要用词必须准确、精练，在有限的字数范围内，通过精练简明、词语精确、逻辑清晰、条理严谨的表达方式将项目精华充分展现出来。

参考格式：针对……背景（需求、问题），提出……方法（理论），研究……内容，采用……技术方法，解决……科学问题，达到……目标，有……意义及创新点。

鉴于知识版权保护，以下以笔者团队前期中标的国家自然科学基金标书摘要为模板来讲述此部分的撰写方法。

举例：

急性心肌梗死后心肌缺血再灌注损伤（MIRI）病理基础为心肌细胞凋亡，微小RNA-1（miR-1）对心肌细胞凋亡具有负性调控作用；前期研究证实益气活血方具有抑制心肌梗死后左心室重构大鼠心肌细胞凋亡的作用，但机制不明。本项目利用大鼠 MIRI 模型和心肌细胞 H9c2 缺氧/复氧（H/R）模型，通过基因修饰方法对 miR-1 过表达和表达抑制来明确其与心肌细胞凋亡的相关性；通过研究 MIRI 及 H/R 后 miR-1 异常表达及其靶基因表达差异、测定心肌细胞线粒体膜功能状态，以及钙信号变化等，探讨 miR-1 调控心肌细胞凋亡的分子机制；观察益气活血方预处理后 MIRI 及 H/R 条件下 miR-1、Bcl-2/Bax、mPTP、Cyt C、Caspase-3、Ca^{2+} 水平变化，探讨益气活血方在心肌细胞凋亡发生发展过程中的保护作用。本项目的完成将有助于阐明益气活血方抗心肌细胞凋亡的作用机制，为临床用药提供理论支持。

上文摘要约393个字符，共3句。第1句，提出研究背景，指出急性心肌梗死后心肌缺血再灌注损伤的病理基础，待研究药物益气活血方对该疾病治疗的有效性及目前存在的主要问题。第2句，指出本项目拟采用的主要研究方法和检测指标，以及待解决的关键科学问题。最后一句，总结性地指出了本项目开展的意义和必要性。由此看出，本摘要通过高度概括的3句话涵盖了摘要部分要求的全部内容，表述清晰、科学、准确。

摘要撰写过程中，容易出现的问题主要包括信息量不足、遗漏重要环节、单纯重复论文题目或者词语过于夸大等。因此，在课题申请过程中要反复修改、润色摘要，最终达到多一字、少一字都不能表达正确意思的程度。

中文摘要写完后，很多课题在申请时需有相应的英文摘要，国家自然科学基金要求英文摘要不超过4000个字符，在翻译过程中一定要注意用词准确、科学、专业，避免词不达意，切忌将翻译软件的译文直接照搬使用。

（四）关键词

关键词是从项目名称和摘要中提炼选取出来的，能够体现项目内容和意义的词语，也是项目中出现频次最高的词语。关键词一般选择3~5个。

⚠ 注意事项

①关键词中尽量避免出现缩略语，除非是国际或国内已经通用的词语，如“RNA”可以直接用于关键词。

②关键词要规范、通用、科学。

二、项目正文

国家自然科学基金项目申请书正文包括立项依据与研究内容、研究基础与工作条件两部分内容，国家自然科学基金委给出了正文填报模板，下面将详细讲述各部分写作方法及注意事项。

（一）项目的立项依据

立项依据是整个项目的核心和基础，根据国家自然科学基金委员会给出的“项目的立项依据”，可以将立项依据总结为四部分，即研究意义、国内外研究进展、本项目拟解决的关键科学问题和研究策略及应用前景。

1. 撰写研究意义

该部分主要体现项目的重要性，这一部分内容撰写相对容易，属于大背景部分的写作。对于中医药研究领域来说，这部分一般先围绕与人类健康相关的重大疾病展开，主要讲述项目待研究内容所属领域的关键问题，并体现其研究价值，进一步描述研究的发展趋势。此部分内容最好的效果是评审专家阅读完之后，能产生此研究非做不可的共鸣。下面仍以笔者团队前期中标的国家自然科学基金标书为示例来论述这部分的具体写作方法。

举例：

急性心肌梗死（acute myocardial infarction，AMI）发病率、病死率高，是当今严重威胁人类健康的主要疾病之一。溶栓、介入、冠状动脉搭桥等 AMI 治疗方法的广泛应用对于挽救濒死心肌或缩小心肌梗死面积发挥了重要作用，但是心肌缺血再灌注损伤（myocardial ischemia reperfusion injury，MIRI）问题日益突出而受到人们高度重视。MIRI 主要病理基础是心肌细胞凋亡，细胞凋亡的多少决定了 MIRI 的程度及临床预后。因此，阐明 MIRI 细胞凋亡机制，寻找抗 MIRI 细胞凋亡药物，对保护心肌细胞有着重要的临床意义。

上面例子关于本课题研究意义的叙述总共包含4句话。第1句，围绕与人类健康密切相关的急性心肌梗死这一疾病的现状进行了总体概述。第2句，描述了该病目前的主要治疗手段及存在的重要问题。第3句，引入该疾病的主要病理基础——细胞凋亡，是本课题重点研究的疾病表型。第4句，引出本课题研究的重要意义。因此，以上4句话从不同角度全面概述了要进行本研究的必要性。

2. 撰写国内外研究进展

此部分需要申请者全面、深入地了解和分析该领域在国内外的发展状况，包括已取得的成果、存在的问题和未来的发展趋势。申请者需要阅读大量的文献做知识储备和积累，即总结前人在本研究领域已经做了什么，做得如何，取得了哪些成就，有哪些问题解决了，哪些尚未解决，为本项目申报寻找切入点。

本部分容易出现的问题是描述过于详细或直接罗列前人的成果。最好的方式是将想要表达的内容按照一条主线有主有次、有轻有重地描述出来，要注意重视国内外所取得的研究进展，尤其是要充分肯定课题组自身的研究工作成果。

对于中医药研究来说，这部分往往是将待研究的疾病表型和分子机制进行逐层深入地表述，也就是小背景和小小背景部分的撰写。比如上述标书在第一段研究意义部分，最后两句话已经自然地抛出了本课题待研究的疾病表型——细胞凋亡。那么，接下来国内外研究进展部分首先要就细胞凋亡这一表型目前整体的研究现状、结合其与急性心肌梗死这一重要疾病之间的关系进行描述。此项目申请书中这部分内容就是这样来进行阐述的。

举例：

细胞凋亡是一个由许多调控基因控制的主动过程，其中 Bcl-2 家族是细胞凋亡过程中重要的调控因子。Bcl-2 家族分为抗凋亡蛋白和促凋亡蛋白两大类，前者包括 Bcl-2、Bcl-xL 等，后者包括 Bax、Bak 等。MIRI 时引起线粒体功能衰竭，致使线粒体膜通透性转变孔（mitochondrial permeability transition pore，mPTP）通透性增加，膜电位下降，腺嘌呤核苷三磷酸（adenosine triphosphate，ATP）合成不足，细胞色素 C（cytochrome C，Cyt C）外流，下游半胱氨酸天冬氨酸蛋白酶（caspases）触发并活化，其中 Caspase-3 的激活被认为是细胞凋亡不可逆转的标志。因此，mPTP 通透性变化在细胞凋亡中起关键作用。Bcl-2 与 Bax 之间形成二聚体而相互作用，通过影响线粒体 mPTP 通透性变化来调节细胞凋亡。人类大约有 1/3 的基因受 miRNAs 的调控，那么抗凋亡基因 / 促凋亡基因（Bcl-2/Bax）是否受 miRNAs 调控？对大鼠 AMI 模型进行研究发现，miR-1 通过抑制靶基因 Bcl-2（抗凋亡蛋白）的表达而促进心肌细胞凋亡，扩大梗死面积，提示对 Bcl-2/Bax 进行调节，可以抑制细胞凋亡的发生与发展，实现对心肌细胞的保护。

上面例子中关于疾病表型——细胞凋亡的研究现状描述共包含7句话。第1、2句，对细胞凋亡基本概念进行一个总述，并且引入检测凋亡的Marker蛋白。第3句，描述急性心肌梗死这一疾病目前已开展研究中阐明的其病理基础与细胞凋亡的相关性。第4句，对疾病中重要病理改变与细胞凋亡的关系进一步总结。第5句，进一步阐述了凋亡的主要Marker蛋白与疾病病理改变之间的关系。第6句，通过反问句的方式引出本研究中涉及机制研究的重要分子——miRNAs。第7句，通过已发表的文献内容对第6句所提出的问题进行回答，对自己待提出的假说进一步地给予已有研究的理论支持。

接下来就要进一步展开阐述关于研究分子和机制方面的国内外进展。

举例：

microRNAs（miRNAs）是一类长度为 21~23 个核苷酸的具有高度保守性的微小 RNAs，在生物发育和疾病中发挥重要作用。miRNA-1（miR-1）是心肌细胞中富含的一种 miRNA，参与心脏发生、发展和病理过程。研究表明，miR-1 是心脏应激的敏感标志物之一，在心肌缺血再灌注时表达上调，其水平在 AMI 患者外周血中特异性升高。在小鼠心肌缺血模型中亦被证实 miR-1 表达水平高于正常对照组，miR-1 水平的升高抑制了保护 MIRI 及细胞凋亡的蛋白激酶 Cε 和热休克蛋白 60 的表达水平，抑制程度与心肌损伤程度一致，提示 miR-1 在心肌细胞凋亡中具有负性调控作用，但机制尚未阐明。miR-1 特异性反义寡核苷酸（anti-miRNA1 oligonucleotides，AMO-1）通过沉默 miR-1 显著下调 miR-1 表达水平，提示通过抑制病态 miR-1 可以发挥心肌保护作用，而反义技术的成熟有利于以 miRNA 为靶点进行心血管药物的开发。然而，反义链 AMO-1 能否用于缓解 MIRI 过程中的心肌细胞凋亡尚不得而知。

钙离子（calcium ion，Ca^{2+}）是细胞内广泛存在的第二信使，当发生细胞凋亡时，伴随 Ca^{2+} 内流，引起细胞内 Ca^{2+} 浓度升高。线粒体通过单向转运体（uniporter）调节心肌细胞内 Ca^{2+} 稳态，当 uniporter 捕获大量 Ca^{2+} 时，引起线粒体 Ca^{2+} 超载，触发 mPTP 开放，发生细胞凋亡，提示调控线粒体内 Ca^{2+} 浓度可能是防治 MIRI 过程中细胞凋亡的直接靶点之一。调节细胞凋亡的 Bcl-2 家族蛋白广泛分布在线粒体外膜、核膜和肌质网/内质网膜上，其中 Bcl-2 作用于肌质网上 1，4，5- 三磷酸肌醇受体（inositol 1，4，5-trisphosphate receptor，IP3R），影响 IP3R 介导的 Ca^{2+} 释放，降低心肌细胞内 Ca^{2+} 浓度，提示 Bcl-2 对 IP3R 介导的钙信号有调节功能。心肌细胞肌质网上还表达有 RyR2 受体，miR-1 靶向作用于蛋白磷酸酯酶 2A 的调节亚基 B56，增加依赖钙/钙调素依赖性蛋白激酶Ⅱ（calcium/calmodulin-dependent protein kinase Ⅱ，CaMKⅡ）的 RyR2 的磷酸化，使 RyR2 对钙敏感性增加，肌质网内 Ca^{2+} 向胞内大量释放，此效应可被 CaMKⅡ的抑制剂 KN93 完全逆转。

本项目主要待研究的机制是“miR-1调控Bcl-2/Bax介导的心肌细胞凋亡的分子机制”。这两段分别阐述了研究机制中涉及的“miR-1”和“Ca^{2+}”与MIRI引起的细胞凋亡之间的关系及目前的研究进展。首先来分析一下有关miR-1这一段是如何展开论述研究进展的，本段一共有6句话。第1句，对microRNAs进行了介绍。第2句，引入miR-1，说明其在心肌细胞中富集且调控心脏的一系列功能。

第3、4、5句，分别从临床患者、动物和细胞模型水平逐层地说明miR-1与MIRI细胞凋亡之间的密切联系。第6句，提出了该领域研究目前还存在的问题，为将要进行的研究做了进一步铺垫。

继续分析下一段如何论述Ca^{2+}与MIRI细胞凋亡之间关系的研究进展，本段共有4句话。第1句，描述Ca^{2+}及其与细胞凋亡的关系。第2句，通过总结已有研究报道提出Ca^{2+}与MIRI细胞凋亡之间的可能关系。第3句，进一步说明细胞凋亡的Bcl-2家族蛋白与钙信号之间的关系。第4句，进一步引入miR-1，论述miR-1与钙信号的关系。

3. 撰写本项目拟解决的关键科学问题

在国内外研究进展的基础上，挖掘目前尚未解决的科学问题并提出假说，这是课题申请书最核心的问题。本项目申请书是这样来提出拟解决的关键科学问题的：

举例：

总之，miR-1 能调节 RyR2 的磷酸化水平，miR-1 的靶基因 Bcl-2 能够作用于 IP3R，影响心肌细胞胞质内及线粒体内 Ca^{2+} 水平，而 Bcl-2 和 Ca^{2+} 均能调节线粒体 mPTP 的通透性，mPTP 通透性变化在细胞凋亡中起着关键作用，因此我们推测，miR-1 负调控细胞凋亡可能是通过作用于 Bcl-2/Bax 来调节 Ca^{2+} 水平及 mPTP 开放而发挥作用的。

以上完整的1句话构成整个段落，前半句针对论述的国内外研究进展进行总结，这里一定要注意逻辑清晰。后半句自然而然地提出本项目的假说，也就是拟解决的关键科学问题。

4. 撰写研究策略和应用前景

本部分内容主要描述如何采用相应的实验方法和手段实现科研假说，解决相关科学问题，预期取得的成果和成就及其具有的效益和意义，进一步彰显项目的必要性和重要性。这部分需要特别注意，研究进展里鼓励引用自己的研究，在参考文献部分尽量通过用粗体字或下划线等方式重点显示申请人名字，以让评审专家了解申请人的前期工作基础。

总的来说，立项依据这部分，一定要写出彩，让评审专家意识到本项目待研究的问题非常重要，开展该项研究非常有意义。项目申请书主要是通过文字形式呈现给评审专家的，这就体现了语言表达的重要性，建议申请者请中文写作水平较高的学者进行文字把关。反复斟酌，删除一些不必要的内容，用逻辑性去思考、写作，要写得具有概括性、严谨性。

（二）参考文献

国家自然科学基金对参考文献的格式没有具体要求，通常遵循国家标准《信息与文献　参考文献著录规则》（GB/T 7714—2015）或其他指定的格式。建议在申请书写作过程中选择本书第一章所提到的一种文献管理软件进行文献管理，以便在需要时对文献格式进行快速、统一修改。

▲ 注意事项

参考文献一定要查最新的，如果近2年都没有文献，那么可能的情况是，该问题不受到学界关注，近2年几乎没有人在研究；另外，也可能是申请人没有跟踪最新进展。这些情况都是不好的。所以，在准备项目申请书前一定要广泛阅读文献，多呈现最新的研究结果以进一步支撑自己待申请项目的价值性和可行性。

（三）项目的研究内容、研究目标及拟解决的关键科学问题

此部分作为项目申请书的重点阐述内容，极为重要。该部分的书写质量将直接决定项目是否获得资助，在撰写时要反复认真修改，不断完善。

1. 研究内容

项目研究内容要以科学问题为导向，紧紧围绕研究目标，突出重点，集中精力解决科学问题，避免内容空泛，注意各个研究内容相互衔接且具有层次性。研究内容一般设置3~5个，以下是国家自然科学基金项目研究内容的撰写示例。

举例：

本项目旨在研究XX疾病的XX问题，以揭示XX规律，解决XX问题。为实现研究目标，将进行以下研究：

（1）基于XX理论，建立XX模型，设计XX实验，通过XX技术手段，验证模型成立，分析XX问题的本质特征。

（2）结合XX方法和XX技术，开展XX疾病的机制研究，提出解决方案。

（3）研究XX药物对XX疾病XX表型的影响，结合上面研究内容中已阐明的机制，进一步从机制方面探讨XX药物的作用机制，为临床用药提供科学依据。

2. 研究目标

项目研究目标是在宏观层面上解决科学问题。注意不可把研究目标和研究内容相混淆，研究目标是选题的具体化，是研究内容的提炼和概括。研究目标要集中，一般3~4点的效果比较好，比如明确……关系，揭示……规律，阐明……原理，建立……方法等。以下是一个研究目标的撰写示例。

举例：

本项目的研究目标是深入探讨XX疾病的XX问题（通常是一个具体表型），通过XX方法和技术手段，揭示XX的机制，并为XX疾病的治疗提供理论支持。具体目标包括：

（1）建立XX模型：通过XX方法，建立能够准确描述XX疾病的XX模型。

（2）分析XX机制：利用XX技术，分析XX机制，揭示XX疾病新的致病机制。

（3）药物作用机制：基于研究结果，进一步揭示所研究的中药治疗XX疾病的XX机制的具体作用，进一步从科学角度阐明中医药治疗疾病的有效性。

通过实现上述研究目标，本项目将有望为XX疾病的治疗提供新的理论依据，推动相关药物的应用与发展，并对解决实际问题产生积极影响。同时，项目的研究成果也将为后续疾病治疗提供新的视角和方法。

3. 拟解决的关键科学问题

拟解决的关键问题是指完成项目的关键、难点之所在。国家自然科学基金项目拟解决的关键科学问题的书写需要紧密围绕项目的研究目标，明确指出项目中最重要的科学问题，并说明解决这些问题的必要性和紧迫性。以下是一个拟解决的关键科学问题的撰写示例。

举例：

本项目将围绕XX疾病的XX问题展开研究，拟解决以下关键科学问题：

问题一：在XX条件下，XX疾病的发生机制是什么？这个问题挑战了现有的XX理论，对于理解XX过程至关重要。

问题二：XX疾病中的XX表型如何通过XX药物得到有效控制？这个问题是实现XX疾病治疗的关键，对于指导临床用药具有直接影响。

（四）拟采取的研究方案及可行性分析

1. 拟采取的研究方案

研究方案包括技术路线和研究方法，指解决问题的具体实施方法，包含多个实验内容，是具体落实的实验步骤。

研究方案要求条理清晰、逻辑清楚地阐明每个实验步骤。在中医药研究中，该部分一定要体现所涉及的动物、细胞实验的具体造模方法和分组方式。另外，在涉及中医药体外实验时，药物的使用方式要符合相关项目指南的要求，比如国家自然科学基金不提倡中药复方直接给药。

技术路线的呈现方式多种多样，申请者可根据自己团队或前辈的分享选择适合自己项目设计的技术路线。总体要遵循逻辑清晰、思路严谨的原则，达到通过技术路线能够让评审专家清晰地了解课题要做的内容及目前所处的研究阶段。

2. 可行性分析

可行性分析通常主要包括以下四个方面。

（1）理论上可行：主要指课题具有成熟的理论基础。

（2）技术上可行：现有技术条件和水平能够满足实验要求。

（3）设备材料可行：完成项目所需的技术设备和材料能够满足实验要求。

（4）人员配备可行：主要指申请者和课题组成员能够完成本课题。

（五）本项目的特色与创新之处

在国家自然科学基金项目申请书中，特色与创新之处是一个重要部分，它体现了研究项目相较于其他项目独特的价值和创新思路。一般罗列3~4条，主要指申请者与目前国内外科研成果的不同之处，即前人未开展的新方法、手段和思想，以及可能出现的结果。创新是课题申报的灵魂，在国家自然科学基金项目申请书的撰写过程中，项目背景、研究目标和研究内容中也会融入部分项目的特色与创新，但在国家自然科学基金项目申请书模板中这部分是单独列出的，申请者应根据项目申请书中的亮点进一步凝练，以提高课题申报成功率。

（六）年度研究计划及预期研究成果

国家自然科学基金项目资助期限通常是3~5年，青年基金一般为3年，撰写时按照课题申报的要求填写时间，通常以年度为单位制订计划。

预期研究成果包括成果内容、形式及成果数量，成果内容主要指在哪些问题上取得成果，证实的科学假说是什么，以及如何更改。成果形式主要指以何种形式反映所取得的研究成果，包括论文、专著、研究报告等，可突出SCI的力度。成果数量不是越多越好，要根据课题组能力及获得的经费而定。

（七）研究基础和工作条件

研究基础与工作条件分为四个小部分，包括研究基础、工作条件、正在承担的与本项目相关的科研项目情况及完成国家自然科学基金项目情况。这部分填写相对简单，按照模板撰写即可，这部分内容相较于前面起到锦上添花的效果。接下来简单说明一下每部分的撰写要求和注意事项。

1. 研究基础

研究基础的展示主要是让评审专家直观地了解到申请者或者其团队前期已做的本项目相关工作，主要包括本项目已完成的工作内容及前期的一些相关研究成果，包括已发表的论文、申请的专利、承担的科研项目等。以进一步说明申请者团队已有良好的前期工作基础，是完全有能力承担本项研究的。

需要注意的是，申请者最好在阐述已有研究基础的同时，针对前期研究提出仍存在的问题或未解决的部分，明确本项目要解决的科学问题或技术难题。

2. 工作条件

工作条件主要包括实验室条件、人才队伍、合作与交流，以及本项目开展所需要的经费情况。

3. 正在承担的与本项目相关的科研项目情况

在写这部分内容时一定要列出与本项目相关的已有科研项目，以进一步向评审专家说明申请者的实力，但注意数量不宜太多，太多可能会给评审专家留下该申请者精力有限，无法挪出过多精力进行该项研究的误解。

4. 完成国家自然科学基金项目情况

如果申请者没有主持国家自然科学基金的经历，这部分就直接填写“无”。如果前期已主持过，则如实填写完成情况，尤其是本次申请的项目是前期主持项目的延续时，一定要注意突出前期工作的亮点及与本项目的关键衔接点。

▲ 注意事项

①逻辑清晰：确保研究基础和工作条件的阐述层次分明，逻辑清晰。

②重点突出：对前期研究中的亮点和优势进行突出描述，显示项目的基础和实力。

③数据支撑：用具体数据和实例支撑论点，提高说服力。

④适度夸赞：适度展现团队和项目的优势，但避免夸大其词。

三、附件材料

附件材料包括伦理审查单、专家推荐信和代表性论著等，如有涉及人或者动物的实验，伦理审查是必须具备的内容。通常单位在每年课题申报初始，会给出伦理审查的相关文件模板，按照模板要求填写后即可参加审查。国家自然科学基金要求项目申请人具有高级专业技术职务（职称）或者具有博士学位，否则需要2名与其研究领域相同，具有高级专业技术职务（职称）的科学技术人员推荐。对于后者的情况就需要在附件中提交含有专家亲手签名的专家推荐信扫描件。另外，如果课题中涉及国外合作研究，应附国际合作协议书一份。

四、论文收录

论文收录指项目申请人发表的代表性论文，最多可以上传5篇，一定要选择代表自己实力和能力的代表性论文上传，以进一步获得评审专家对申请人能力的认可，提高课题的命中率。

按照以上几个部分，一个完整的基金项目申请书填报完毕，在规定时间内提交后即可打印上交至依托单位的科研管理部门参加基本审查，如无问题，则提交至国家自然科学基金委，至此，课题申报完成。省、市级课题及校内、院内课题的申请书与国家自然科学基金课题申请书填报内容基本一致，在此不再重复讲述，只需按照申请书模板逐项填写即可。

下篇

第五章　医学图表制作

导读： 本章针对医学研究生对提升数据可视化能力的迫切需求，主要介绍了GraphPad Prism、AI和R语言等常用工具在数据图表、示意图及流程图绘制中的应用。通过丰富的操作实例和多种类型的图形展示，以帮助读者更全面地掌握数据可视化技能。本章强调了其实践性导向，聚焦于数据可视化的实际操作技巧，与传统理论型书籍形成鲜明对比，为读者提供了切实可行的图表制作方法。

第一节　概　述

医学图表是指在医学领域使用的各种图形、图像和表格，用于展示实验数据、研究结果和科学信息，是一种将对象属性和数据直观、形象的“可视化”手段。一篇优秀的科研论文，不仅需要精准的文字叙述，还需合理运用图表。文字、图、表三者有机结合、相互补充，才能使科研论文达到结构严谨、逻辑性强、可读性高的效果。

医学图表主要有以下3个显著特点。①集中、概括：便于分析和比较，有利于发现各种变量之间的关系。②生动、形象：能使复杂、抽象的问题变得直观、清晰。③简洁、明了：可以代替大量的文字说明。

常用的制图软件有GraphPad Prism、Adobe Illustrator（AI）、Adobe Photoshop

（PS）等，研究者可以选择此类软件获得理想图表。

一、医学图片分类

1. 位图

位图由排列在一起的栅格组成，每个栅格代表一个像素点，每个像素点只能显示一种颜色。位图放大到一定倍数后会变得不清晰。常用的位图格式如下。①TIF/TIFF：无损压缩，多用于投稿。②JPG/JPEG：有损压缩，常用于Word或PPT插入。③PNG：背景可以是透明的，常用于动画。

2. 矢量图

矢量图由无限连续的点构成，不关注色彩，多用于整体描述。矢量图可无限放大而清晰度不变。常用的矢量图格式如下。①AI：Adobe Illustrator的源文件。②EPS：比PDF早的格式。③PDF：比EPS晚的格式。④CDR：CorelDRAW的源文件。⑤EMF：GraphPad Prism生成的文件。

二、医学图表常见问题

（一）医学图片常见问题

1. 图片清晰度低

优质的插图应当层次分明、画面清晰无损，单张图片像素应达到300 dpi或以上。然而，很多论文中插图往往清晰度低，存在污点或划痕。

2. 原图字迹模糊

某些实验设备输出的图片中文字显示模糊或显示比例过小，如果直接截图插入论文中，往往难以辨认。

3. 图片自明性差

图片自明性是医学科研科学性的体现。初学者常机械地插入图片，缺乏图片的基本要素，包括图序、图题、简洁图注，以及图中的必要标目（如分组、放大倍数）、数值（如比例尺）、图例等。此外，存在整张图片中的字体大小、线条粗细不统一等问题。

4. 图片曝光过度或不足

曝光过度或不足都会影响图像的可读性和细节观察。曝光过度时（即对比度过低）或者曝光不足时（即对比度过高），都会使细微结构难以辨识。

（二）医学表格常见问题

1. 表序不规范，表题不精练、准确

表格序号应使用阿拉伯数字编排，按“表1”“表2”……顺序排列，即使整篇文章中只有一个表，表序也应为“表1”，不能使用“见附表”或“见下表”等表述。表题应使用能够反映表中特定信息的最恰当、简明的逻辑语句，避免使用泛指性和笼统性的语言。在完整、清晰表达的前提下，表题的字数应尽量少。表题应尽量避免使用标点符号，若出现顿号等情况，可用“和”或“及”等词替代。

2. 表格栏目主谓语倒置

在制作医学论文表格时，主谓语倒置是研究者容易忽视的问题。判别主谓语是否倒置的简单方法是查看表中每列数据是否上下排列整齐（单位一致、小数位一致）。如果数据排列整齐，说明栏目设置合理；否则，即为主谓语倒置，需要调整。

3. 表内数据和符号编排不规范

表中数据和符号应规范编排，数据位置和小数点应对齐。如有“±”或“~”符号，应以符号为中心对齐，且确保有效位数一致。表身数据一般不留空白，空白表示未测或无此项，用“—”表示未发现，“0”表示实测结果为零。表身数字不带单位，百分数也不带百分号。

4. 表注位置不标准

在医学论文的表格中，如果是实验组与对照组的数据比较表，标注的符号应放置在实验组数据的右上角，并在表注中注明与对照组的比较情况。t 值和 P 值应具体标明，以确保结果的准确性和清晰度。

需要强调的是，并非所有医学论文都需要表格。如果表格内容简单，仅有少数几个统计数字，或检测指标均为阴性，用一两句话即可表达清楚的情况，应以简明扼要的文字叙述，而不必使用表格。

第二节　医学科研表格

医学论文中常用的表格形式是三线表，包括顶线、底线和栏目线。顶线和底线需要加粗，栏目线为细线。具体格式如下。

1. 表序和表题

表序即表的序号，如“表1”“表2”；表题即表的标题，应准确得体、简短精练，列在表的上方。

2. 项目栏

项目栏指表格中位于顶线和栏目线之间的部分，栏目则是该栏的名称，用以反映该栏信息的特征和属性。

3. 表身

三线表的表身位于底线以上、栏目线以下，是表格的主体部分。表身内的数字不带单位或百分号，且不应有空项。如确实无数字，可填“0”或画“—”，但需进行相应标注。

4. 表注

在必要时，应将表中符号、标记、代码及需要说明的事项用精练的文字形式横排于表格下方。表注的目的是提供额外的说明和解释，确保读者能够准确理解表格中的内容和数据。

举例：

用表格统计服用某药物后的不良反应发生率：对照组嗜睡85例、恶心或呕吐114例、皮肤瘙痒238例、呼吸抑制9例；药物1组嗜睡10例、恶心或呕吐46例、皮肤瘙痒89例、呼吸抑制0例；药物2组嗜睡5例、恶心或呕吐35例、皮肤瘙痒75例；其中药物1组和2组嗜睡、恶心或呕吐、皮肤瘙痒的发生率均较对照组明显降低，差异有统计学意义（$P>0.05$），而呼吸抑制的发生率无显著性差异（$P>0.05$）。

步骤（表5-2-1）：

（1）输入标题，注意单位不能漏掉且要规范。

（2）用Word—插入—表格—选择行和列数（或用Excel）。

（3）输入内容。

（4）选中表格—单击右键—【根据内容自动调整表格/根据窗口自动调整表格】；或选中表格—在【段落—行距】调整表格行距，一般为1.5倍行距；或选中表格—布局—【单元格大小】调整行距和列距。

（5）上下框线加粗：表设计—边框样式—调整磅数（1~1.5磅）—沿上下框线分别画顶线和底线；调整磅数为0.5磅，画栏目线。

（6）在表中标注统计学符号标记。

（7）在表底部对统计学符号、缩略词等进行标注。

表5-2-1　某药物不良反应发生率比较

组别	例数（n）	嗜睡	恶心或呕吐	皮肤瘙痒	呼吸抑制
对照组	344	85（24.71%）	114（33.14%）	238（69.19%）	9（2.62%）
药物1组	353	10（2.83%）*	46（13.03%）*	89（25.21%）*	0（0）
药物2组	341	5（1.47%）*	35（10.26%）*	75（21.99%）*	0（0）

注：与对照组比较，$^{*}P<0.01$。

第三节 GraphPad Prism绘制常用统计图

GraphPad Prism作为医学科研中的得力助手，在实验数据的可视化和分析方面发挥着独特的优势。通过支持实验结果的初步呈现、数据分析与统计、剂量-反应曲线分析和生存分析等多个方面，GraphPad Prism使医学研究者能够更加高效地开展科研工作。

一、界面介绍

（一）常用图表类型

1. XY图表（XY tables）

*X*与*Y*是一一对应的，常见于散点图的绘制及相应的线性拟合和曲线拟合。

2. 纵列图表（Column tables）

*X*坐标为分类数据，由*Y*列的列名决定，常用于绘制无分组的柱状图、箱形图和小提琴图（Violin Plot）等。

3. 分组纵列图表（Grouped tables）

数据表格只有*Y*列（有分组），没有*X*列但有行名，类似矩阵；*X*坐标为分类数据，由*Y*列的列名决定，常用于绘制分组柱状图、分组箱形图、分组小提琴图和热图等。

4. 列联表（Contingency tables）

一种特殊的频数统计表，当观测数据依照两个或多个变量分类时使用，常用于卡方检验和堆叠图的绘制。

5. 生存表（Survival tables）

该表专用于生存分析，由观察对象的生存时间和生存状态构成，1表示终点事件，0表示删失数据，分组数据以“缺失数据”的形式表示。

6. 整体部分表（Parts of whole tables）

该表由一列数据（代表各行名的频数）构成，可用于绘制饼图、环图和百分比点图等。

7. 多变量表（Multiple variable tables）

类似于常规统计软件的表格类型，行名对应“实例”，列名对应“变量”，外观与列联表相似，类似于R语言的矩阵。主要用于多元回归和相关性计算，也适用于绘制柱状图、箱形图、小提琴图和热图等多种图表。

8. 巢式表（Nested tables）

外观与分组纵列图表非常相似，但在分析和作图时的重复计算方式完全不同。

尽管表格和图表之间有着严格的对应关系，但同一种图表可以使用多种表格类型进行绘制。例如，热图既可以使用分组纵列图表，也可以使用多变量表。需要注意的是，GraphPad Prism的表格数据类型只支持数值型数据，不支持字符型数据。

GraphPad Prism常用图表类型界面如图5-3-1所示。

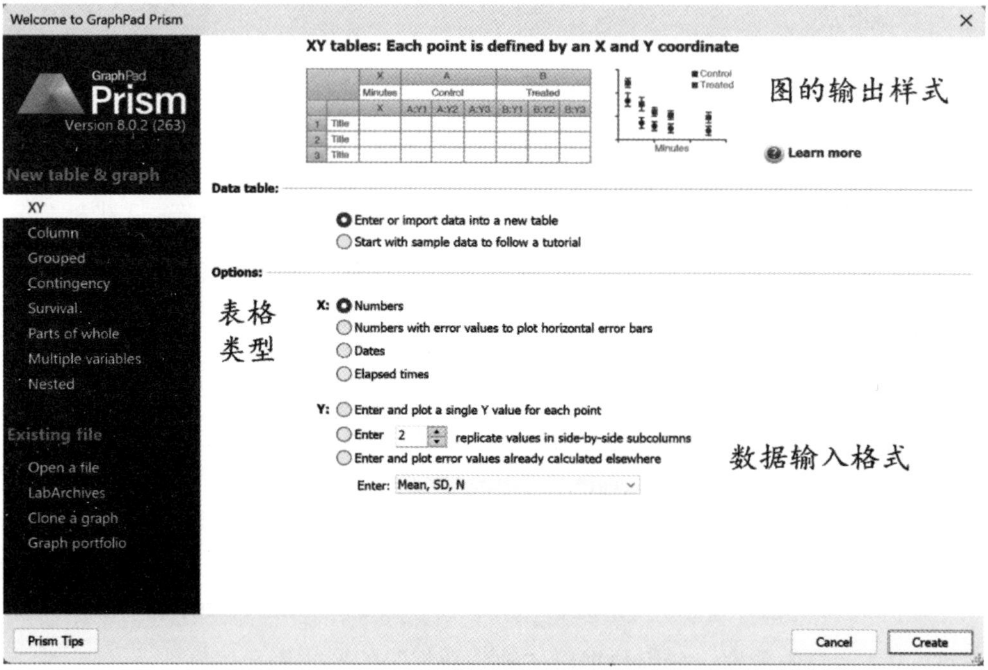

图5-3-1　Graphpad Prism常用图表类型界面

（二）数据输入方式

主要分为两种：①直接输入原始数据，包括为每个点输入并绘制一个*Y*值和在并列的子列中输入重复值，软件会自动计算平均值和标准差。②将已在SPSS等软件中计算好的平均值和标准差输入表格中进行绘图。

（三）工具栏

GraphPad Prism工具栏如图5-3-2所示。

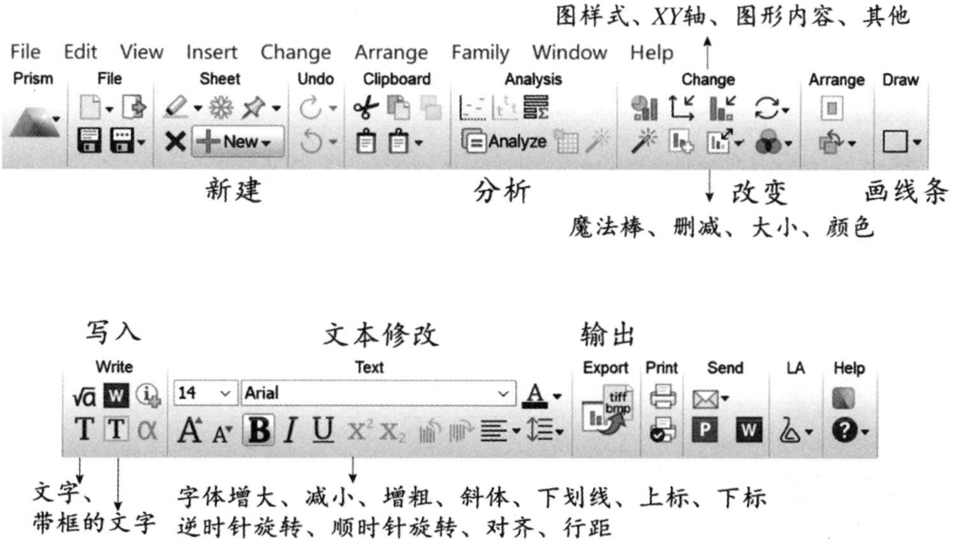

图5-3-2　GraphPad Prism工具栏示意

二、常用图表类型的制作

（一）XY折线图

XY折线图是一种常见的统计图，其特点是能够显示随时间变化的连续数据，因此每个数据点都有一个相应的*X* 值和*Y* 值。下面以表5-3-1的数据为例，详细介绍制作XY折线图的步骤。

表5-3-1为空白对照组和药物组分别干预0、12、24、48 h各组的OD值（4个样本在4个时间点分别测得的OD值），用折线图做出各组OD值随时间变化的折线图。

表5-3-1　药物干预后不同时间点OD值变化

时间（h）	空白对照组				药物组			
0	0.717	0.727	0.691	0.703	0.742	0.746	0.691	0.715
12	0.936	0.925	0.988	0.921	0.717	0.736	0.653	0.683
24	0.653	0.601	0.691	0.669	0.408	0.367	0.342	0.331
48	0.483	0.542	0.576	0.517	0.251	0.309	0.335	0.296

步骤：

（1）左侧工具栏选择【XY】—右侧【Options】—【Y】—填写【4】（代表各组在每个时间点有4个重复数据）—单击【Create】（图5-3-3）。

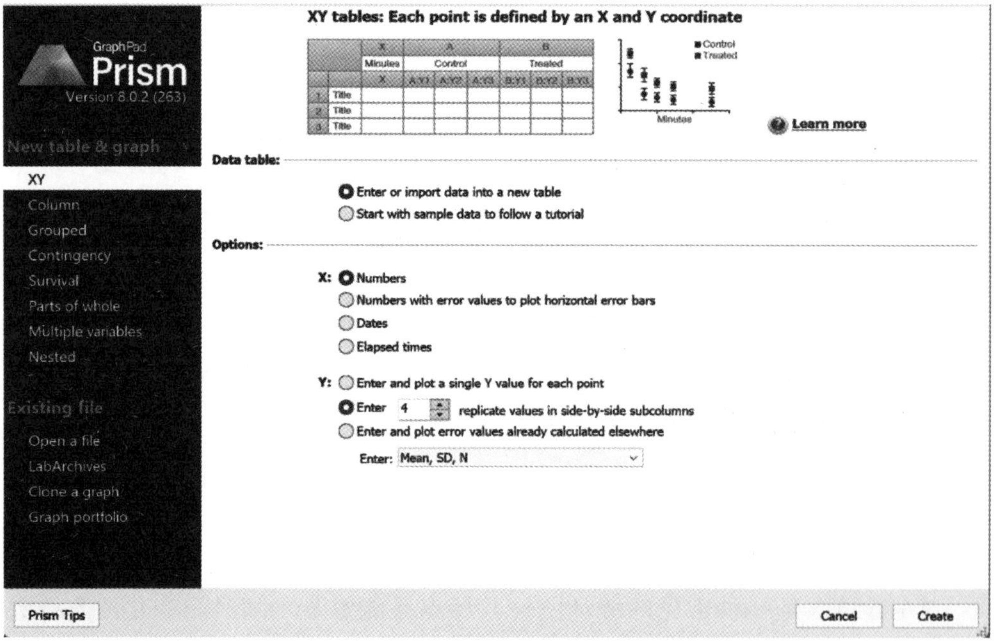

图5-3-3　GraphPad Prism XY折线图主界面

（2）输入表5-3-1数据，如图5-3-4所示。并在左侧【Data Tables】修改折线图名称为“XY图-OD值”。

X	Group A				Group B			
Time	Control Group				Treated Group			
X	A:Y1	A:Y2	A:Y3	A:Y4	B:Y1	B:Y2	B:Y3	B:Y4
0	0.717	0.727	0.691	0.703	0.742	0.746	0.691	0.715
12	0.936	0.925	0.988	0.921	0.717	0.736	0.653	0.683
24	0.653	0.601	0.691	0.669	0.408	0.367	0.342	0.331
48	0.483	0.542	0.576	0.517	0.251	0.309	0.335	0.296

图5-3-4　折线图数据输入样式

（3）单击左侧【Graph】，出现右侧对话框，选择折线图的样式，单击【OK】（图5-3-5）。

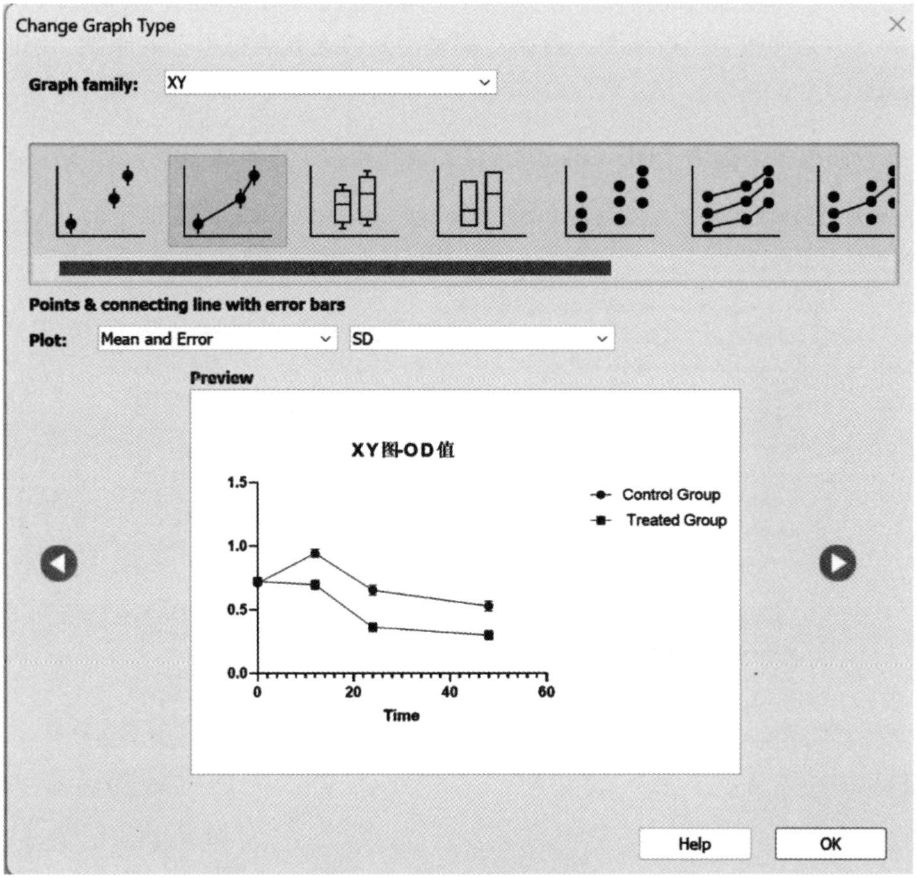

图5-3-5　折线图选择界面

（4）生成的折线图如图5-3-6所示。

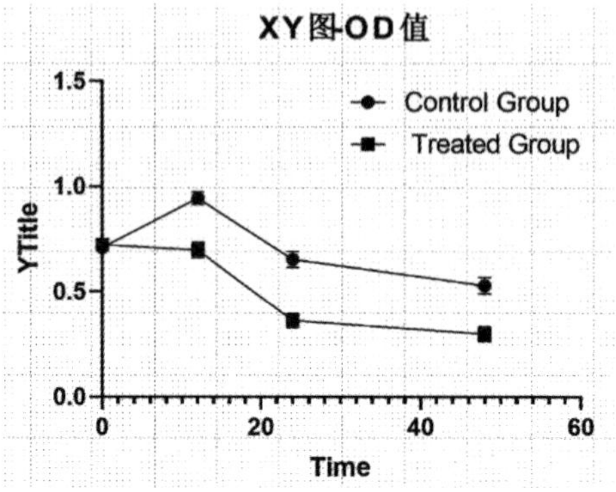

图5-3-6　生成的折线图

（5）完善和美化折线图，遵循“哪里需要修改就点哪里”的原则，修改方法如下。

1）修改纵坐标为【OD value】，且*Y*轴间距以0.25为最小值。如图5-3-7所示，去掉【Automatically determine the range and interval】前方框中的“√”，

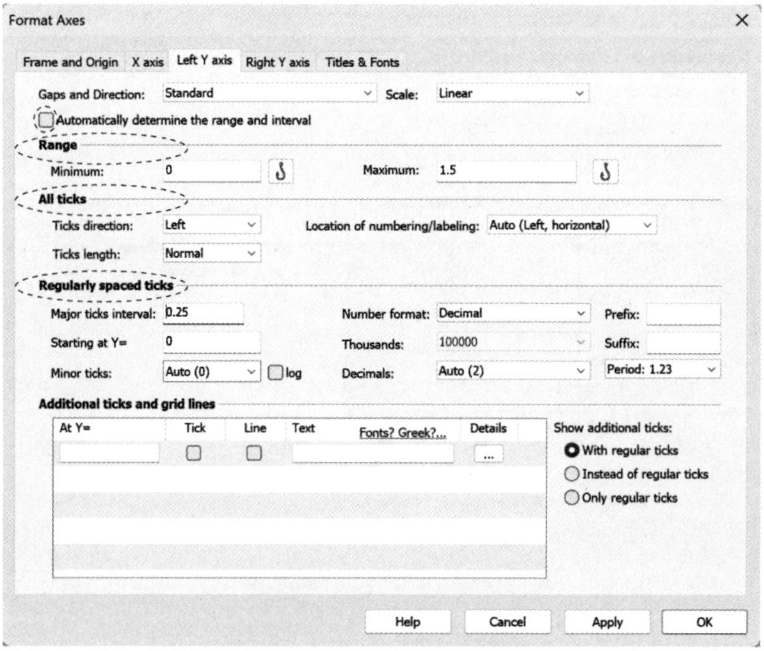

图5-3-7　*Y*轴参数修改界面

即可进行参数的更改。把【Major ticks interval】改为0.25，同时可对【Range】（Y轴最小值、最大值），【All ticks】中的【Ticks direction】【Ticks length】【Location of numbering/labeling】进行更改。

2）同理，双击X轴，将【Regularly spaced ticks】中的【Major ticks interval】改为12，横坐标时间可更改为0、12、24、48 h。

3）双击折线，出现如图5-3-8所示对话框，不同组别用不同颜色标记，可对【Show symbols】【Show bars/spikes/droplines】【Show error bars】【Show connecting line/curve】等进行调整。

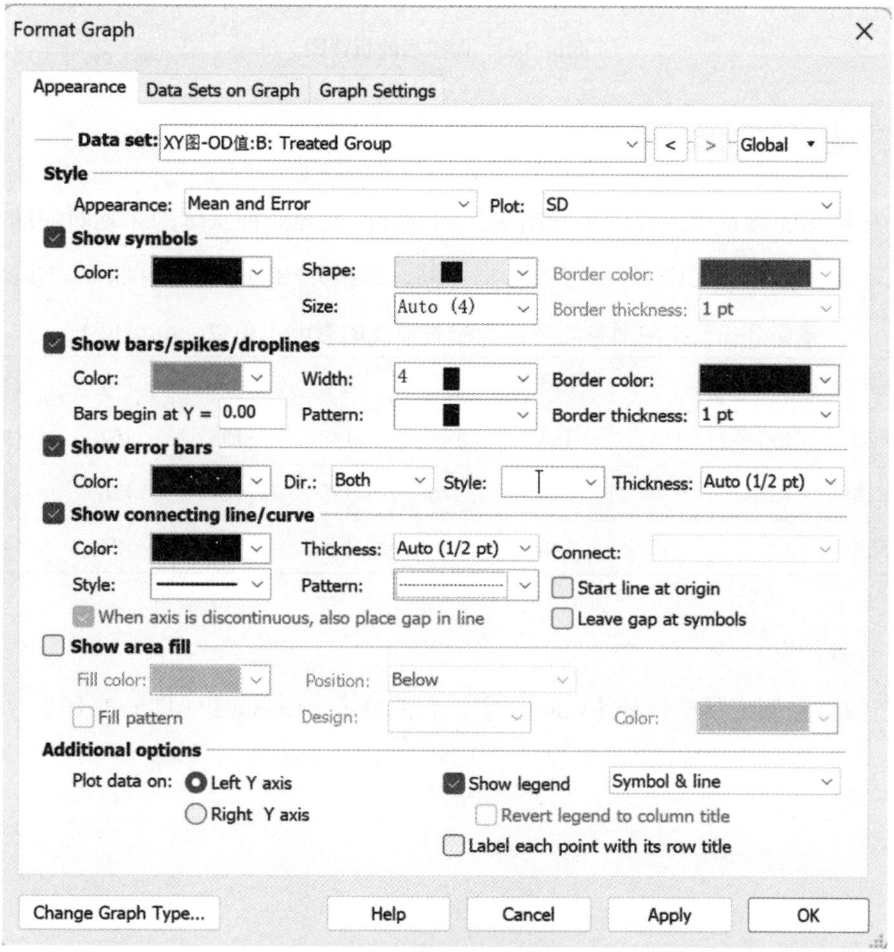

图5-3-8　图表外观修改界面

4）调整后的折线图如图5-3-9所示。

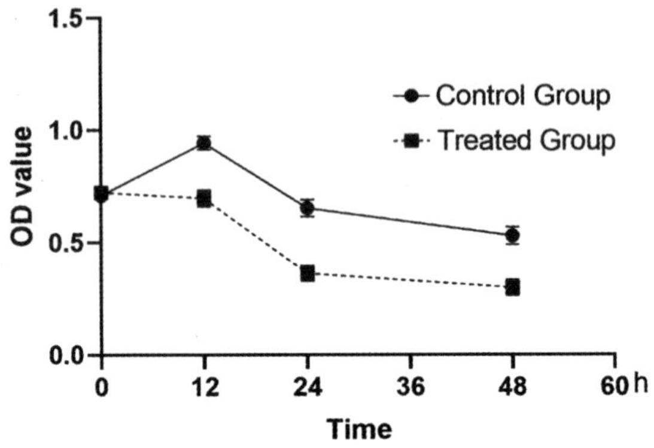

图5-3-9　调整后的折线图

（二）单组柱状图

柱状图能够直观地表示不同组别之间的数值差异。柱状图的*X*轴对应的是组别而不是数值。下面以表5-3-2的数据为例，详细介绍制作单组柱状图的步骤。

表5-3-2　不同药物对高血压患者血压的影响（单位：mmHg）

组别	1号	2号	3号	4号	5号	6号	7号	8号
对照组	150	156	154	148	143	155	152	156
治疗1组	132	130	136	120	125	124	128	130
治疗2组	140	145	138	135	138	129	134	141

步骤：

（1）左侧工具栏选择【Column】，右侧单击【Create】（图5-3-10）。

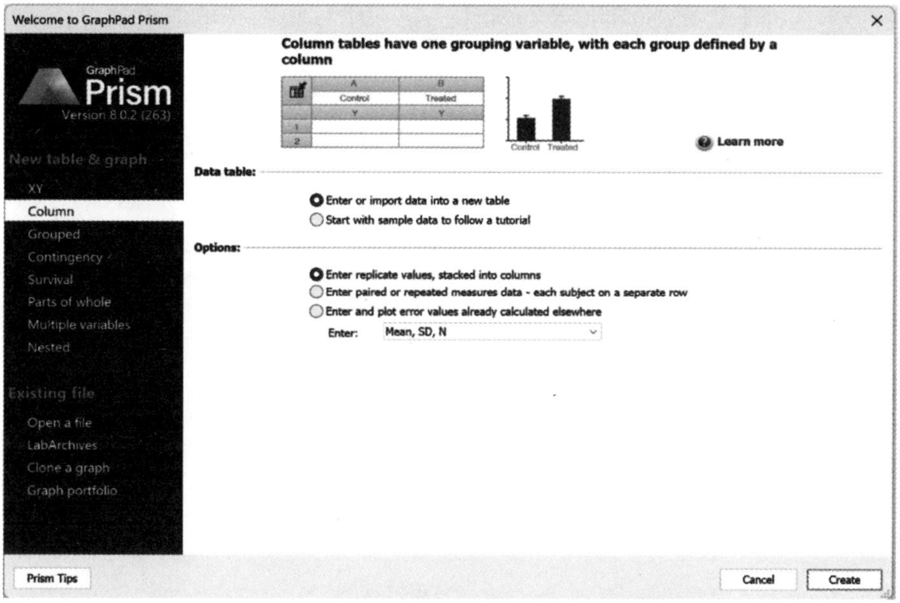

图5-3-10　GraphPad Prism 单组柱状图主界面

（2）输入表5-3-2数据，如图5-3-11所示。并在左侧【Data Tables】修改图表名称为“单组柱状图”。

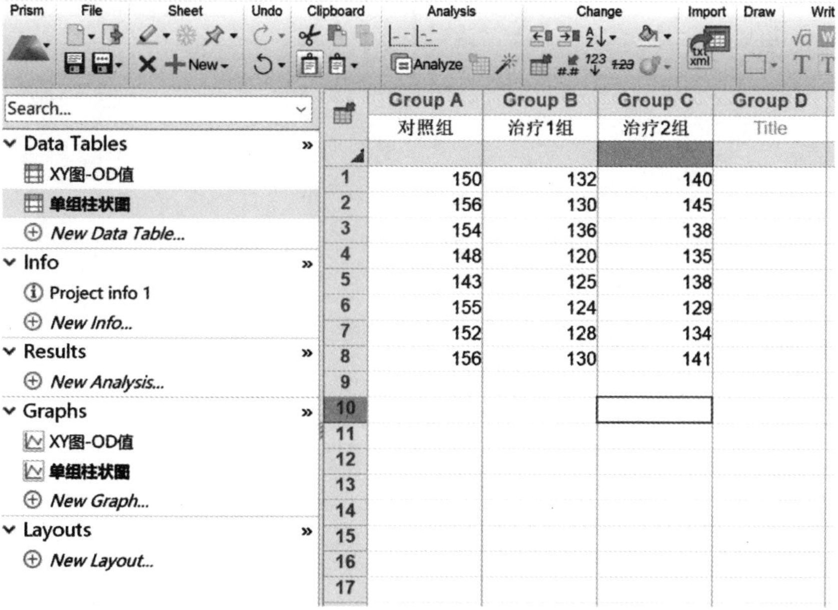

图5-3-11　单组柱状图数据输入样式

（3）选择【Mean/median & error】—第一个柱状图—单击【OK】，完善后如图5-3-12所示。

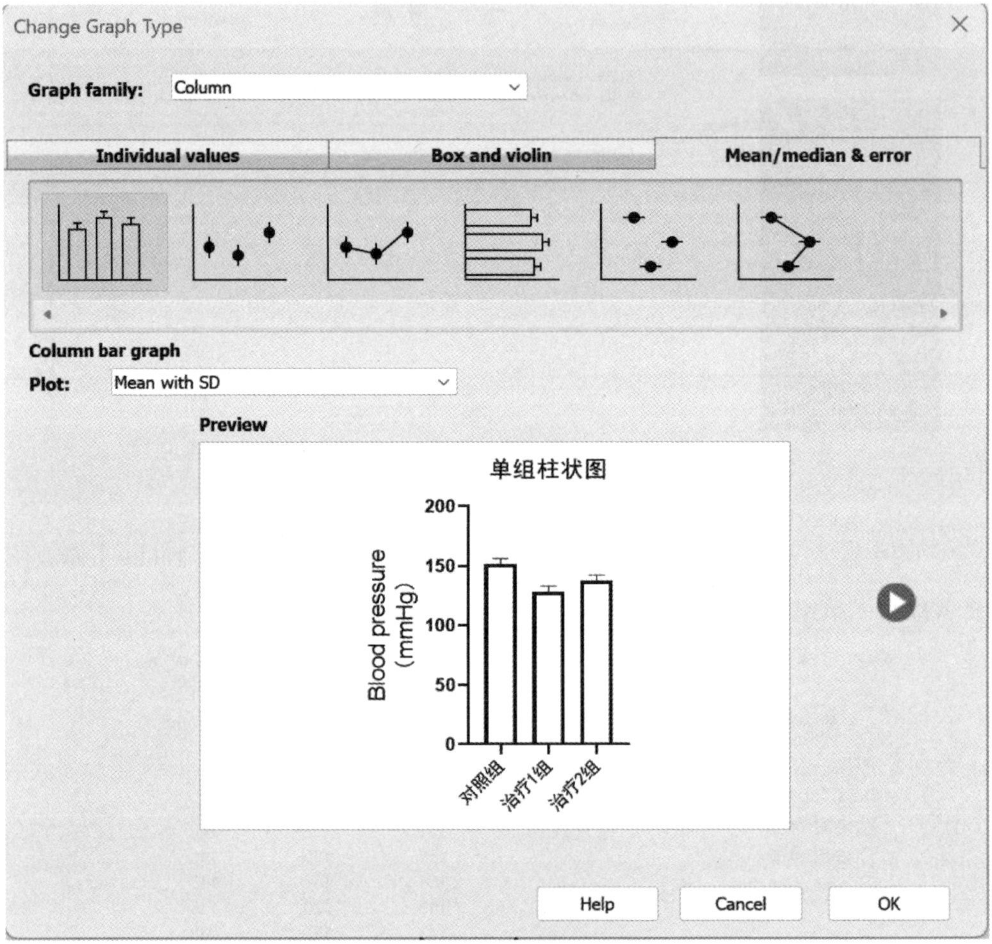

图5-3-12　单组柱状图选择界面（1）

（4）也可选择【Individual values】，会把每个样本的分布信息在统计图中显示出来，这样读者一目了然，也增强了数据的真实性（图5-3-13）。

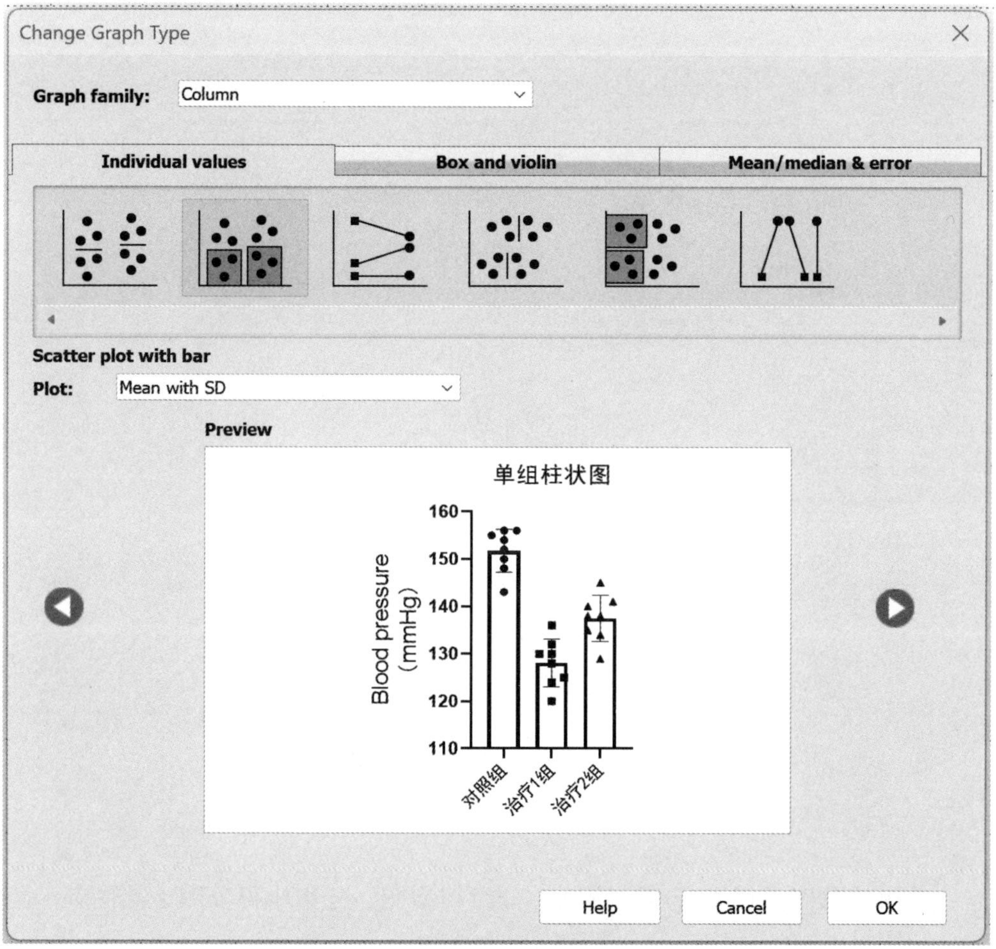

图5-3-13　单组柱状图选择界面（2）

（5）【Box and violin】可绘制箱形图或小提琴图。小提琴图用于展示多组数据的分布状态及概率密度，结合了箱形图和密度图的特征，主要显示数据的分布形状。与箱形图类似，但在密度层面展示效果更好，尤其适合处理大量数据的情况（图5-3-14）。

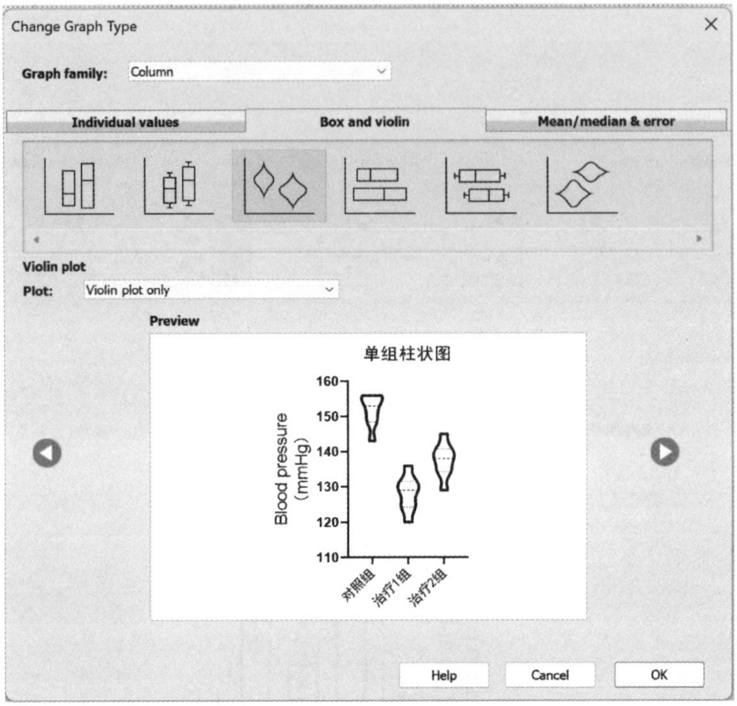

图5-3-14　小提琴图选择界面

（三）分组柱状图

分组柱状图常用于分组柱形图、分组箱型图、分组小提琴图、热图等的绘制。下面以表5-3-3的数据为例，详细介绍制作分组柱状图的步骤。

研究A、B、C 3种镇痛药在癌症患者中的镇痛效果，3种药物分别取3个剂量，即1.0 mg、2.5 mg、5.0 mg。将36名研究对象随机分成9组，每组4名，记录每名对象的镇痛时间（min）。

表5-3-3　不同药物3个剂量对癌症患者镇痛时间的影响（单位：min）

组别	1.0 mg				2.5 mg				5.0 mg			
药物A	83	79	88	74	94	87	96	92	103	95	109	113
药物B	111	103	99	113	113	120	109	124	104	121	109	127
药物C	45	56	49	53	67	71	74	64	82	89	77	79

步骤：

（1）左侧工具栏选择【Grouped】，右侧单击【Create】（图5-3-15）。

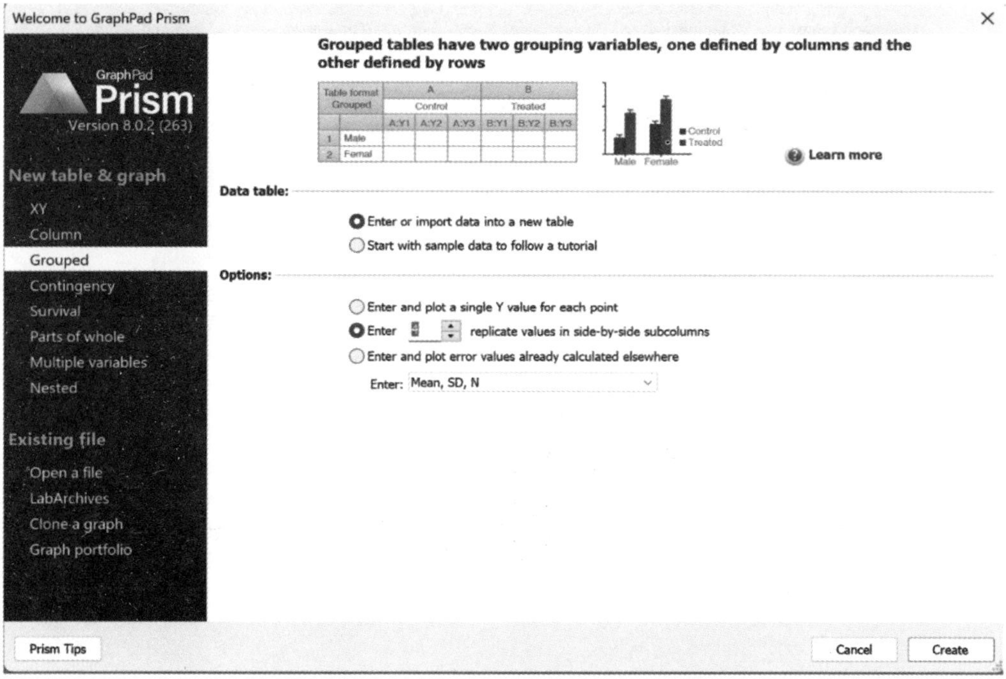

图5-3-15　GraphPad Prism分组柱状图主界面

（2）输入表5-3-3数据，如图5-3-16所示。并在左侧【Data Tables】修改图表名称为“分组柱状图”。

Table format: Grouped	Group A				Group B				Group C			
	1.0				2.5				5.0			
	A:1	A:2	A:3	A:4	B:1	B:2	B:3	B:4	C:1	C:2	C:3	C:4
1 药物A	83	79	88	74	94	87	96	92	103	95	109	113
2 药物B	111	103	99	113	113	120	109	124	104	121	109	127
3 药物C	45	56	49	53	67	71	74	64	82	89	77	79
4 Title												

图5-3-16　分组柱状图数据输入样式

（3）选择【Summary Data】—第一个柱状图—单击【OK】（图5-3-17）。

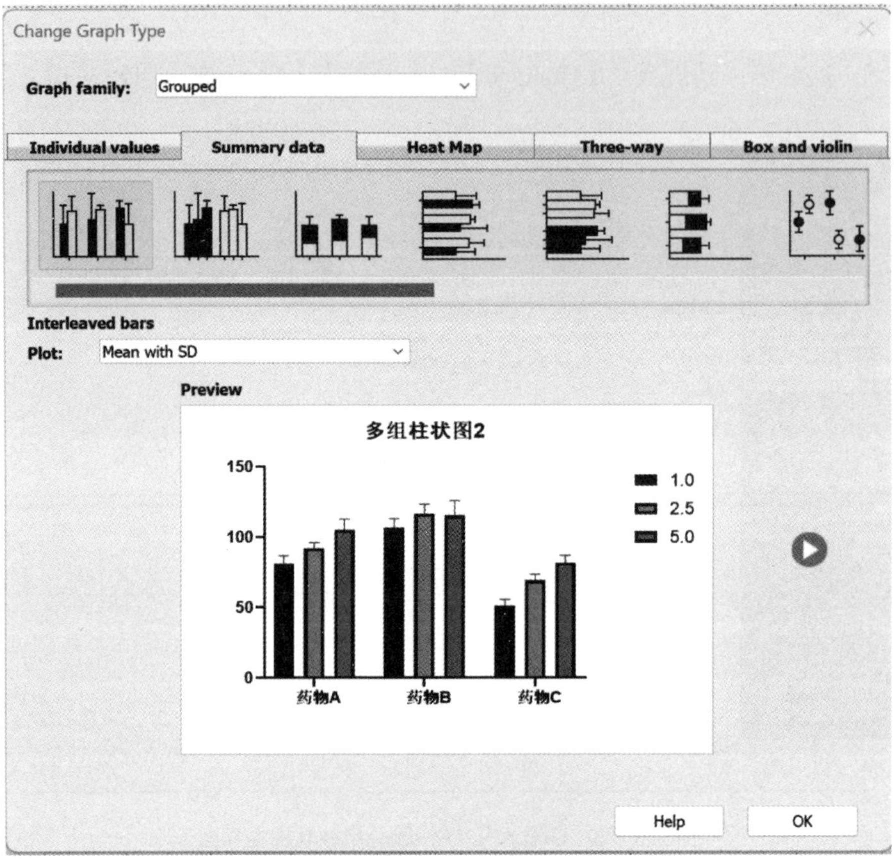

图5-3-17　多组柱状图选择界面

（4）修改后的多组柱状图如图5-3-18所示。

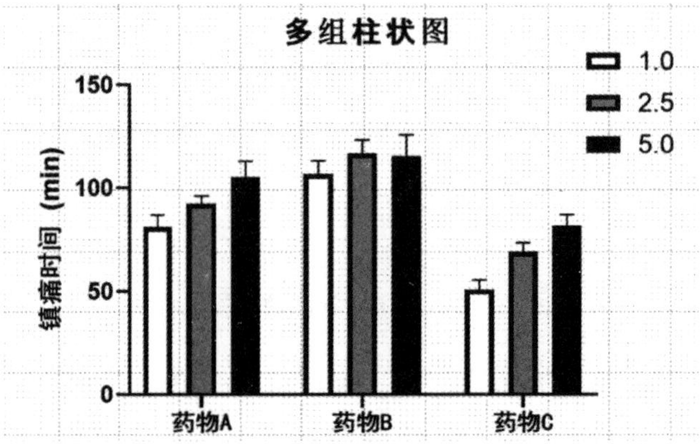

图5-3-18　修改后的多组柱状图

（5）也可选择【Individual values】【Heat map】等对话框，生成不同格式的图表。

（四）列联表

在临床研究中，临床分组基线数据及其差异统计分析是不可或缺的。卡方检验是一种用途广泛的计数资料假设检验方法，主要用于比较两个及以上样本率（构成比），以及两个分类变量的关联性分析。下面以表5-3-4的数据为例，详细介绍制作列联表的步骤。

分别用阿司匹林和安慰剂给予实验对象，并统计发生心肌梗死的频数，其中行代表随机分配给受试者的两种治疗方法，列表示两种不同的结果。

表5-3-4　不同处理组的心肌梗死发生数量和总人数（单位：人）

分组	心肌梗死发生数量	总人数
安慰剂组	189	10845
阿司匹林组	104	10933

注：样本数据来自*New England Journal Medicine*。

步骤：

（1）如图5-3-19所示，左侧工具栏选择【Contingency】，右侧单击【Create】。

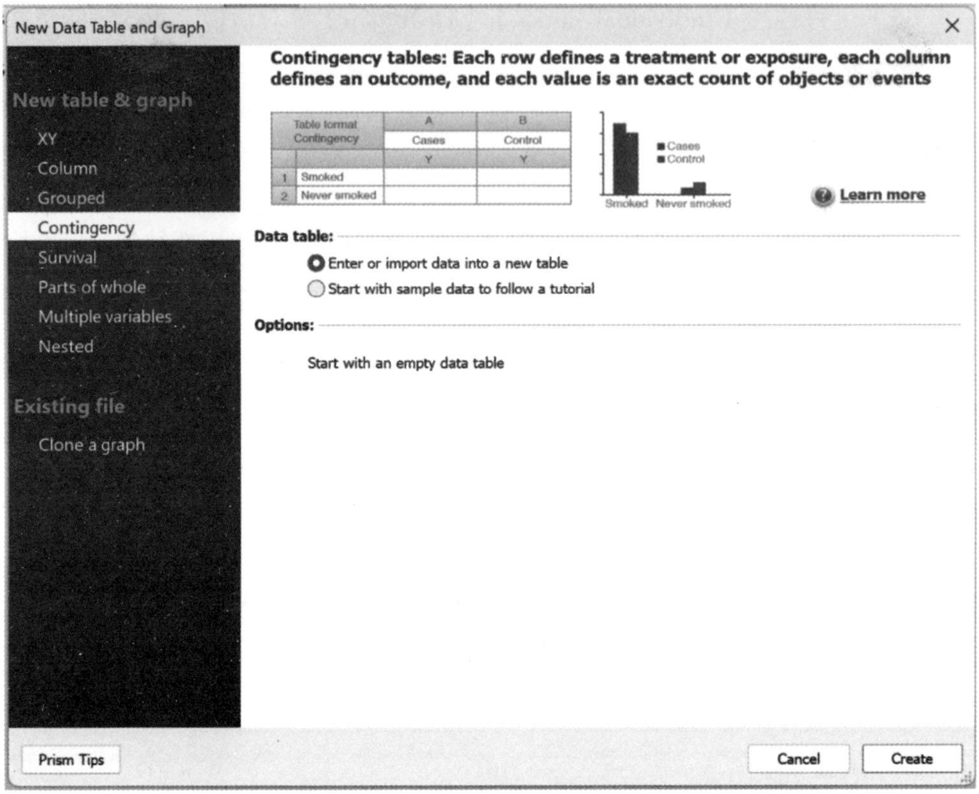

图5-3-19　GraphPad Prism列联表主界面

（2）输入表5-3-4数据，如图5-3-20所示。并在左侧【Data Tables】修改图表名称为“列联表”。

Table format: 列联表		Outcome A 心肌梗死发生数量	Outcome B 总人数
	×		
1	安慰剂组	189	10845
2	阿司匹林组	104	10933

图5-3-20　列联表数据输入样式

（3）选择【Contingency】—第一个柱状图—【OK】（图5-3-21）。

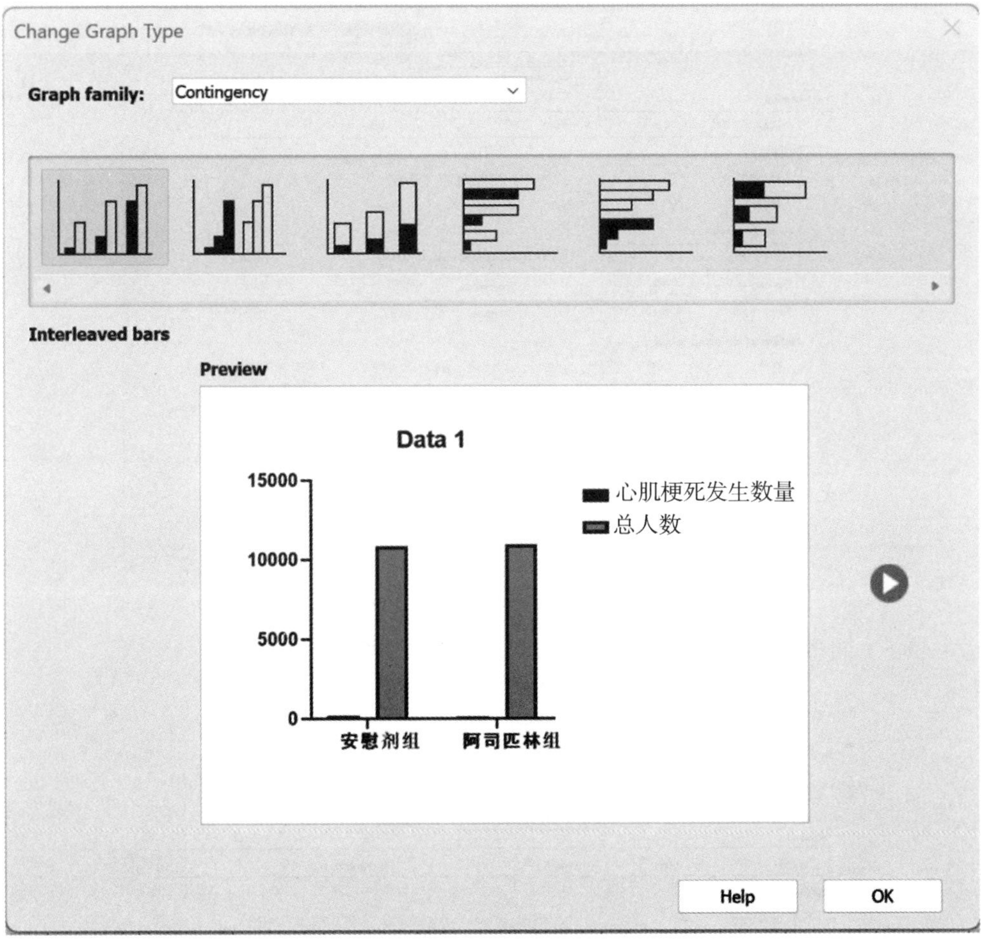

图5-3-21　列联表选择界面

（4）截断 *Y* 轴，使 *Y* 轴分为两截，这样可以使安慰剂组、阿司匹林组心肌梗死发生数量及总人数都能完整、清晰地显示差异。

步骤：双击 *Y* 轴，出现下图对话框（图5-3-22），单击①右侧的下拉箭头，选择截断格式，该图截为2段；在②处选择【Top】，即对 *Y* 轴的上半段进行修改；在③【Range】部分对上半段的长度、最小值、最大值进行修改；在④处修改最小间距。

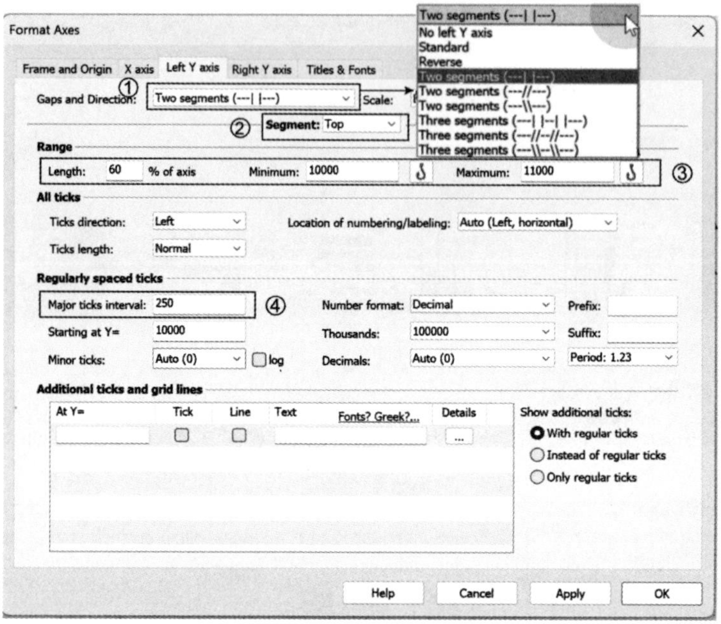

图5-3-22　*Y*轴截断修改上半段内容

（5）同理，修改*Y*轴下半段参数，如图5-3-23所示。

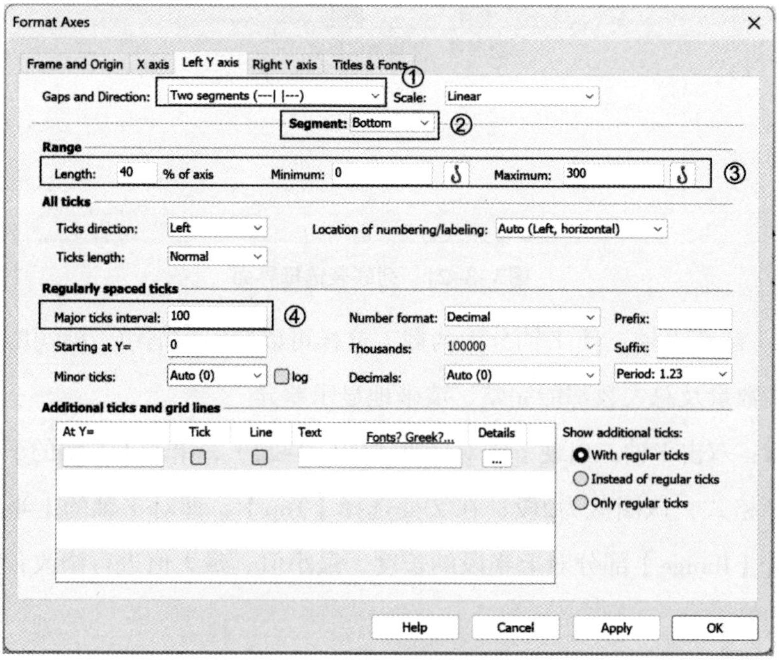

图5-3-23　*Y*轴截断修改下半段内容

（6）对【Appearance】进行修改后，如图5-3-24所示。

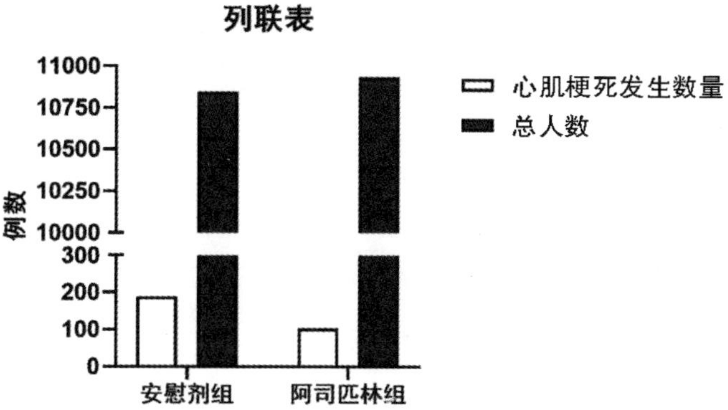

图5-3-24　修改后的列联表

（五）生存表

生存分析在新药研发中应用广泛。生存分析的本质是分析不同实验条件下，研究对象生存时间的分布情况，从而了解实验条件对生存时间的影响。生存分析中最重要的概念是事件或事件发生，事件发生的时间点，也就是生存时间的记录终点，因此明确“事件”的含义和界限很重要。下面以表5-3-5数据为例，详细介绍制作生存表的步骤。

一共有36只裸鼠，分为对照组（假手术组）、模型组、药物1组、药物2组，每组9只，以生存时间≤ 50天作为终点事件，比较各组之间是否存在差异。

表5-3-5　药物对某模型裸鼠生存时间的影响（单位：天）

组别	存活天数（天）								
对照组	12	21	23	36	44	9	29	39	55
模型组	36	39	43	58	51	44	65	35	38
药物1组	37	19	61	45	48	32	29	55	47
药物2组	41	57	34	35	38	44	66	33	59

步骤：

（1）调整数据格式：为了便于录入数据，需要对数据形式进行定义和调整。生存时间≤50天的事件被定义为1，而生存时间＞50天的事件则定义为0，编码后的数据形式如表5-3-6所示。

表5-3-6　药物对某模型裸鼠生存时间的影响

天数	对照组	模型组	药物1	药物2
12	1			
21	1			
23	1			
36	1			
44	1			
9	1			
29	1			
39	1			
55	0			
36		1		
39		1		
43		1		
58		0		
51		0		
44		1		
65		0		
35		1		
38		1		
37			1	
19			1	
61			0	
45			1	
48			1	
32			1	
29			1	
55			0	
47			0	
41				1
57				0
34				1
35				1
38				1
44				1
66				0
33				1
59				0

（2）如图5-3-25所示，左侧工具栏选择【Survival】，右侧单击【Create】。

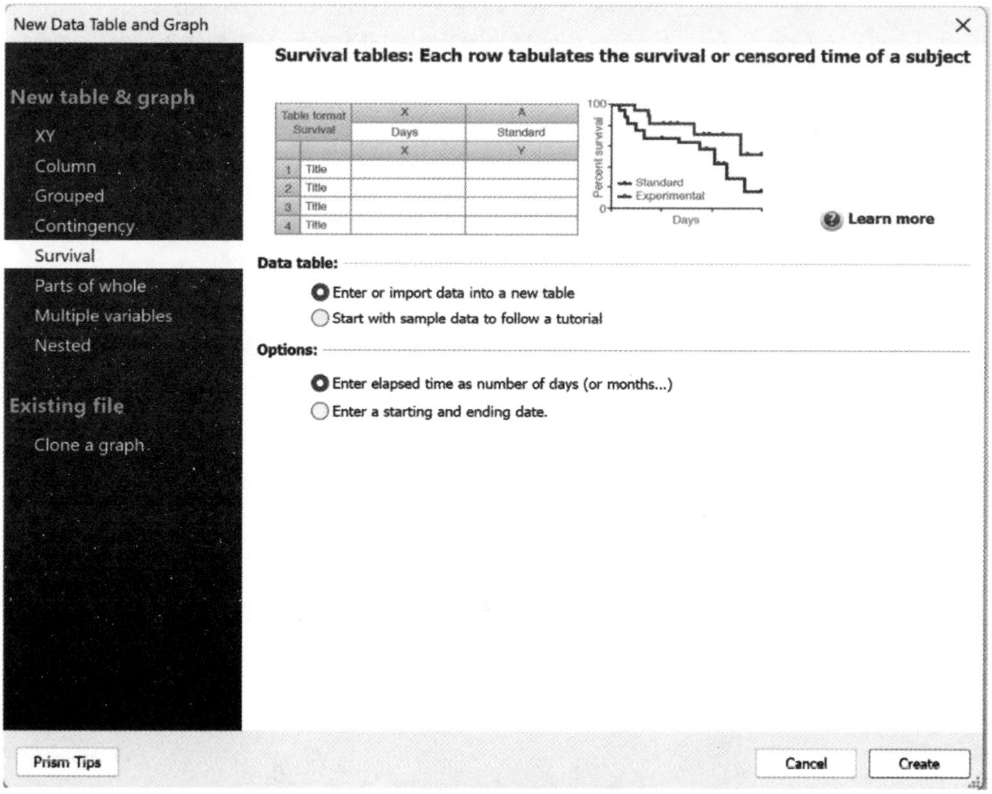

图5-3-25　GraphPad Prism生存表主界面

（3）输入表5-3-6数据，如图5-3-26所示。并在左侧【Data Tables】修改图表名称为“生存表”。

X	Group A	Group B	Group C	Group D
天数	对照组	模型组	药物1	药物2
X	Y	Y	Y	Y
12	1			
21	1			
23	1			
36	1			
44	1			
9	1			
29	1			
39	1			
55	0			
36		1		
39		1		
43		1		
58		0		
51		0		
44		1		
65		0		
35		1		
38		1		
37			1	
19			1	
61			0	
45			1	
48			1	
32			1	
29			1	
55			0	
47			0	
41				1
57				0
34				1
35				1
38				1
44				1
66				0
33				1
59				0

图5-3-26　生存表数据输入样式

（4）如图5-3-27所示，选择【Survival】，根据需要选择任意形式生存表，该示例选择第二个生存表，单击【OK】。

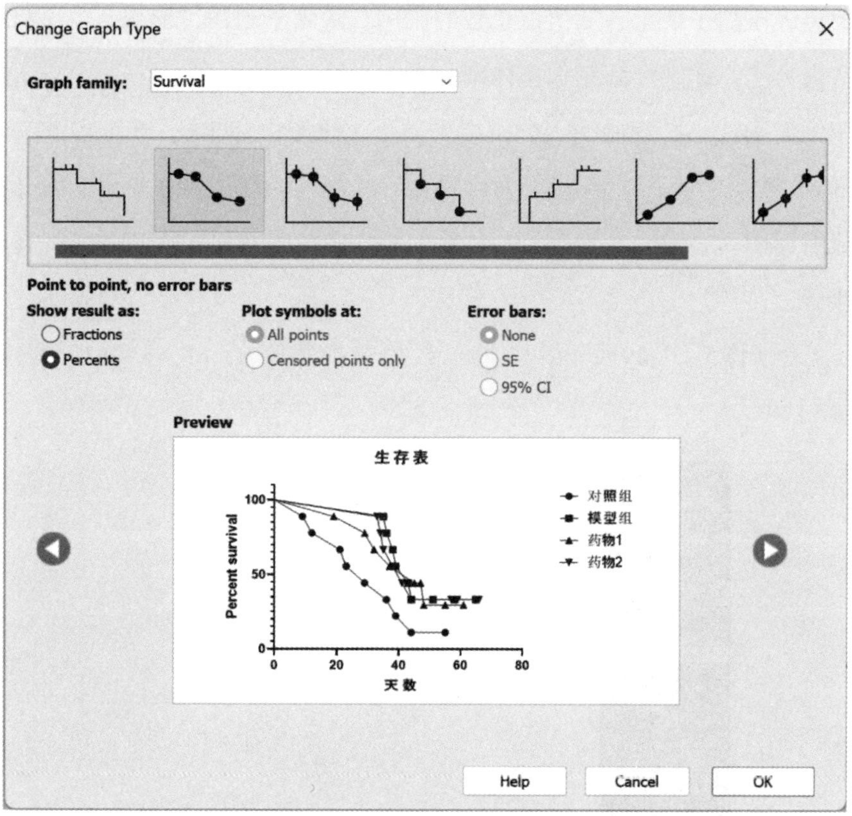

图5-3-27　生存表选择界面

（5）修改后的生存表如图5-3-28所示。

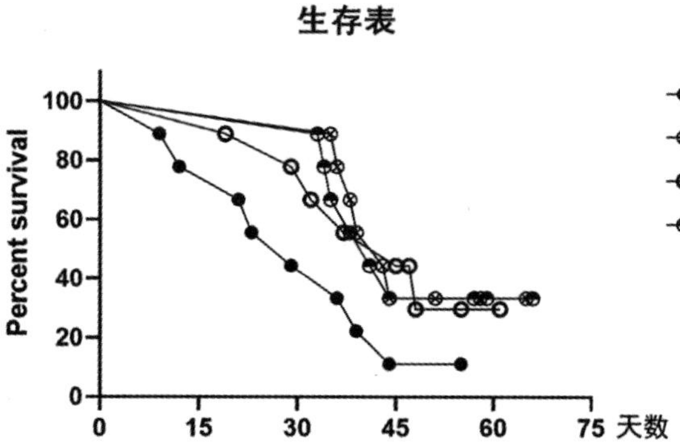

图5-3-28　修改后的生存表

（六）整体部分表

此类表格用于展示各数值占总数的比例，常用于制作饼形图。以下将以一组具体数据为例，详细介绍制作整体部分表的步骤。

中国瓣膜性心脏病的病因分析结果显示，风湿占55.1%，畸形占0.7%，退化占21.3%，瓣膜置换占0.9%，继发因素占12.1%，其他占9.9%。将上面分析结果制作成饼形图。

步骤：

（1）如图5-3-29所示，左侧工具栏选择【Parts of whole】，右侧单击【Create】。

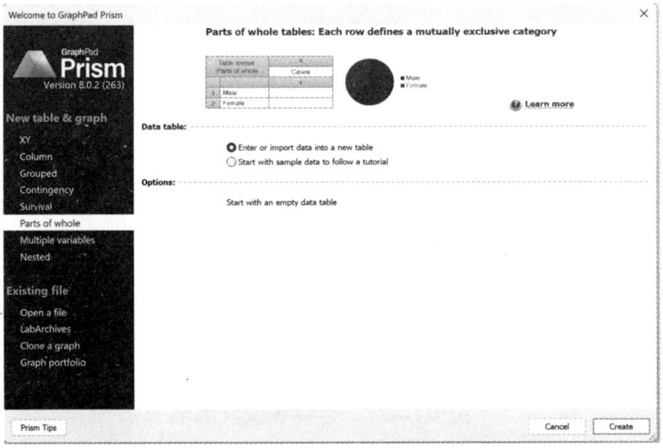

图5-3-29　GraphPad Prism饼形图主界面

（2）如图5-3-30所示，输入数据，并在左侧【Data Tables】修改图表名称为“整体部分表”。

Table format: 整体部分表		A cases
1	风湿	55.1
2	畸形	0.7
3	退化	21.3
4	瓣膜置换	0.9
5	继发因素	12.1
6	其他	9.9

图5-3-30　饼形图数据输入样式

（3）选择【Parts of whole】—第一个柱状图—【OK】（图5-3-31）。

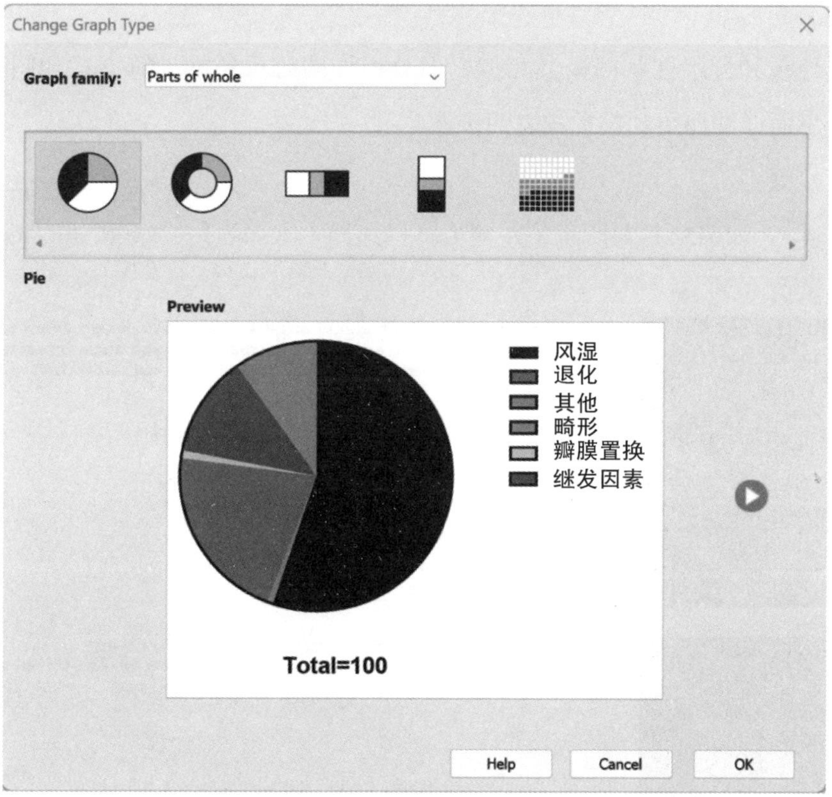

图5-3-31　饼形图选择界面

（4）修改后的饼形图如图5-3-32所示。

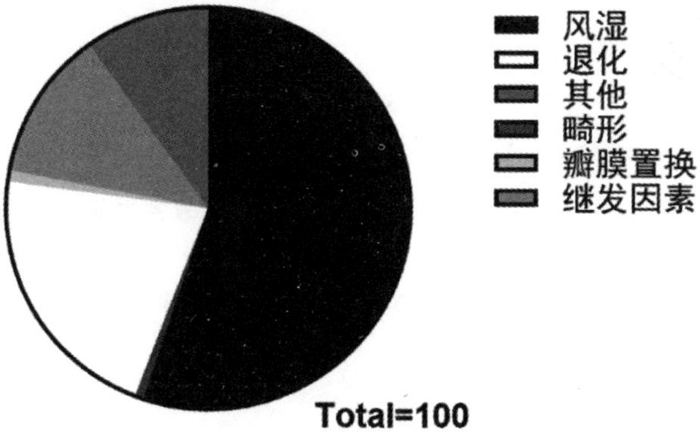

图5-3-32　修改后的饼形图

（七）巢式表

外观和分组柱状图极其相似，但分析作图时重复的计算方式和图表完全不同。下面详细介绍制作巢式表的步骤。

步骤：

（1）如图5-3-33所示，左侧工具栏选择【Nested】，右侧单击【Create】。

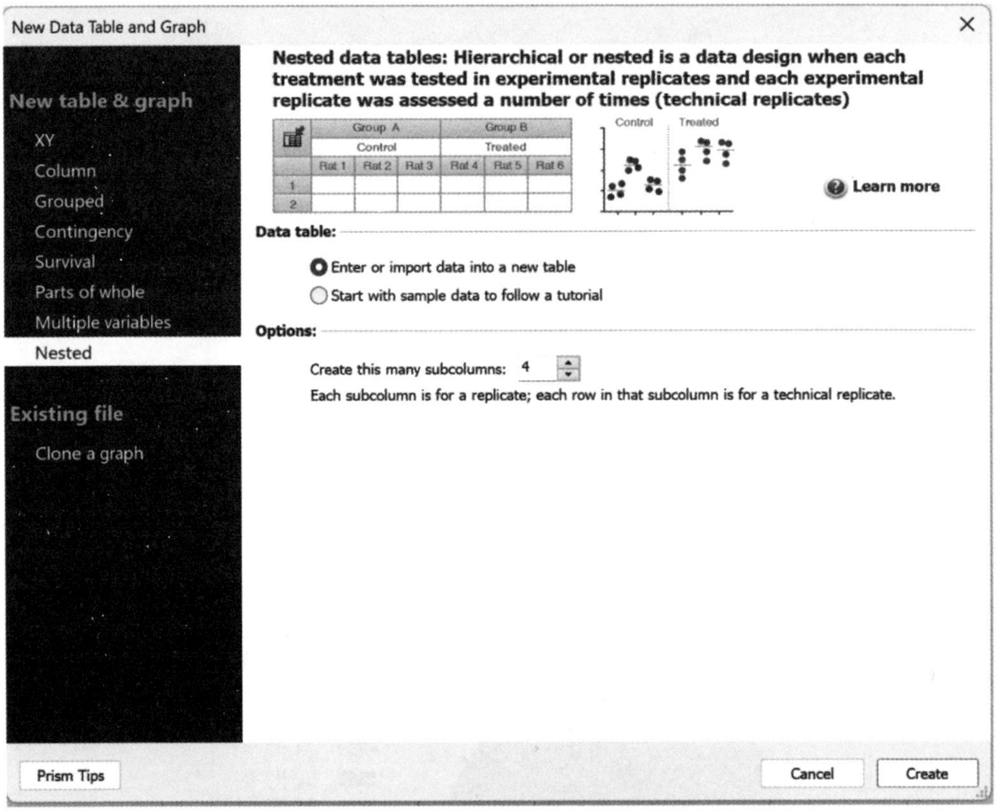

图5-3-33　GraphPad Prism巢式表主界面

（2）输入表5-3-3数据，如图5-3-34所示。并在左侧【Data Tables】修改图表名称为“巢式表”。

Table format: Nested	Group A				Group B				Group C			
	1.0				2.5				5.0			
	A:1	A:2	A:3	A:4	B:1	B:2	B:3	B:4	C:1	C:2	C:3	C:4
1 药物A	83	79	88	74	94	87	96	92	103	95	109	113
2 药物B	111	103	99	113	113	120	109	124	104	121	109	127
3 药物C	45	56	49	53	67	71	74	64	82	89	77	79

图5-3-34　巢式表数据输入样式

（3）选择【Mean/median & error】—第一个柱状图—【OK】，完善后如图5-3-35所示。

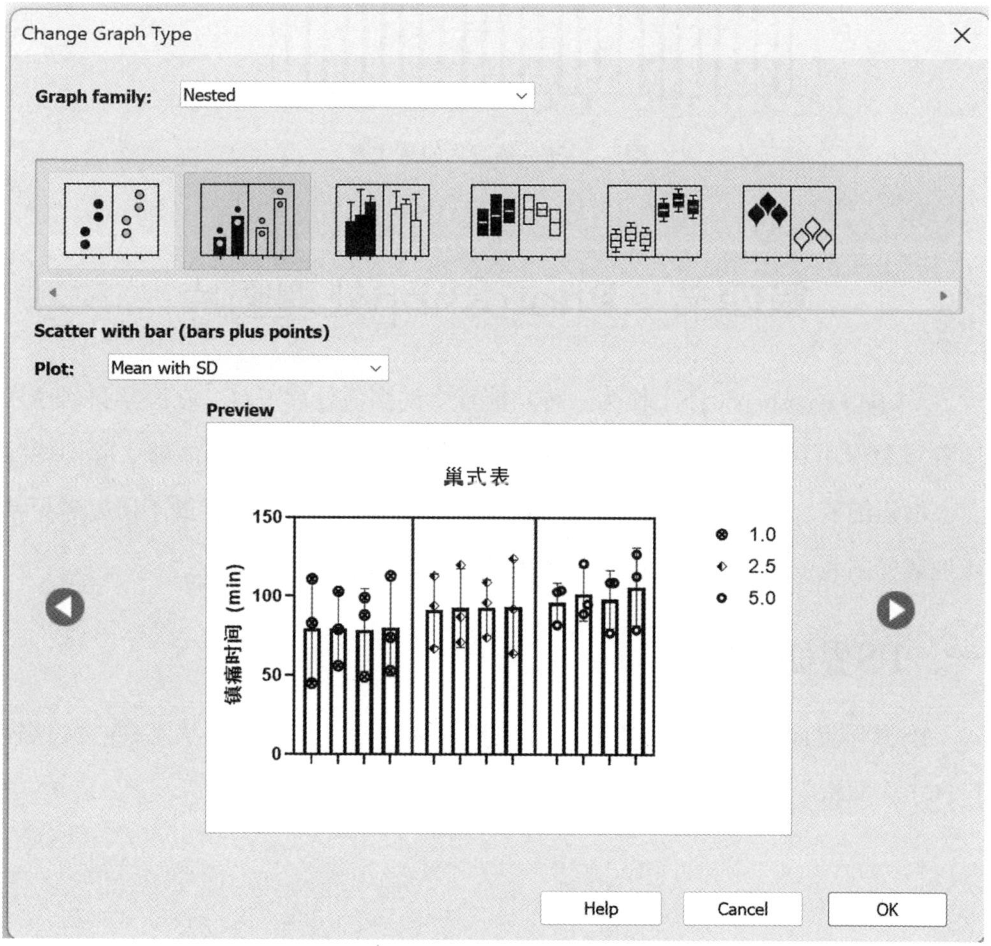

图5-3-35　巢式表选择界面

（4）修改后的巢式表如图5-3-36所示。

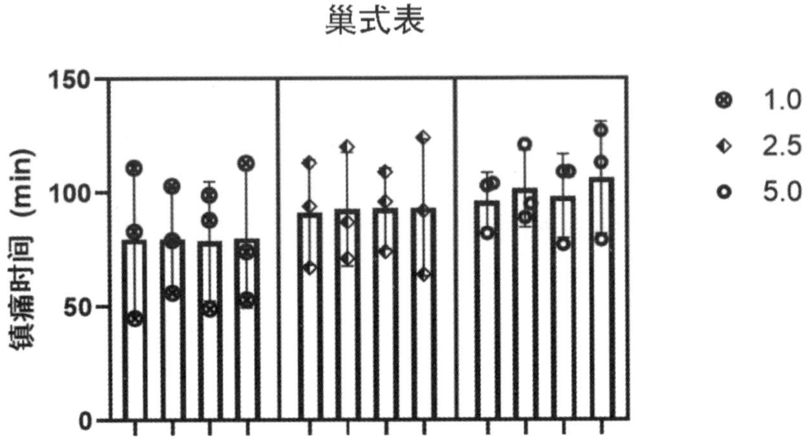

图5-3-36　修改后的巢式表

第四节　Photoshop处理图片

Adobe Photoshop（PS）作为一种功能强大的图像处理工具，在医学科研中发挥着重要作用。PS不仅提供了先进的图像处理功能，使研究者能够去除图像噪点、增强细节、进行图像重建，而且还支持添加文字和注释，有助于研究者更精确地解释图表中的数据，从而提高图表的可读性和信息的准确传达。

一、PS界面介绍

PS操作界面主要包括菜单栏、选项栏、标题栏、工具箱、状态栏、文档窗口和工作面板等部分（图5-4-1），以下分别进行介绍。

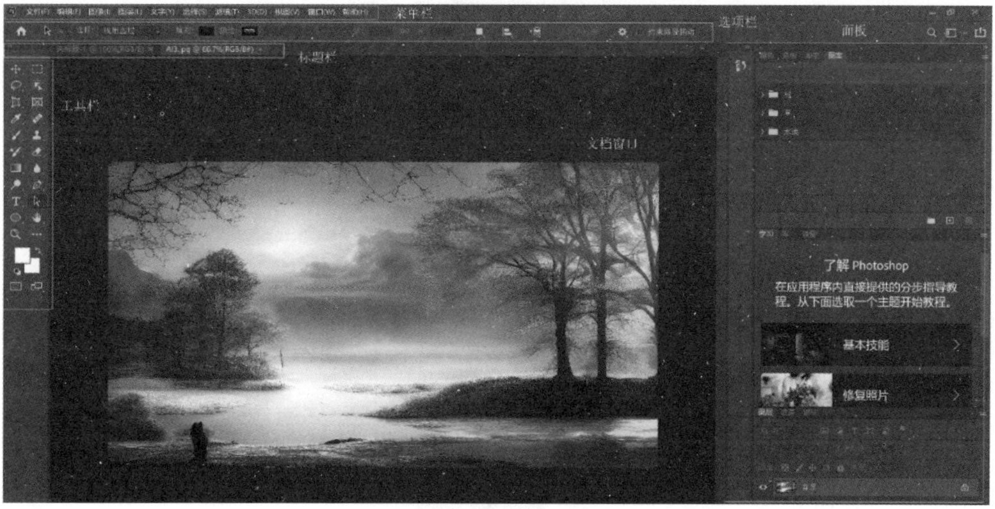

图5-4-1　PS工作界面

1. 菜单栏

PS菜单栏在界面最上方，包含了文件、编辑、图像、图层、文字、选择、滤镜、3D、视图、窗口、帮助共11个主菜单，几乎所有的命令都分类排列在这些菜单中。左键单击或者使用快捷键可快速调用菜单栏命令。另外，部分命令也可通过在文档窗口使用右键快捷菜单调用。

2. 选项栏

选项栏是用来设置工具选项的，根据所选工具的不同，选项栏内容也不同。可以在特定的文本框中选择选项，或输入不同的参数值改变工具的状态。

3. 工具箱

工具箱提供了约65种工具，包含了所有用于创建和编辑图像的工具。单击工具箱顶部的双箭头可以切换为单列显示或双列显示，将光标停留在工具图标上，即可显示该工具的名称和快捷键（图5-4-2）。右下角有三角图标的工具，表示是一个工具组。在该工具按钮上按住左键（当工具组显示后即可松开），或者单击右键，可以展开工具组选择工具。

选项栏和工具箱可以通过“窗口—选项/工具”命令进行隐藏或显示，也可

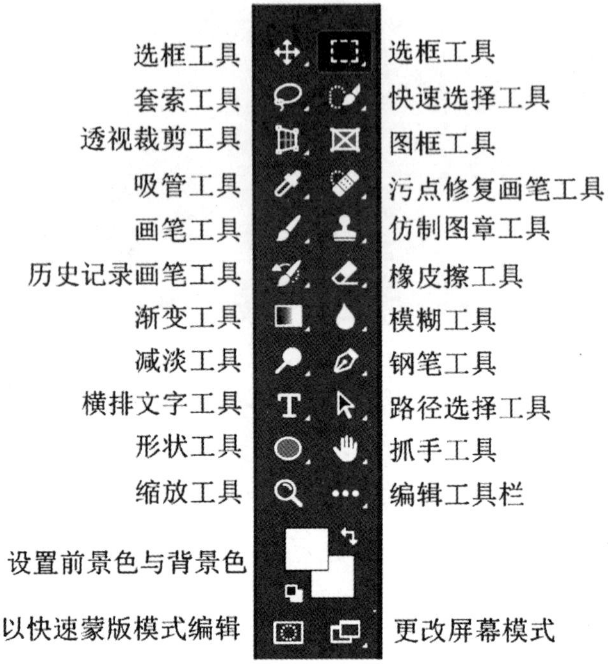

图5-4-2 PS工具箱

通过拖拽变为悬浮状态。

4. 工作面板

工作面板是用来设置颜色、工具参数及执行编辑命令的。面板默认以选项卡的形式成组出现，在“窗口”菜单中可以选择需要的面板将其打开或关闭，面板可以根据需要进行展开、折叠或自由组合。

拖动面板侧边或一角，可以调整窗口大小或变为悬浮状态等。单击面板上方小箭头可以根据编辑目的选择“基本功能”或“3D”等其他功能，面板模块将呈现不同参数面板的组合形式。使用“复位基本功能”可以将面板恢复到默认的初始状态，使用“新建工作区”将自己定义的面板进行存储。

5. 文档窗口和标题栏

PS中每打开一个图像，便会创建一个文档窗口，同时打开多个图像时，文档窗口以选项卡形式显示。标题栏显示文档窗口的标题，通过鼠标左键拖动文档标题栏可以调整它在选项卡中的顺序，也可通过拖拽变为悬浮状态。拖动窗口侧边或一角，可以调整窗口大小。

二、PS在处理科研图片时的常用功能

（一）调整分辨率和尺寸

保存原图的时候尽量保存最高分辨率，一般在300 ppi以上，不然图像最后分辨率不够，由小变大容易失真。方法：【文件】—【打开】—选择目的图片，【图像】—【图像大小】，如图5-4-3所示，可对图像大小、尺寸、分辨率等进行调整。一般论文中组图大小分为单栏（8 cm左右）、2/3栏（10~15 cm）及全栏（17 cm左右），高度没有特别要求，一般不要超过A4纸的高度，标准A4纸为210 mm × 297 mm，TIFF格式常用。

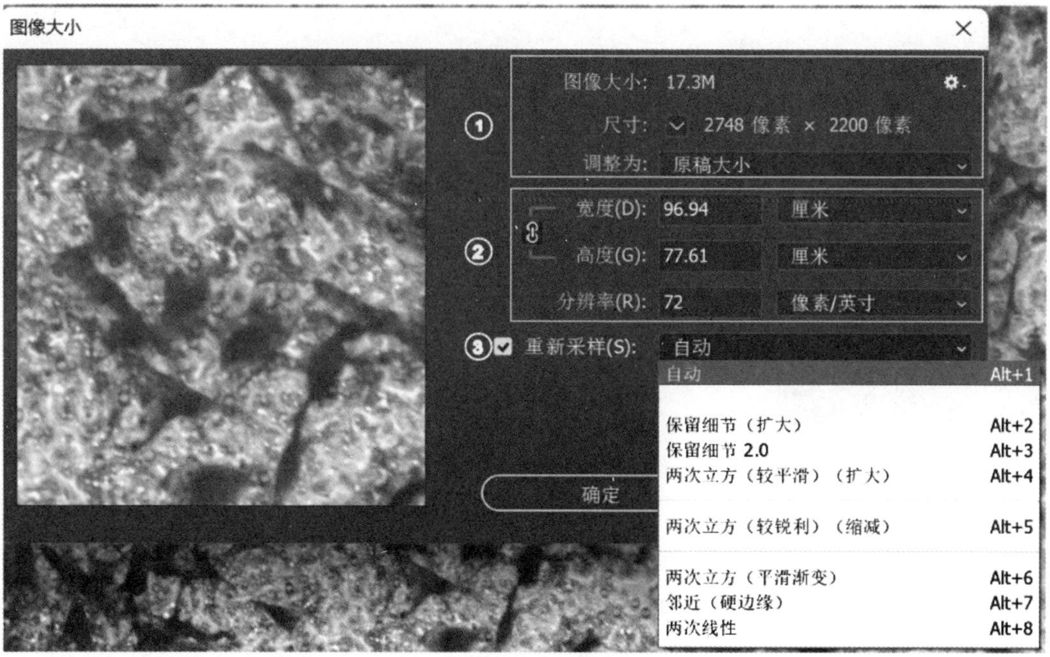

图5-4-3　PS可修改的图片参数

（二）调整色彩

图片色彩：一般是CMYK模式，不过当前大多数杂志没有相关要求，提供RGB模式即可，可在【图像】—【模式】中进行修改。

（三）组图及图片内容统一化

（1）创建画布：【文件】—【新建】—【选择画布大小】—【创建】。

（2）打开目的图片所在文件夹，将目的图片拖入画布，在选项栏（如图5-4-4中白色框线所示）中修改宽度所占比（W），或高度宽度所占比（H），单击【√】，提交变换；或者分别打开目的图片，修改大小后，用移动工具将目的图片移动到画布（图5-4-4）。

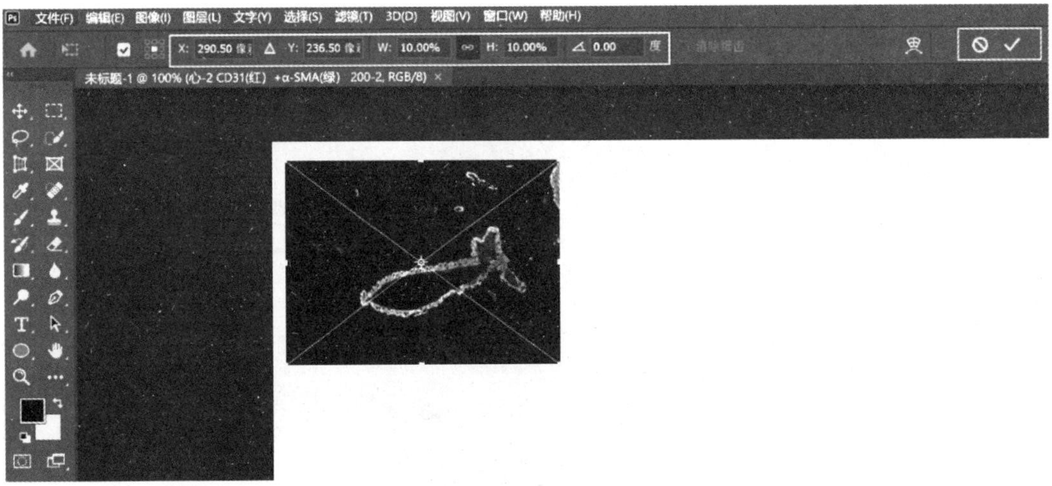

图5-4-4　画布中导入图片

（3）同时选中三个图层，使用选项栏对齐工具（图5-4-5）。

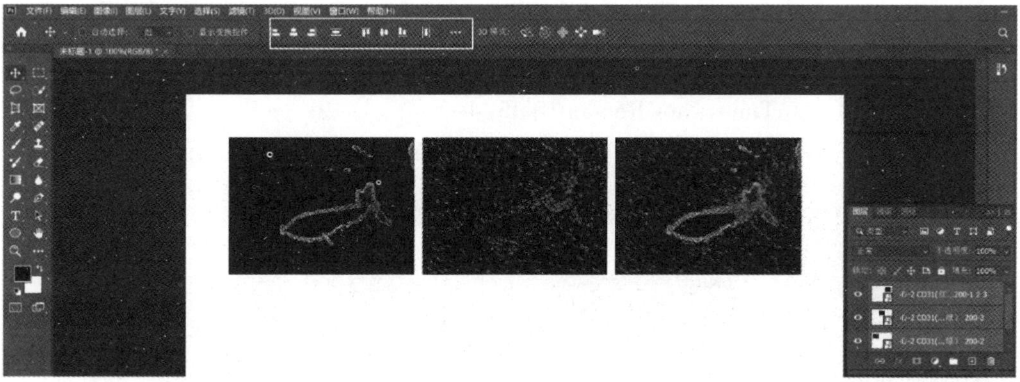

图5-4-5　对齐工具

（4）在【图像】—【调整】中，可对图片亮度/对比度、色阶、曝光度、自然饱和度等内容进行调整，以保证组图中所有图片色调等内容的统一和美观（图5-4-6）。

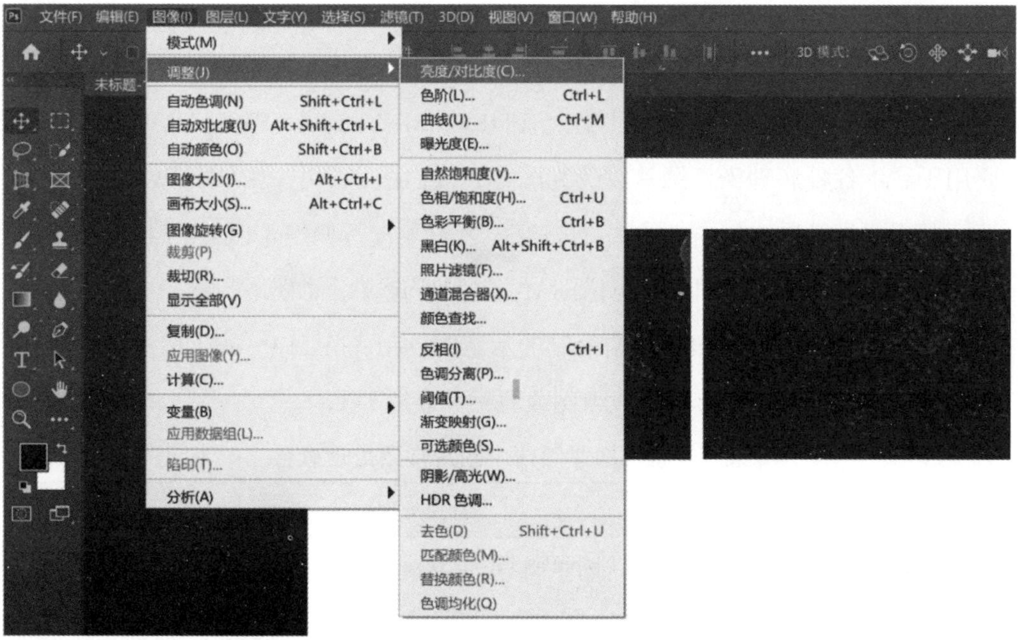

图5-4-6　调整工具

（四）标注

对组别、图片放大倍数、染色内容、标尺等内容进行标注，图片中最常用字体为Arial，其次是Times New Roman（图5-4-7）。

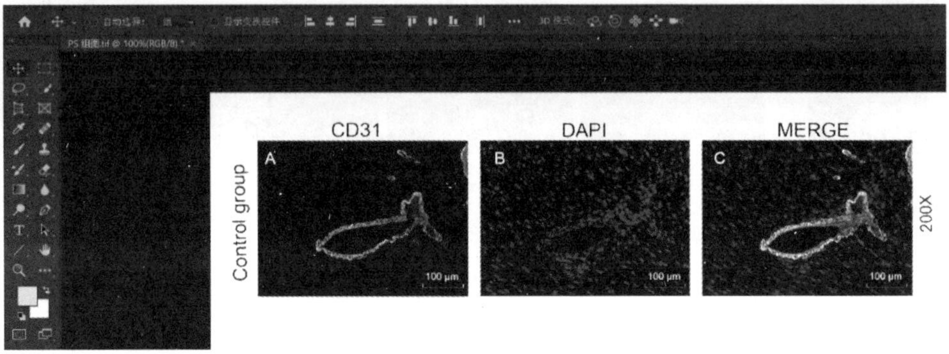

图5-4-7　图片规范化标准

（五）调整图片格式

1. 医学科研论文中常用的图片格式

医学科研论文中常用的图片格式有TIFF、PDF、EPS、SVG。其中，TIFF主要用于展示各种病理染色图片、荧光图片、黑白图，如电镜图片和WB曝光图片等，常需要借助Photoshop对图片的亮度、色阶等进行调整。PDF、EPS和SVG主要用于绘图产生的矢量图片，可借助AI绘制科研论文示意图、流程图；也可借助AI对PS调整后的实验室照片、AI绘制的示意图、GraphPad Prism生成的数据图在一张画布上进行重新调整，生成组图或海报（表5-4-1）。

表5-4-1　医学科研中图片常用处理软件

图片分类	常见处理软件
数据图	GraphPad Prism、Excel、Origin、SigmaPlot
实验图	PS、PPT、Image-Pro Plus
示意图	AI、PPT、CorelDraw

2. 将位图转换为矢量图

（1）打开PS软件，【文件】—【打开】。

（2）选择一张位图，单击【打开】。

（3）打开【图像】—【调整】—【色阶】。

（4）调整图片亮度/对比度并【确定】，复制图层，改【图层模式】为【颜色加深】。

（5）打开【选择】—【色彩范围】，单击白色背景（高光）。

（6）打开【选择】—【反向】。

（7）打开【路径】面板，单击【从选区生成工作路径】。

（8）存储为EPS格式的文件。

第五节　Adobe Illustrator绘图

AI是一款重量级矢量绘图软件，集图形设计、文字编辑及高品质输出于一体，是出版、多媒体和网络图像的工业标准插画软件。

一、工具栏

这里详细介绍AI使用过程中的选择工具、抓手工具、画板工具，其余工具将在后续实践中详细介绍（图5–5–1）。

1. 选择工具

选择工具俗称“黑箭头”，侧重于对对象的整体调整。箭头与对象相对位置不同时的不同状态，箭头悬停于锚点和对象上时的显示不同，可对整个对象的大小、方向等进行调整。

直接选择工具俗称“白箭头”，相比“黑箭头”，“白箭头”更适用于对对象局部的调整，如“白箭头”分别在路径、对象、锚点上悬停时会出现不同的符号。

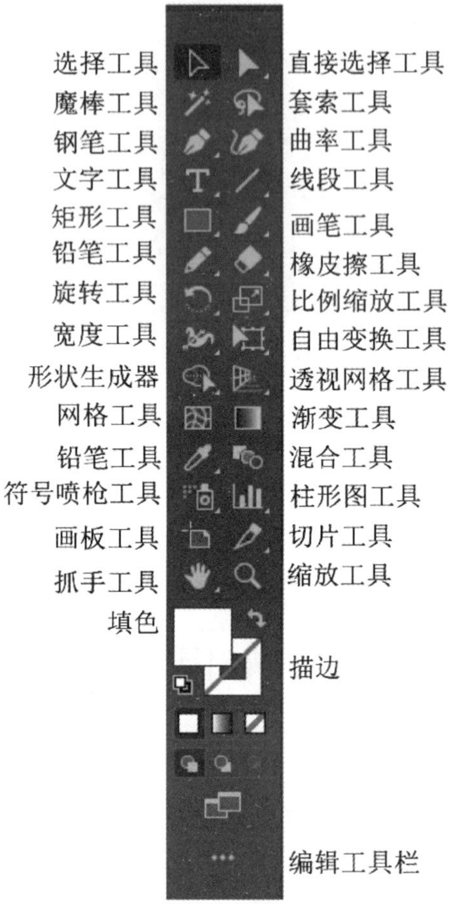

图5-5-1　AI工具栏

编组选择工具可在多个对象已编组的情况下对所组编内对象进行点选，并进行单独调节（图5-5-2）。

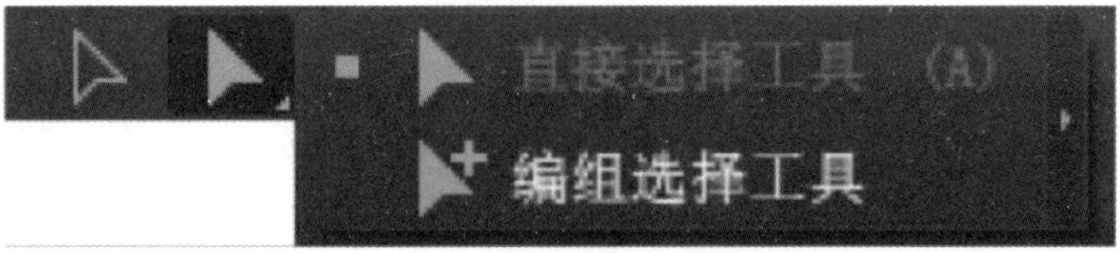

图5-5-2　AI直接选择工具和编组选择工具

2. 抓手工具

抓手工具用来移动画布位置，快捷键是H。

3. 画板工具

画板是作图的主要区域，外侧的灰色部分属于画板外区域，图形放置在此区域将不会被导出。在创建新文件时，用户可以自定义画板数量，并通过进入编辑画板模式对画板进行增加或删除。此外，还可以通过双击画板工具来修改画板的名称、宽度和长度。如果需要在已打开的文件中添加多个画板，用户可以按住Alt键并单击鼠标左键复制选定的画板，或在右侧面板的画板工具中添加或删除画板。每个画板的左上角显示有画板编号，导出图形时可以选择特定的画板进行导出。

二、用AI制作技术路线图

技术路线图是一篇实验设计的精髓，具有概括整个项目的作用，不管是研究生开题，还是项目申请，都必不可少。一张漂亮简约的技术路线图可以让人眼前一亮，从而成为评审专家的重点关注部分。

（一）绘制原则

技术路线图，就是一张以研究假设为前提，把理论基础、研究内容、研究方法和研究过程等以清晰明了的逻辑关系展示的完整流程图。因此，路线图的关键要素在于呈现研究逻辑和技术方法，内容设计要求提纲挈领，逻辑清晰。

1. 研究逻辑

研究逻辑是思考问题和课题研究的规则和依据，只有将各个概念、环节等之间的联系捋清、捋顺，形成科学、完整的逻辑链，才能产出漂亮有效的技术路线图。这是至关重要的一步，它需要研究者对自己的研究绝对熟悉。这一步主要是清楚地展示研究的逻辑顺序。比如常见的“理论研究—调查研究—理论研究—完善理论”这一思路，先是基于扎实的理论基础，提出自己的研究假设；然后通过实验或者实地考察来验证自己的假设；最后得出本研究的结论。简单清晰的研究思路跃然纸上，在内容表述上也要注意言简意赅。

2. 技术方法

技术方法是研究内容的支撑，开展研究时所选用的各种研究方法，如文献研究法、问卷调查法、访谈法、分子技术等。研究方法的选择和创新往往决定研究的质量和深度，在医学科研的进程中各项分子技术成为研究基础医学的基础。

（二）常用形式

确定了基本内容，下面要进行框架和具体细节的设计，主要包括框架结构、字体字号、色彩搭配等。

1. 分栏式

以分栏的形式将研究各环节进行细化，其中左侧为思路框架，中间是具体内容和环节，右侧表示研究方法，左、中、右三块串联起整个研究。

2. 顺序式

这种技术路线图主要按照实验或开发的顺序进行，常用于理工类研究。将整个设计或实验思路都计划好，再以技术路线的形式展现出来。

3. 综合式

左右两侧按照研究逻辑思路和研究方法推进，在中间部分对具体内容展开详细阐述，并以箭头将其组织起来，整体上构成思路清晰、严谨科学的技术路线图。

（三）AI绘制路线图常用工具

技术路线图的关键在于能够清楚地展现研究思路，这就要求路线图布局安排要层次明确、简单美观。Office强大的Word和PowerPoint可以完成简单的技术路线图，但是图形大小、位置的调整较为烦琐。AI由于其强大的矢量绘图功能、组图功能，备受科研界推崇。在使用AI制作技术路线图的过程中，最常用的工具有线段工具，尤其是直线段工具及其描边，图形工具中的矩形工具、圆角矩形工具，文字工具等。

1. 线段工具

常用的线段工具如图5–5–3所示。

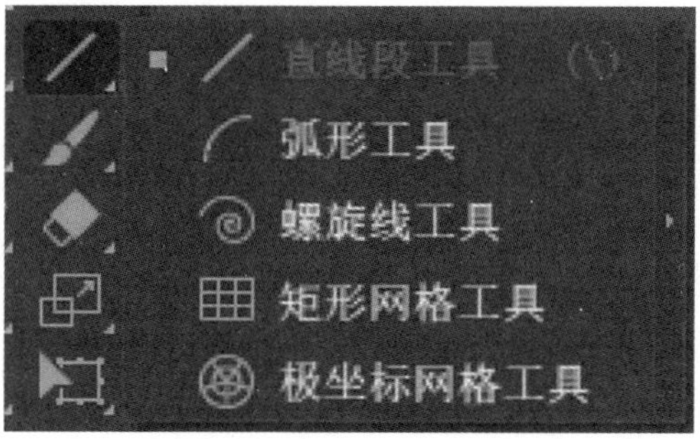

图5–5–3　线段工具

（1）绘制直线：如图5–5–4所示。

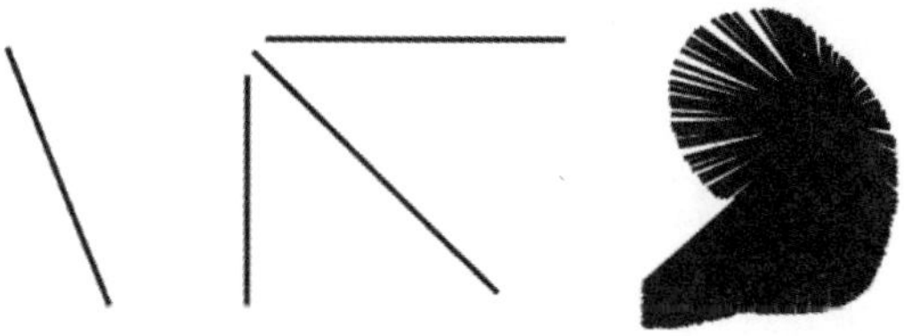

图5–5–4　绘制直线

1）选择【直线段工具】，在页面中需要的位置单击并按住鼠标左键不放，拖拽光标到需要的位置，释放鼠标左键，绘制出一条任意角度的斜线。

2）选择【直线段工具】，按住Shift键，在页面中需要的位置单击并按住鼠标左键不放，拖曳光标到需要的位置，释放鼠标左键，绘制出水平、垂直或45°角及其倍数的直线。

3）选择【直线段工具】，按住Alt键，在页面中需要的位置单击鼠标并按住鼠标左键不放，拖拽光标到需要的位置，释放鼠标左键，绘制出以鼠标单击点为中心的直线（由单击点向两边扩展）。

4）选择【直线段工具】，按住~键，在页面中需要的位置单击并按住鼠标左键不放，拖拽光标到需要的位置，释放鼠标左键，绘制出多条直线（系统自动设置）。

（2）绘制弧线：绘制方法与直线绘制基本相同，选择【弧形】工具，在页面中需要的位置单击并按住鼠标左键不放，拖拽光标到需要的位置，释放鼠标左键，绘制出一段弧线，配合Shift键、Alt键、~键可得到不同形式的弧形线段。

（3）绘制螺旋线：绘制方法与直线绘制方法基本相同，选择【螺旋形】工具，在页面中需要的位置单击并按住鼠标左键不放，拖拽光标到需要的位置，释放鼠标左键，绘制出螺旋形图案，配合Shift键、Alt键、~键可得到不同形式的螺旋形。

（4）绘制箭头：在路线图的制作过程中可以通过双向箭头、单向箭头、圆角箭头等增加流程说明效果，必要时可以搭配阴影效果，提高画面层次感。

1）在AI中创建箭头的最常用方法是通过【描边】面板实现，具体方法如下（图5-5-5）：选中待添加箭头的对象，单击【外观】面板中的①【描边】，可在②处对线条粗细、端点、边角样式等进行修改，可在③【虚线】处修改实线为虚线，在④【箭头】处可从39个备选箭头样式中进行选择，轻松设置路径的起点和终点的样式，在⑤【缩放】处可对箭头大小进行调整，在⑥【对齐】处将箭头尖端放置在路径的末端，或将箭头尖端延伸到路径的末端之外，在⑦【配置文件】处，可根据需求更改线条样式，不改变箭头，在⑧处可对对象进行纵向和横向翻转。

2）用【符号】面板快速插入箭头。从【窗口】—【符号】调出【符号】面板，单击【符号库菜单  】，找到【箭头】，只需单击并拖动所需箭头样式即可添加到路线图中，可根据需要调整。

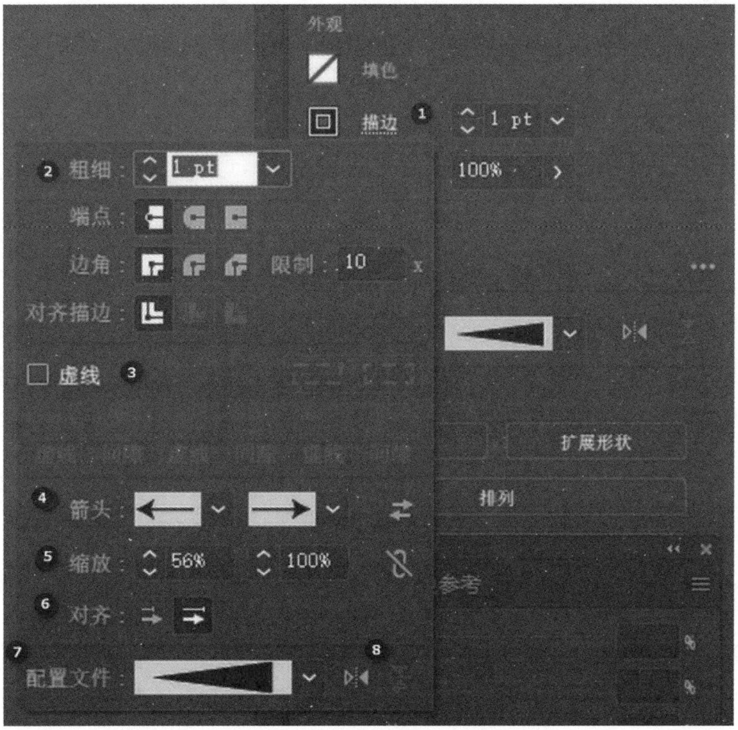

图5-5-5　描边工具

2. 基本图形工具

矩形、圆形、多边形和星形是最简单、最基本却又最重要的图形。在AI中，矩形工具、圆角矩形工具、椭圆工具、多边形工具和星形工具的使用方法比较类似，通过使用这些工具，可以很方便地在绘图页面上拖拽光标绘制出各种形状，还能够通过设置相应的对话框精确绘制图形（图5-5-6）。

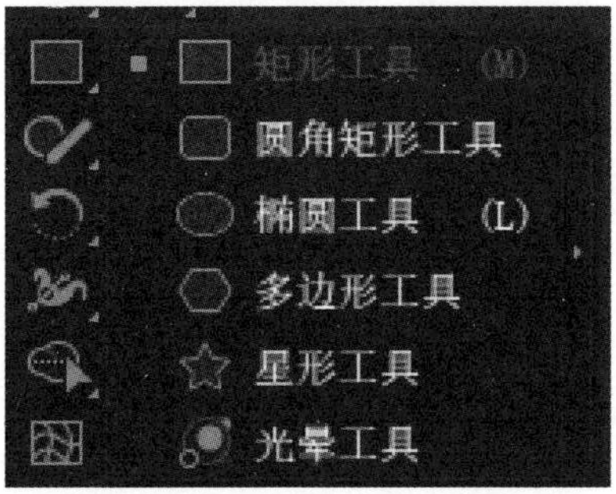

图5-5-6　基本图形工具

（1）绘制矩形（图5–5–7）：具体操作方法如下。

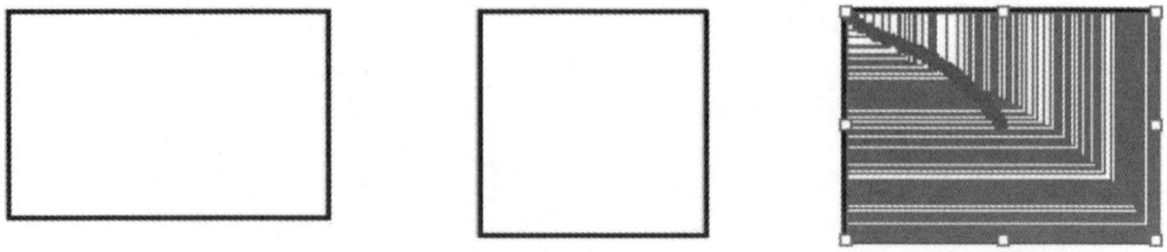

图5–5–7　矩形

1）选择【矩形工具】，在页面中需要的位置单击并按住鼠标左键不放，拖拽光标到需要的位置，释放鼠标左键，绘制出一个矩形。

2）选择【矩形工具】，按住Shift键，在页面中需要的位置单击并按住鼠标左键不放，拖拽光标到需要的位置，释放鼠标左键，绘制出一个正方形。

3）选择【矩形工具】，按住~键，在页面中需要的位置单击并按住鼠标左键不放，拖拽光标到需要的位置，释放鼠标左键，绘制出多个矩形。

4）选择【矩形工具】，按住Alt键，在页面中需要的位置单击并按住鼠标左键不放，拖拽光标到需要的位置，释放鼠标左键，可以绘制一个以鼠标单击点为中心的矩形。

5）选择【矩形工具】，按住Alt+Shift组合键，在页面中需要的位置单击并按住鼠标左键不放，拖拽光标到需要的位置，释放鼠标左键，可以绘制一个以鼠标单击点为中心的正方形。

6）选择【矩形工具】，在页面中需要的位置单击，弹出【矩形】对话框，在对话框中，【宽度】选项可以设置矩形的宽度，【高度】选项可以设置矩形的高度。设置完成后，单击【确定】按钮。

上述方法在圆角矩形工具、椭圆工具、多边形工具、星形工具中同样适用。

（2）绘制圆角矩形（图5–5–8）：选择【圆角矩形工具】，其余操作方法同矩形工具。

图5-5-8　圆角矩形

（3）绘制椭圆和圆形（图5-5-9）：选择【椭圆形工具】，其余操作方法同矩形工具。

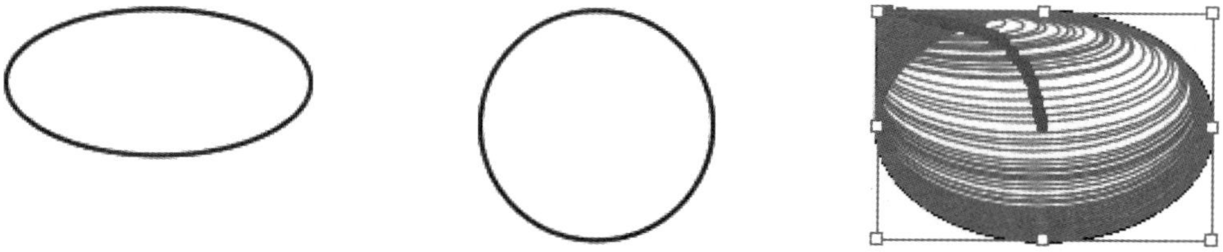

图5-5-9　椭圆和圆形

（4）绘制多边形（图5-5-10）：选择【多边形工具】，其余操作方法同矩形工具，可通过精确绘制调整多边形的边数。

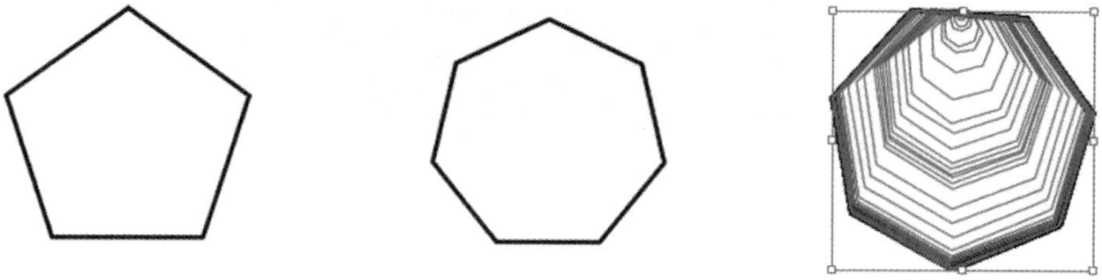

图5-5-10　多边形

（5）绘制星形（图5-5-11）：选择【星形工具】，其余操作方法同矩形工具，可通过精确绘制调整星形的边数。

图5-5-11　星形

3. 文本编辑

这里要强调一点，内容永远是第一位的，格式绝对服务于内容。把握好这一原则，在字体字号设计上，应该按照各内容所处层级进行统一或是呈梯度降低，且字号不宜过小，以小四以上为宜，否则不利于阅读。在工具栏中共有6种文字工具（图5-5-12），使用它们可以输入各种类型的文字，以满足不同文字处理需要。

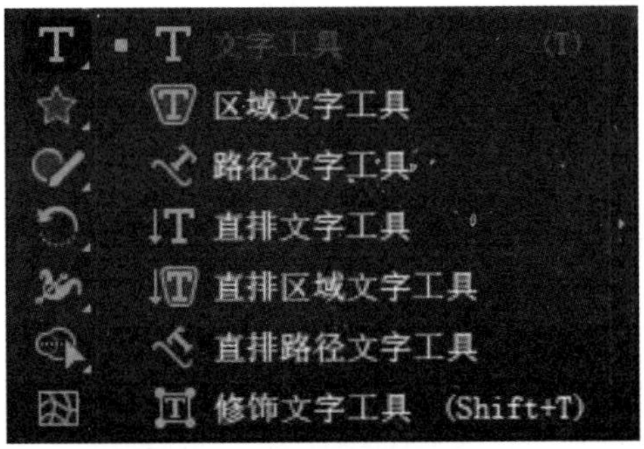

图5-5-12　文字工具栏

（1）创建文本

1）输入点文本：利用【文字工具】和【直排文字工具】，可以直接输入沿水平方向和直排方向排列的文本。方法：选择【文字工具】，在画板相应位置单击鼠标左键，出现插入文本光标，即可输入文字（图5-5-13）。

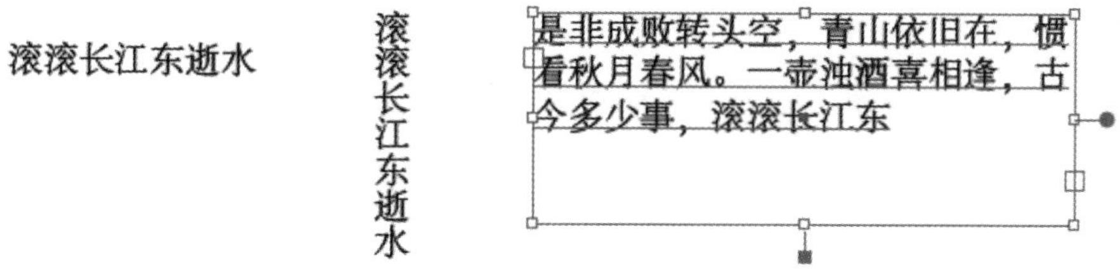

图5-5-13　点文本和文本块

2）输入文本块：即在矩形文本框内输入文字。方法：选择【文字工具】或【直排文字工具】，在画板相应位置拖拽鼠标左键，出现一个蓝色边框的矩形文本框，矩形文本框左上角出现插入光标，即可输入文字（图5-5-13）。

3）区域文本工具的使用：即在任意形状的文本框内输入文字。方法：绘制一个填充颜色的图形对象，选择【文字工具】或【区域文字工具】，当鼠标指针移动到图形对象的边框上时，指针将变成图中“ ”形状，在图形对象上单击，图形对象的填色和描边属性被取消，图形对象转换为文本路径，即可输入文字（图5-5-14）。

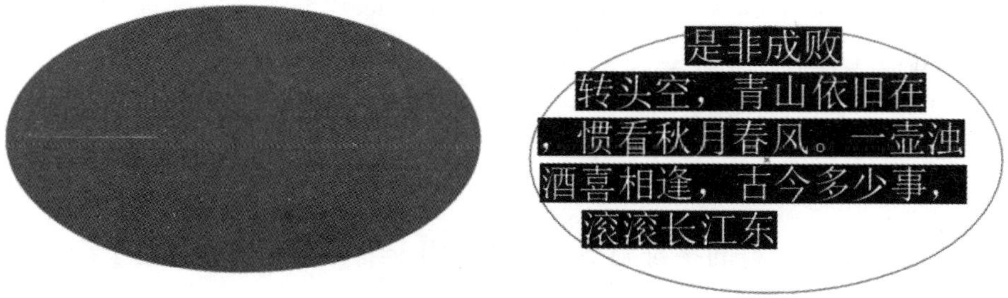

图5-5-14　区域文本工具

（2）编辑文本：文本对象可以任意调整，还可以通过改变文本框的形状来编辑文本。使用【选择】工具单击文本，可以选中文本对象。完全选中的文本块包括内部文字与文本框。文本块被选中的时候，文字中的基线就会显示出来。

当文本对象完全被选中后，用鼠标拖动可以移动其位置。选择“对象—变换—移动”命令，弹出【移动】对话框，可以通过设置数值来精确移动文本对象。

选择【选择】工具，单击文本框上的控制点并拖动，可以改变文本框的大小。

使用【比例缩放】工具可以对选中的文本对象进行缩放。选择“对象—变换—缩放”命令，弹出【比例缩放】对话框，可以通过设置数值精确地缩放文本对象。

（3）设置字符格式：在Illustrator CS6中，可以设定字符的格式。这些格式包括文字的字体、字号、颜色、字符间距等。选择“窗口—文字—字符”命令（组合键为Ctrl+T），弹出【字符】控制面板。

1）字体选项：单击选项文本框右侧的按钮，可以从弹出的下拉列表中选择一种需要的字体。

2）【设置字体大小】选项：用于控制文本的大小，单击数值框左侧的上、下微调按钮可以逐级调整字号大小的数值。

3）【设置行距】选项：用于控制文本的行距，定义文本中行与行之间的距离。

4）【水平缩放】选项：可以使文字的纵向大小保持不变，横向被缩放，缩放比例小于100%表示文字被压扁，大于100%表示文字被拉伸。

5）【垂直缩放】选项：可以使文字尺寸横向保持不变，纵向被缩放，缩放比例小于100%表示文字被压扁，大于100%表示文字被拉长。

6）【设置两个字符间的字距微调】选项：用于调整字符之间的水平间距。输入正值时，字距变大，输入负值时，字距变小。

7）【设置所选字符的字符调整】选项：用于细微地调整字符与字符之间的距离。

8）【设置基线偏移】选项：用于调节文字的上下位置。可以通过该设置为文字制作上标或下标。正值时表示文字上标，负值时表示文字下标。

4. 段落工具

（1）设置段落格式：【段落】控制面板提供了文本对齐、段落缩进、段落间距及制表符等设置，可用于处理较长的文本。选择“窗口—文字—段落”命令（组合键为Alt+Ctrl+T），弹出【段落】控制面板。

1）文本对齐：文本对齐是指所有的文字在段落中按一定的标准有序地排

列。Illustrator CS6提供了7种文本对齐的方式，分别是左对齐、居中对齐、右对齐、两端对齐末行左对齐、两端对齐末行居中对齐、两端对齐末行右对齐、全部两端对齐（图5-5-15）。

选中要对齐的段落文本，单击【段落】控制面板中的各个对齐方式按钮，应用不同对齐方式的段落文本效果。

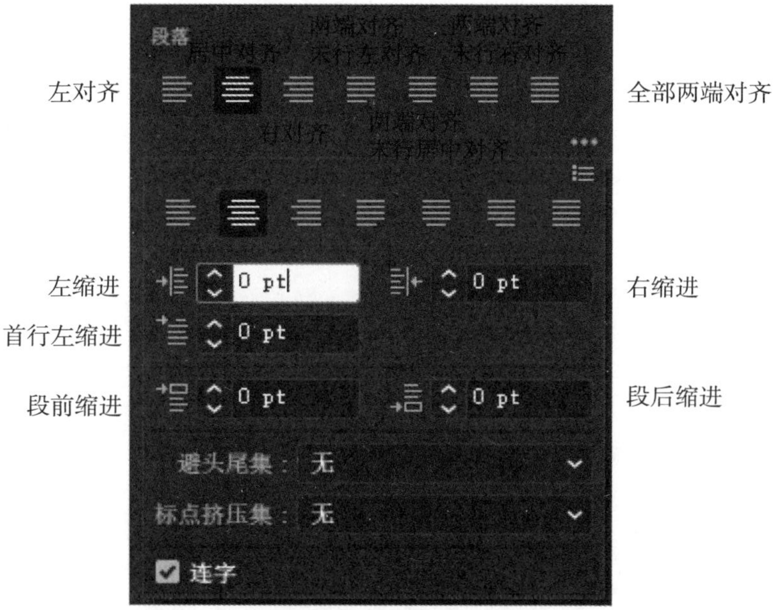

图5-5-15 段落工具栏

2）段落缩进：段落缩进是指在一个段落文本开始时需要空出的字符位置。选定的段落文本可以是文本块、区域文本或文本路径。段落缩进有5种方式：左缩进、右缩进、首行左缩进、段前缩进、段后缩进（图5-5-15）。

选中段落文本，单击“左缩进”图标或“右缩进”图标，在缩进数值框内输入合适的数值。单击“左缩进”图标或“右缩进”图标右边的上、下微调按钮，一次可以调整1 pt。在缩进数值框内输入正值时，表示文本框和文本之间的距离拉开；输入负值时，表示文本框和文本之间的距离缩小。

单击“首行左缩进”图标，在第一行左缩进数值框内输入数值可以设置首行缩进后空出的字符位置。应用“段前缩进”图标和“段后缩进”图标，可以设置段落间的距离。

（2）分栏和链接文本：大的段落文本经常采用分栏这种页面形式。分栏时，可自动创建也可手动创建文本的链接。

创建文本分栏：在Illustrator CS6中，可以对一个选中的段落文本块进行分栏。不能对点文本或路径文本分栏，也不能对一个文本块中的部分文本进行分栏。选中要进行分栏的文本块，选择“文字—区域文字选项”命令，弹出【文字选项】对话框（图5-5-16）。

在【行】选项组中的【数量】选项中输入行数，所有的行自动定义为相同的高度，建立文本分栏后可以改变各行的高度。【跨距】选项用于设置行的高度。

在【列】选项组中的【数量】选项中输入栏数，所有的栏自动定义为相同的宽度，建立文本分栏后可以改变各栏的宽度。【跨距】选项用于设置栏的宽度。

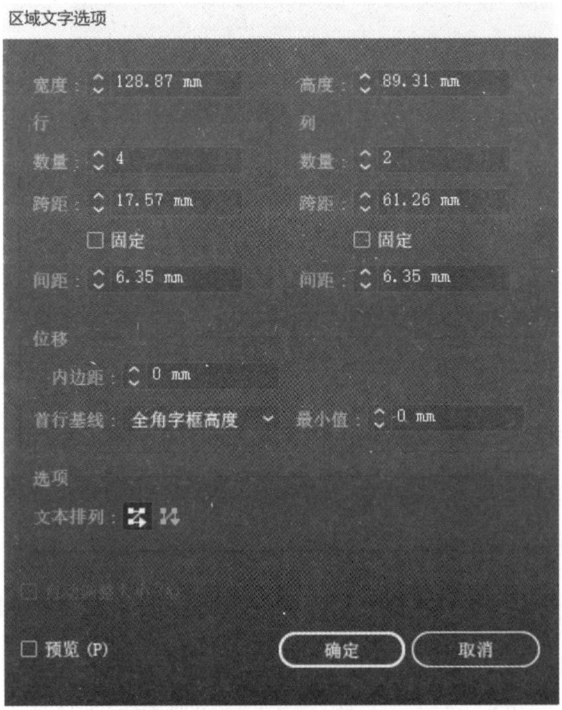

图5-5-16　区域文字选项界面

单击【文本排列】选项后的图标按钮，选择一种文本流在链接时的排列方式，每个图标上的方向箭头指明了文本流的方向。

【区域文字选项】对话框如图所示进行设定，单击【确定】按钮创建文本分栏，效果如图5–5–17所示。

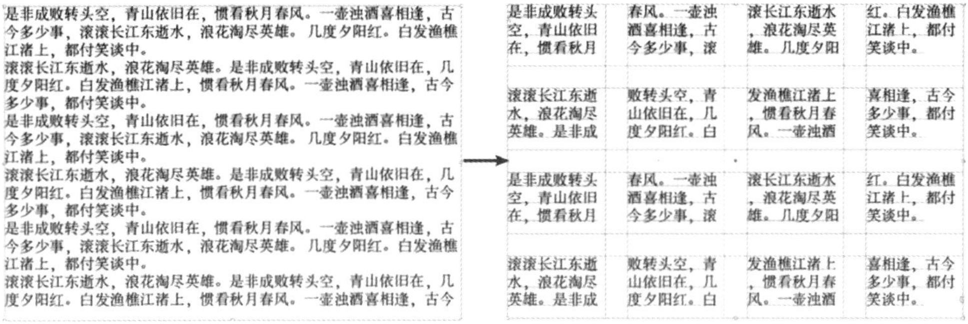

图5–5–17　区域文字选项分栏后效果展示

5. 对齐工具（对象的对齐和分布）

应用【对齐】控制面板可以快速、有效地对齐或分布多个图形。选择“窗口—对齐”命令，弹出【对齐】控制面板，包括对齐对象、分布对象、分布间距，如图5–5–18所示。

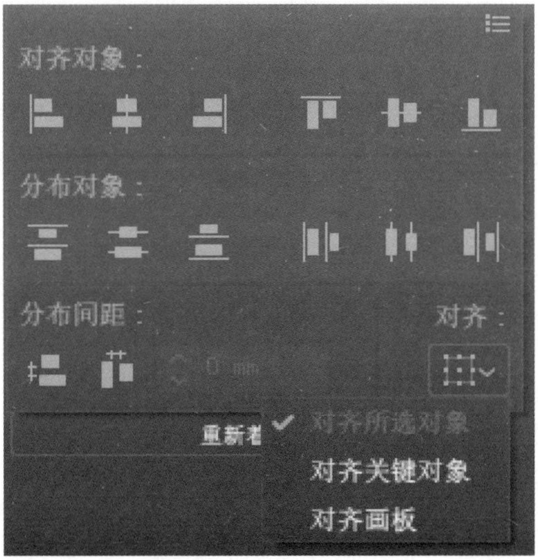

图5–5–18　对齐工具

（1）对齐对象：【对齐】控制面板中的【对齐对象】选项组中包括6种对齐命令，从左到右依次为水平左对齐、水平居中对齐、水平右对齐、垂直顶对齐、垂直居中对齐、垂直底对齐。

1）水平左对齐：以最左边对象的左边边线为基准线，选取全部对象的左边缘和这条线对齐（最左边对象的位置不变）。

2）水平居中对齐：以选定对象的中点为基准点对齐，所有对象在垂直方向的位置保持不变（多个对象进行水平居中对齐时，以中间对象的中点为基准点进行对齐，中间对象的位置不变）。

3）水平右对齐：以最右边对象的右边边线为基准线，选取全部对象的右边缘和这条线对齐（最右边对象的位置不变）。

4）垂直顶对齐：以多个要对齐对象中最上面对象的上边线为基准线，选定对象的上边线都和这条线对齐（最上面对象的位置不变）。

5）垂直居中对齐：以多个要对齐对象的中点为基准点进行对齐，将所有对象进行垂直移动，水平方向上的位置不变（多个对象进行垂直居中对齐时，以中间对象的中点为基准点进行对齐，中间对象的位置不变）。

6）垂直底对齐：以多个要对齐对象中最下面对象的下边线为基准线，选定对象的下边线都和这条线对齐（最下面对象的位置不变）。

（2）分布对象：【对齐】控制面板中的【分布对象】选项组包括6种分布命令，即垂直顶分布、垂直居中分布、垂直底分布、水平左分布、水平居中分布和水平右分布。

1）垂直顶分布：以每个选取对象的上边线为基准线，使对象按相等的间距垂直分布。

2）垂直居中分布：以每个选取对象的中线为基准线，使对象按相等的间距垂直分布。

3）垂直底分布：以每个选取对象的下边线为基准线，使对象按相等的间距垂直分布。

4）水平左分布：以每个选取对象的左边线为基准线，使对象按相等的间距水平分布。

5）水平居中分布：以每个选取对象的中线为基准线，使对象按相等的间距水平分布。

6）水平右分布：以每个选取对象的右边线为基准线，使对象按相等的间距水平分布。

（3）分布间距：要精确指定对象间的距离，需选择【对齐】控制面板中的【分布间距】选项，其中包括【垂直分布间距】和【水平分布间距】。

选中要对齐的多个对象，点击对齐目标，该目标将作为其他对象进行分布时的参照；在【对齐】控制面板右下方的数值框中将距离数值设为某个数值；根据需求单击【垂直分布间距】或【水平分布间距】即可。

6. 色彩设计

根据层级来进行色彩设计，通过不同的颜色来表示不同层级，配色方面尽量不要超过3种颜色，其中比较常见的是白色、灰色、淡蓝色等饱和度低的颜色。

三、用AI绘制医学科研常用素材

医学科研绘图在科研论文中的作用不可忽视，可以将抽象的概念、模型和思想用图形来表达，更容易理解和传达。

1. 绘制实验室耗材

（1）借助锚点工具、混合工具绘制量筒

1）绘制矩形—钢笔工具添加锚点2—单击直接选择工具—拖拽锚点1成量筒尖嘴（图5-5-19）。

2）量筒底部绘制方法同“1）”：绘制长方形—左右两边添加锚点并拖拽。

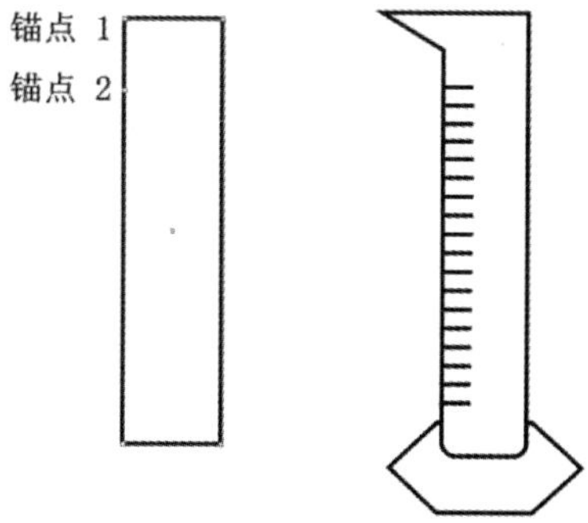

图5-5-19　简易量筒的绘制

3）混合工具绘制刻度线：先画两端线段并用对齐工具对齐，再双击混合工具，设置指定的距离；单击其中一个线段，出现*，单击另一个线段，出现+即可（图5-5-20）。

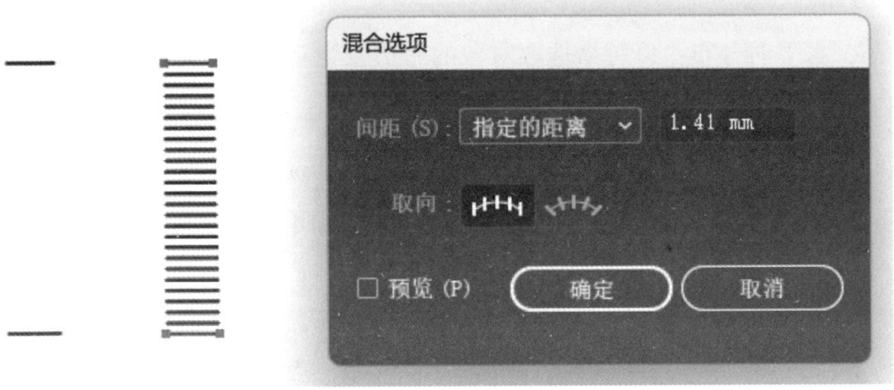

图5-5-20　混合工具绘制刻度线

（2）借助形状生成器绘制培养皿

1）绘制两个椭圆形，并在两侧加上线段。

2）选中两个椭圆形和两侧线段，单击形状生成器，可将左侧图形重建为包括三部分的右侧图形，可将各部分着色（图5-5-21）。

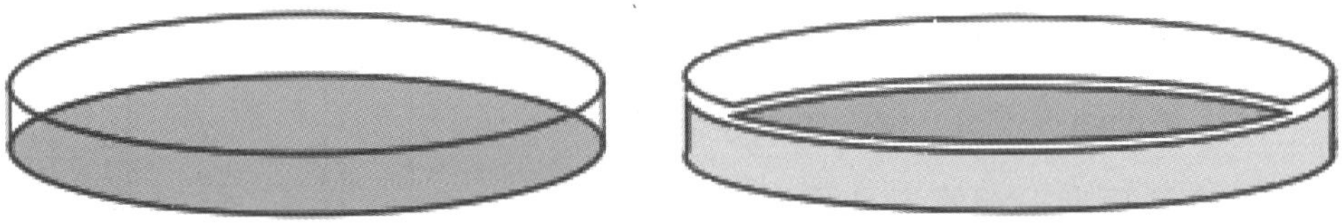

图5-5-21　简易培养皿的绘制

（3）借助渐变工具绘制小鼠

1）使用铅笔工具或钢笔工具对小鼠轮廓进行临摹（图5-5-22）。

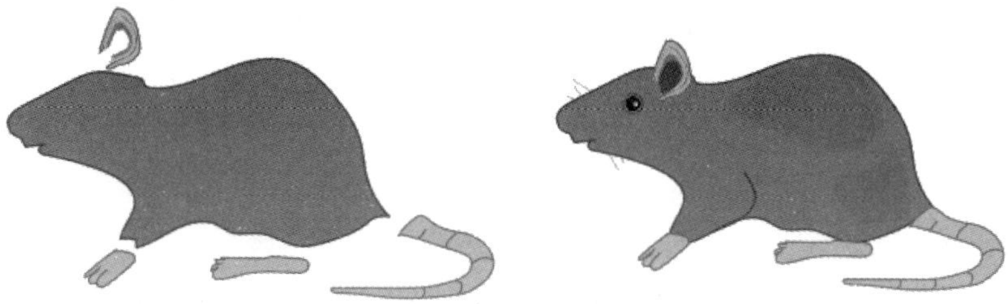

图5-5-22 小鼠轮廓临摹

2）用渐变工具绘制小鼠眼睛（图5-5-23）。

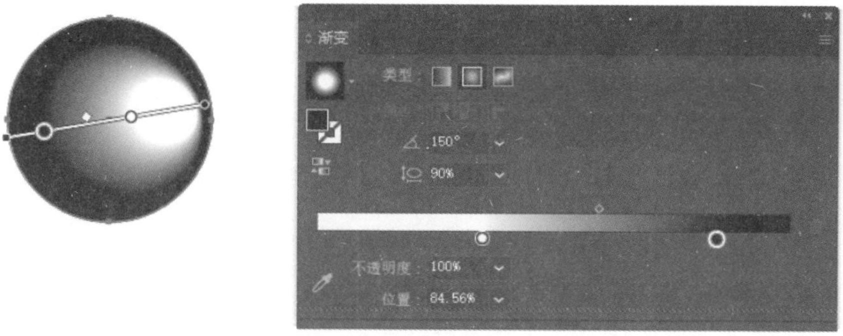

图5-5-23 渐变工具

2. 用路径查找器绘制简单的脏器

（1）肾脏

1）绘制椭圆形，向内侧拖动右侧中间锚点，生成图5-5-24中月亮样形状。

2）如图5-5-24所示，绘制圆形、圆角三角形、圆角长方形。

3）单击窗口【路径查找器】—【联集】。

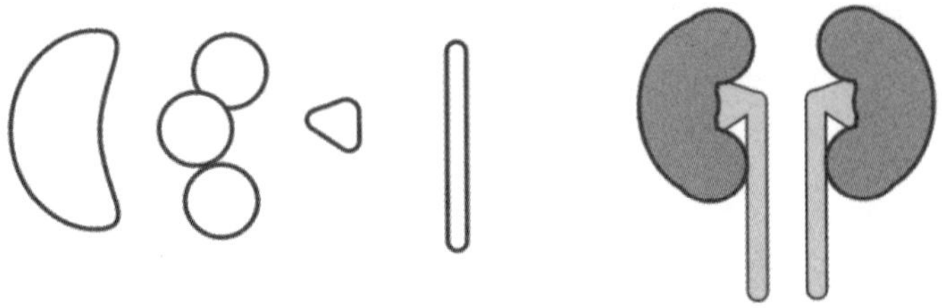

图5-5-24 肾脏

（2）肺

1）如图5-5-25所示，绘制圆形和椭圆形，用【路径查找器】—【联集】生成肺的大体轮廓，通过增加或减少锚点工具、平滑工具进行调整。

2）混合工具生成图中气管，用【路径查找器】—【联集】生成气管轮廓。

3）将肺和气管图形组合即可。

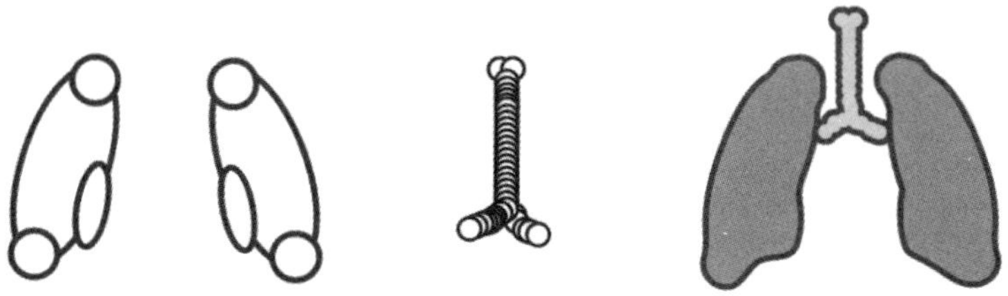

图5-5-25 肺

（3）胰腺：如图5-5-26所示，绘制圆形，用【路径查找器】—【联集】生成胰腺图案。

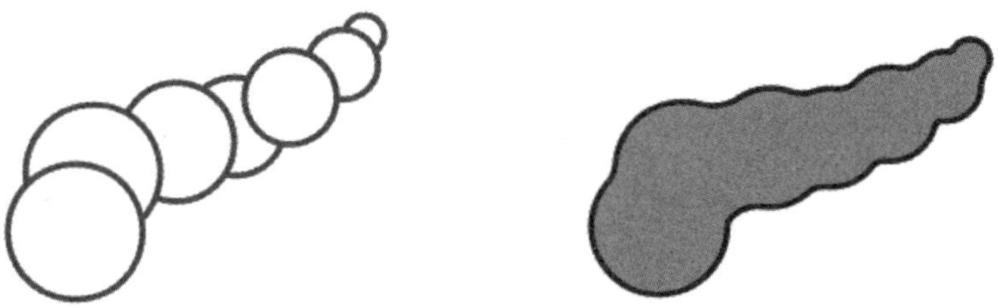

图5-5-26 胰腺

3. 绘制常见细胞

（1）绘制普通细胞：如图5-5-27所示。

1）椭圆工具+Shift键绘制圆形。

2）单击直接选择工具，调出锚点和手柄，拖动手柄，生成不规则圆形。

3）铅笔工具绘制细胞高光部分，并填色。

4）同样方法绘制细胞核。

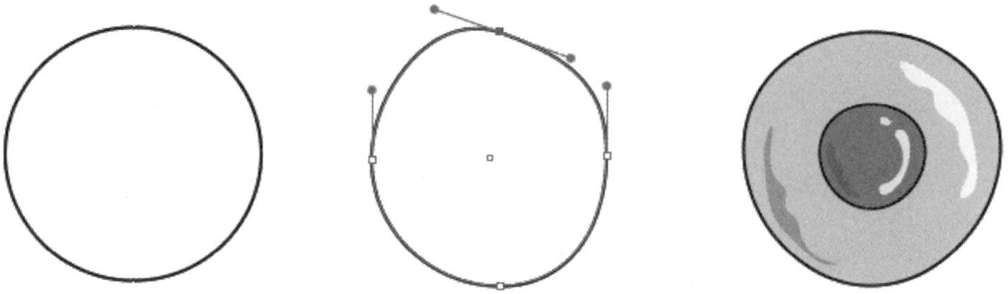

图5-5-27　不规则圆形的绘制

（2）3D绕转绘制红细胞：如图5-5-28所示。

1）绘制图中线状图形。

2）单击菜单栏【效果】—【3D】—【绕转】，选择相应参数即可。

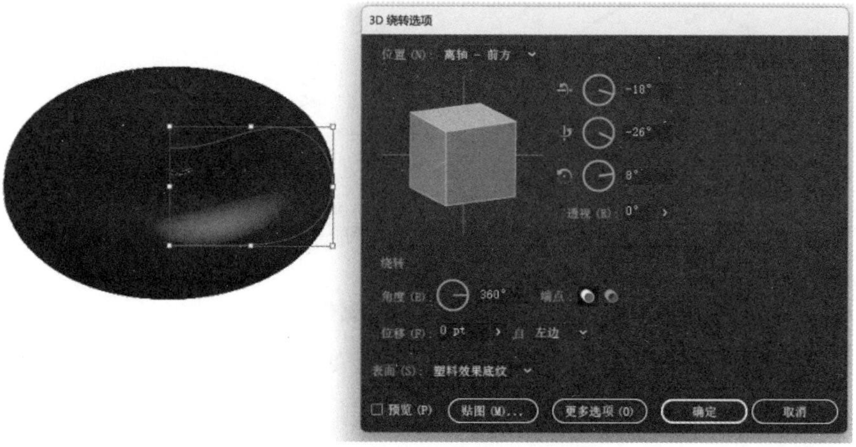

图5-5-28　3D绕转绘制红细胞

（3）粗糙化绘制巨噬细胞：如图5–5–29所示。

1）椭圆工具+Shift键绘制圆形。

2）单击菜单栏【效果】—【扭转和变换】—【粗糙化】，调节相应参数，生成不规则的细胞形状。

3）渐变工具绘制细胞核。

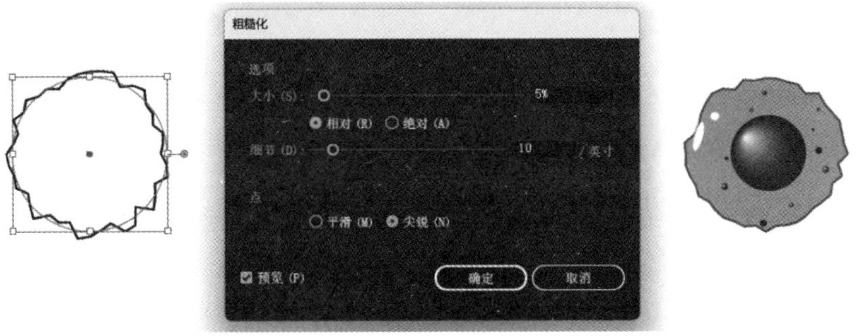

图5–5–29　粗糙化绘制巨噬细胞

4. 绘制常见细胞器

（1）细胞核

1）绘制圆形，拖动圆形右侧实心圆点可生成任意扇形（图5–5–30）。

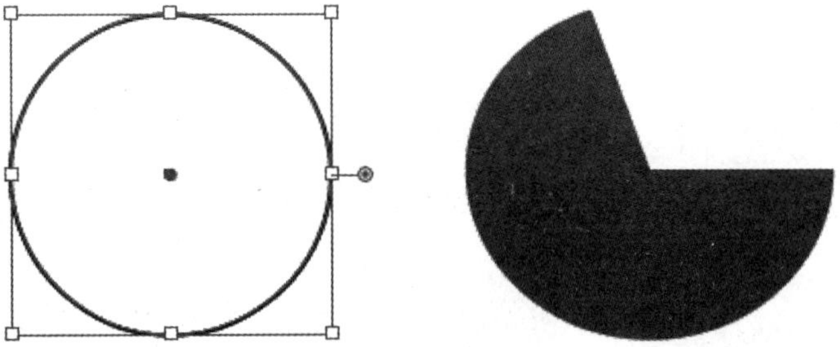

图5–5–30　扇形的制作

2）绘制两个椭圆，单击【形状生成器】，调整为图5–5–31中爱心形状；并将此形状拖动到扇形相应位置。

3）渐变工具绘制细胞核。

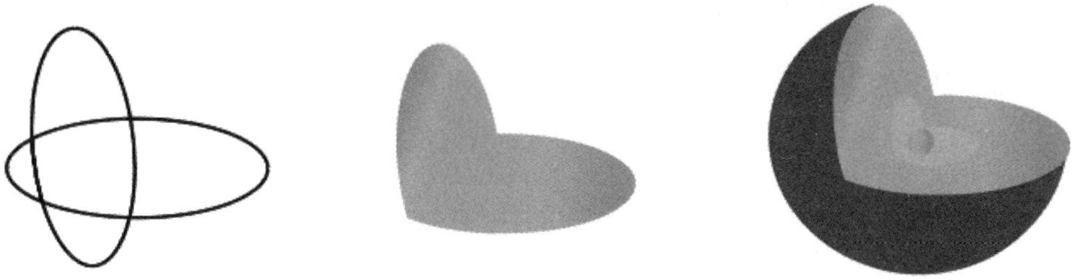

图5-5-31　细胞核的制作

（2） 线粒体

1）绘制椭圆形，并用锚点和手柄调整为不规则形。

2）选择对象，单击【路径】—【偏移路径】，设置参数，在不规则椭圆形内部生成一个形状一致的不规则椭圆（图5-5-32）。

3）铅笔工具或钢笔工具绘制线粒体内部结构（图5-5-32）。

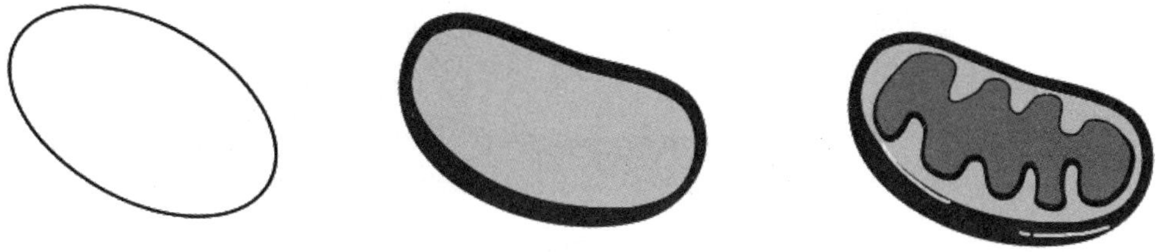

图5-5-32　线粒体的制作

（3）磷脂双分子层

1）绘制单个磷脂双分子层：椭圆工具绘制圆形，铅笔工具绘制“尾巴”（图5-5-33）。

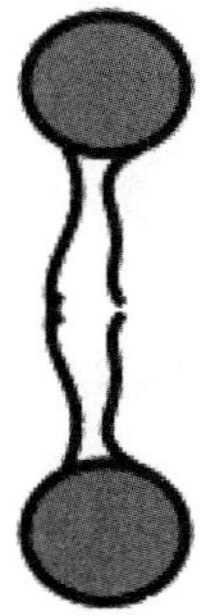

图5-5-33　单个磷脂双分子层的制作

2）制作磷脂双分子层画笔。单击【窗口】—【画笔】，调出画笔工具栏，在右侧≡中单击【新建画笔】，选择【图案画笔】，确定后出现如图5-5-34所示的对话框。选择第一个图形【外角拼接】—【自动切片】，确定后在画笔工具栏中自动生成【磷脂双分子层】的画笔。

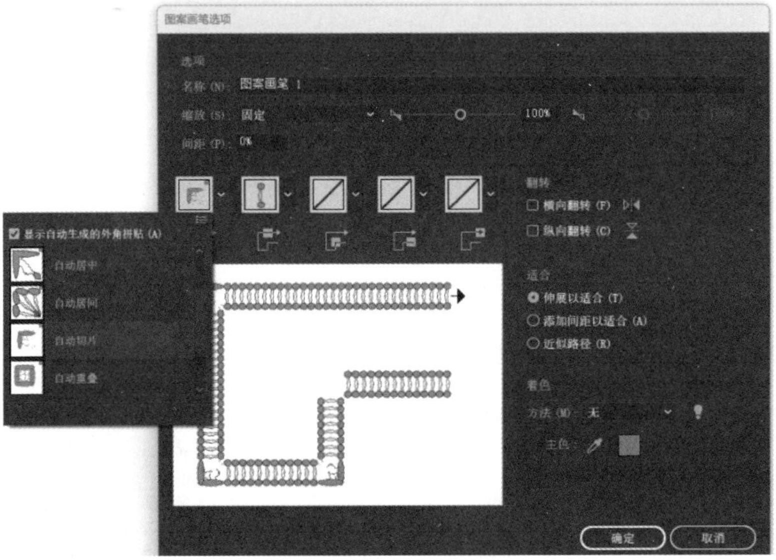

图5-5-34　图案画笔工具

3）用画笔工具快速生成单层磷脂双分子层。画一直线，选中该直线，单击已建好的【磷脂双分子层】画笔工具，自动生成图（图5-5-35）。

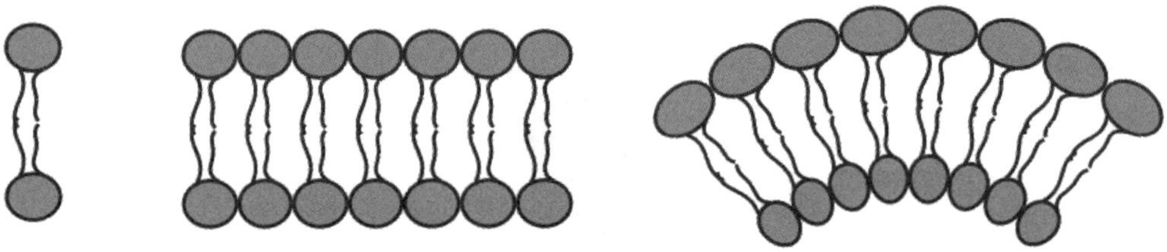

图5-5-35　磷脂双分子层的制作

第六节　医学研究高级数据可视化工具R语言

一、数据可视化在医学研究中的重要性

随着信息技术的发展，医学研究中的数据量急剧增加，管理与分析这些庞大的数据成为挑战。数据可视化作为一种高效工具，不仅能帮助研究者快速提取关键信息，还提升了研究的精确性和效率，为医学研究提供有力支持。

（一）医学研究中数据可视化的应用价值

医学研究涉及多维复杂数据，如患者信息、疾病诊断与治疗等，这些数据通过传统统计方法往往难以全面理解。数据可视化能将复杂数据转化为直观图形，帮助研究者发现数据的关联和趋势。例如，通过散点图、柱状图或热图，研究者能轻松分析患者年龄、性别、疾病类型等因素之间的关系，为疾病预防和治疗提供依据。在中医药研究中，数据可视化快速揭示异常趋势，为进一步探讨疾病关联提供方向，如在不同地区药材成分的比较分析中，数据可视化可帮助发现异常值，提示药材质量差异或加工方法问题。

在中医诊断中，舌诊是重要手段。研究者可通过可视化大量舌象数据，快速识别异常特征，如颜色或舌苔厚度异常，探讨这些特征与特定疾病的关系，助力中医诊断研究。

（二）图表在数据可视化中的作用

图表不仅传递数据，还通过直观设计加深对研究结果的理解，增强科研论文的说服力。柱状图、折线图、散点图等常用于展示实验结果、统计分析，帮助读者快速掌握研究精髓。同时，图表展示复杂关系与网络，如基因调控关系和蛋白

质相互作用网络图，能帮助研究人员理解生物系统，为疾病诊断和治疗提供新思路。

总之，数据可视化在医学研究中具有重要价值，能帮助研究者深入理解和分析数据，提升研究准确性和效率。精心设计的图形增强了科研论文的可读性和影响力，是医学研究不可或缺的重要工具。

二、R语言的角色与优势

（一）医学研究数据可视化选择R语言的原因

在医学研究中，数据可视化至关重要，R语言能帮助研究人员从复杂数据中提取信息并以直观方式展示。R语言凭借其强大的数据分析和可视化能力，已成为医学研究、数据分析和SCI论文撰写的首选工具。R语言由Ross Ihaka和Robert Gentleman于1993年创建，是目前最受欢迎的统计和可视化软件之一。

R语言是免费开源的，支持跨平台操作，在Windows、Mac和Linux上均能运行，便于医学研究人员进行数据分析和共享。开源特性降低了软件应用门槛，有利于其在医学研究中的普及。此外，R语言拥有庞大的用户社区，提供丰富的在线资源，研究人员遇到问题时可寻求社区帮助。作为统计分析工具，R语言内置丰富的统计函数和算法，能处理多种医学研究数据，如临床试验、流行病学调查和基因表达数据分析。R语言还支持多种数据格式，如CSV和Excel，方便数据导入导出。通过ggplot2、plotly等可视化工具，研究人员能直观展示研究成果。

总之，R语言凭借其开源、社区支持、强大的统计功能、多样的数据格式支持及丰富的可视化工具，在医学研究中发挥着不可替代的作用。随着数据科学的发展，R语言的应用前景广阔。

（二）R语言在医学SCI论文及医学研究中的普及程度

近年来，医学研究中使用R语言进行数据分析的论文比例显著增加。R语言的统计方法不仅体现在方法学细节中，还通过引用具体的软件包和文献在参考文献中独立列出。

首先，分析基因表达数据时，研究人员通常引用limma包；在流行病学研究中，survival包被广泛用于生存数据分析。这种引用方式提高了R语言在SCI论文中的重要性，方便他人学习和复现。其次，许多知名医学期刊要求作者提供研究代码和数据，以增加透明度和可重复性，如JAMIA和PLOS Medicine鼓励提供R语言代码和数据集。

此外，R语言频繁出现在医学学术会议上，如ASCTS和AMIA的R语言工作坊和专题讨论会，推动了其在医学领域的推广。最后，R语言的开源特性促进了全球协作和知识共享，GitHub等平台上有大量涉及医学研究的R语言项目，为研究者提供了交流与合作的空间。

综上，R语言凭借强大的数据分析和可视化能力，以及开源文化的推动，已成为医学研究中的重要工具。未来，R语言将在医学研究中继续扮演关键角色。

三、R语言的基本操作

（一）R语言及配套软件的安装

R语言及Rstudio的安装过程不再介绍。

（二）R语言基本语句

R语言提供了丰富的绘图工具和函数库，使得医学数据的分析和呈现变得更加简便和高效。本部分将介绍一些基本的R语言语句，帮助医学研究人员快速入门，并展示如何利用R语言进行医学数据的可视化和分析。

下面列出一些R语言的基本语句及举例：

1. 向量（Vector）的创建和操作

向量是R语言中的一种基本数据类型，可以通过c( )函数创建。

创建向量。

```
v <- c(1, 2, 3, 4, 5)
```

向量运算。

```
v * 2
```

2. 数组（Array）

在R语言中，数组是一种可以存储多维数据的数据结构，类似于向量，但它可以有多个维度。数组在进行复杂的数学运算和数据分析时非常有用，尤其是在涉及多维数据集时。

创建一个2 × 3的数组。

```
dim <- c(2, 3)
my_array <- array(data,dim)
```

3. 数据框的创建和操作

数据框是R语言中用于存储表格数据的一种复合结构，类似于Excel的工作表。

创建数据框。

```
df <- data.frame(
Name = c("Alice", "Bob", "Charlie"),
Age = c(25, 30, 35),
Salary = c(50000, 60000, 65000))
```

无报错表示代码执行正常。

输入View(df)，即可看到展示表格（图5-6-1）。

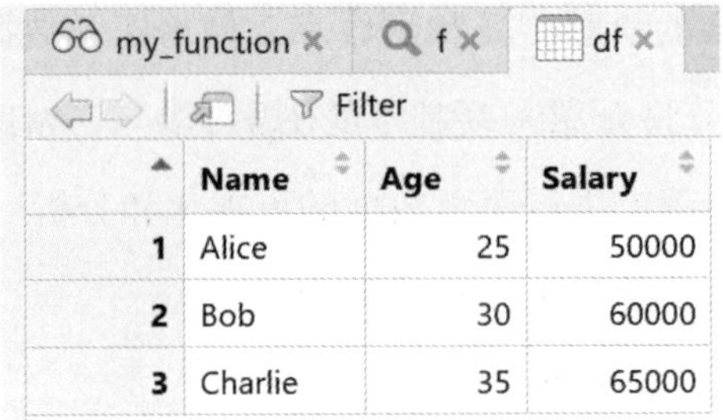

	Name	Age	Salary
1	Alice	25	50000
2	Bob	30	60000
3	Charlie	35	65000

图5-6-1　示例数据展示（1）

4. 列表（List）的创建和操作

在R语言中，列表是一种非常灵活的数据结构，能够存储任意类型的对象，包括数字、字符、向量、矩阵、数据框，甚至其他列表。这使得列表成为组织和管理复杂数据的理想工具。

（1）创建列表：列表可以使用 list( )函数创建，创建一个空列表，empty_list <- list( )。

创建一个包含不同类型数据的列表，my_list <- list(a = 1, b = "text", c = 3.14, d = TRUE)（图5-6-2）。

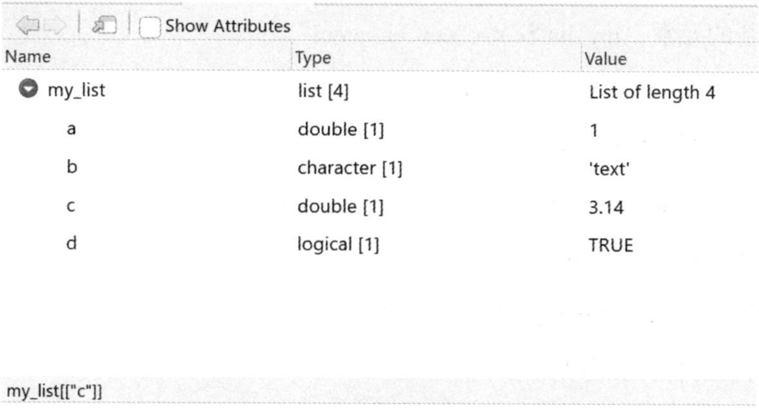

Name	Type	Value
my_list	list [4]	List of length 4
a	double [1]	1
b	character [1]	'text'
c	double [1]	3.14
d	logical [1]	TRUE

图5-6-2　示例数据展示（2）

创建一个包含向量的列表，vector_list <- list（numbers = c(1, 2, 3, 4)，letters= c("a", "b", "c"))（图5-6-3）。

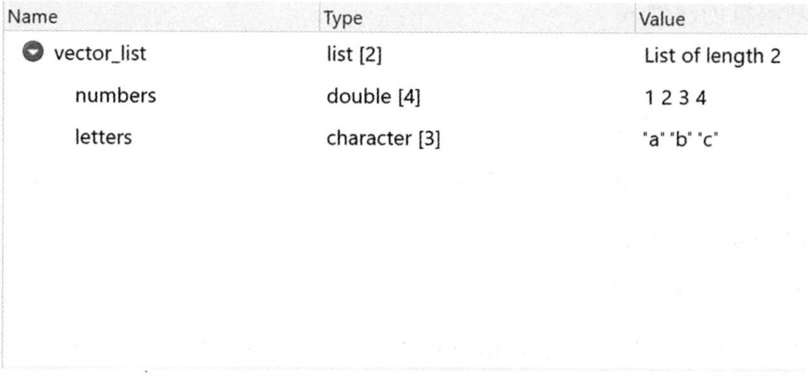

Name	Type	Value
vector_list	list [2]	List of length 2
numbers	double [4]	1 2 3 4
letters	character [3]	"a" "b" "c"

图5-6-3　示例向量

（2）列表操作

1）访问列表元素，可以通过多种方式访问列表中的元素。

使用下标访问，访问第一个元素，输入my_list[[1]]。

使用名称访问，访问名为"a"的元素，my_list[["a"]]。

使用美元符号($)访问，访问名为"a"的元素，my_list$a。

2）修改列表元素。

列表元素的修改可以直接通过赋值操作实现：

修改第一个元素的值，my_list[[1]] <-100。

添加新的元素，my_list$e <- "new elem ent"。

删除元素，my_list$a <- NULL。

3）列表的长度和结构。

可以使用 length ()函数获取列表的长度，使用 str ()函数查看列表的结构。

获取列表长度，length(my_list)。

查看列表结构，str(my_list)。

4）列表的合并和分割。

可以使用 c()函数合并多个列表，使用 split()函数根据某些条件分割列表。

合并列表

```
new_list <- c(my_list， list(x = 5, y = "Yes"))
```

分割向量创建列表

```
set.seed(42)
values <- rnorm(10)
group <- sample(letters[1:2], 10, replace = TRUE)
split(values， group)
```

5. 数据导入和导出

在R语言中，读取数据是数据分析中的一个基础步骤。R语言提供了多种方法来读取不同类型的数据文件，如CSV文件、文本文件、Excel文件等。这里介绍一些常见的方法：

（1）CSV文件：使用read.csv( )函数。data <– read.csv("文件所在路径")。

打开文件 bp.csv，首先查看一下文件所在路径，本文件的路径为C:\Users\wang\Desktop\R（图5–6–4）。

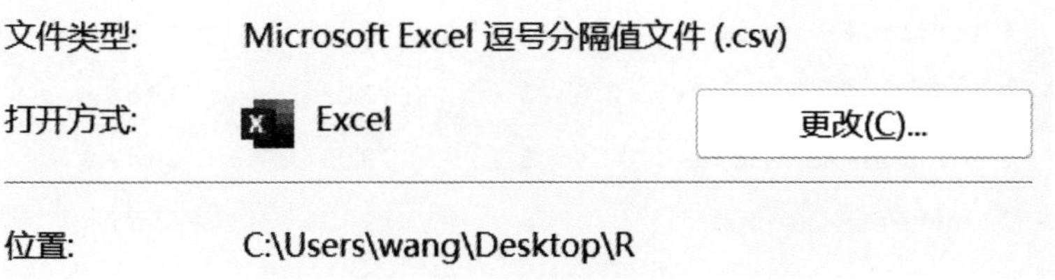

图5–6–4　文件位置

输入代码：data <– read.csv("C:/Users/wang/Desktop/R/bp.csv")，随后输入View(data) 即可在R语言中查看文件内容（图5–6–5）。

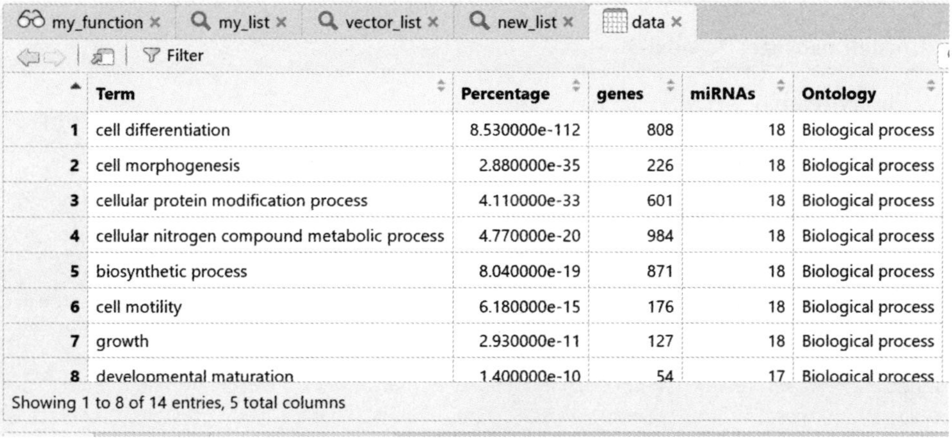

	Term	Percentage	genes	miRNAs	Ontology
1	cell differentiation	8.530000e-112	808	18	Biological process
2	cell morphogenesis	2.880000e-35	226	18	Biological process
3	cellular protein modification process	4.110000e-33	601	18	Biological process
4	cellular nitrogen compound metabolic process	4.770000e-20	984	18	Biological process
5	biosynthetic process	8.040000e-19	871	18	Biological process
6	cell motility	6.180000e-15	176	18	Biological process
7	growth	2.930000e-11	127	18	Biological process
8	developmental maturation	1.400000e-10	54	17	Biological process

图5–6–5　示例数据展示（3）

（2）文本文件：使用read.table( )函数，适用于读取一般的文本文件。

data <– read.table("文件所在路径", header = TRUE, sep = "\t")，输入代码，data <– read.table("C:/Users/wang/Desktop/R/a.txt", header = TRUE, sep = "\t")，随后输入View(data)即可在R语言中查看文件内容（图5–6–6）。

Filter

	X	Model1	Model2	Normal1	Normal2
1	mmu-miR-16-5p	360.83	150.77	32.37	74.88
2	mmu-miR-486a	321.82	93.02	54.10	31.86
3	mmu-miR-451a	196.23	150.22	28.88	43.84
4	mmu-miR-142a-5p	161.85	161.31	19.98	30.32
5	mmu-miR-22-3p	63.73	77.02	13.87	24.48
6	mmu-miR-21a-5p	56.15	79.05	29.49	31.86
7	mmu-miR-26a-5p	7.16	29.19	55.95	56.87
8	mmu-miR-30e-5p	19.37	17.45	49.55	28.34

Showing 1 to 8 of 18 entries, 5 total columns

图5–6–6　示例数据展示（4）

（3）Excel文件：需要先安装和加载readxl包，适用于读取Excel文件，输入代码下载并加载readxl函数。

```
install.packages("readxl")
library(readxl)
data <- read_excel ("C: /Users/wang/Desktop/R/heatmap.xlsx")
```

随后输入View(data)即可在R语言中查看文件内容（图5–6–7）。

Filter

	...1	N-GD1	N-GD2	N-GD3	N-GD4	N-GD5	T-GD1	T-GD2	T-GD3	T-GD4	T-GD5	N-GX1
1	ENSG0001	651.2767	779.1340	610.2006	462.5733	646.3933	212.3474	361.4496	344.2908	249.2474	404.4705	820
2	ENSG0002	109.3259	90.5029	121.9745	135.7555	120.1212	100.2906	94.4312	101.1539	88.6888	80.5298	113
3	ENSG0003	80.6287	69.5727	87.5528	45.1127	66.4048	10.9051	14.3540	20.6930	14.3418	10.9877	55
4	ENSG0004	7.3395	7.3325	7.2697	6.4194	8.5815	8.6557	11.1947	9.8837	9.4283	7.4753	6
5	ENSG0005	50.2741	47.2587	31.4087	39.0856	50.0841	88.7184	136.5762	72.9094	99.1368	111.9974	34
6	ENSG0006	8.5917	8.2437	7.9099	7.0142	7.5238	6.6141	9.3059	6.2345	7.0411	7.1369	6
7	ENSG0007	8.4210	9.0838	7.9709	8.3985	8.1318	6.9983	8.7281	5.8700	6.1857	5.7261	7
8	ENSG0008	2240.2839	2398.8449	2777.0224	2389.6023	2818.4091	303.9669	724.5974	1478.4856	856.4026	686.4735	2550
9	ENSG0009	7.1027	7.5923	6.6819	6.9094	6.9704	5.9174	7.7535	5.6229	6.8692	6.0452	6
10	ENSG0010	130.7596	227.3410	161.3051	157.0624	180.4362	106.5152	100.9324	96.3793	86.7474	169.7212	242
11	ENSG0011	542.6138	586.0313	573.6921	581.0390	547.9331	336.4936	344.2910	479.3503	332.2871	385.8424	642

Showing 1 to 11 of 30 entries, 21 total columns

图5–6–7　示例数据展示（5）

四、R语言在医学SCI绘图中的应用

R语言在医学SCI绘图中的应用日益受到重视，这得益于其出色的数据处理和图形生成能力。利用R语言，研究人员可以便捷地处理复杂的医学数据，并将之转换为直观的图表，以便验证科学假设或展示实验结果。R语言通过其多个功能包，如ggplot2、lattice及plotly等，提供了一系列丰富的选项和工具，从而使生成高质量的科学图表成为可能。这些工具不仅支持生成基本的条形图、散点图和线形图，还能够创建更为复杂的图表类型，如热图、箱形图和生存曲线等。此外，R语言的高度可扩展性使得用户可以根据具体的研究需求，自定义图形的多个细节，如颜色、标签和图例等，确保所生成的图形既精确又具吸引力。R语言广泛应用在医学研究领域中，极大地促进了科研成果的可视化表达和学术交流。

（一）面积图

面积图是一种用来显示数据分布的图形方式，广泛应用于科学和工程领域的文献中。这种图形通常用于展示一个变量在不同条件下的变化情况，或者比较多个数据集之间的差异。其主要特点是能够直观地展示数据的面积大小，使读者能够一目了然地理解数据之间的比例关系和趋势变化。在医学研究中，面积图可能用来显示某种疾病在不同年龄组中的发病率。通过这样的图形，研究者可以快速识别出数据中的重要模式和趋势，为进一步的分析和决策提供依据。

1. 安装与加载R包

```
install.packages("ggplot2")
library(ggplot2)
```

2. 使用数据（pressure）

示例数据仅供展示，具体使用数据可按需使用。

3. 绘图

```
ggplot(pressure, aes(temperature, pressure))+geom_area(fill="green", alpha=0.3)+
```

labs(title ="picture") +xlab ("时间") +ylab("细胞密度") +theme (plot.title = element_text (hjust = 0.5))，即可得到一个简易的面积图（图5-6-8）。

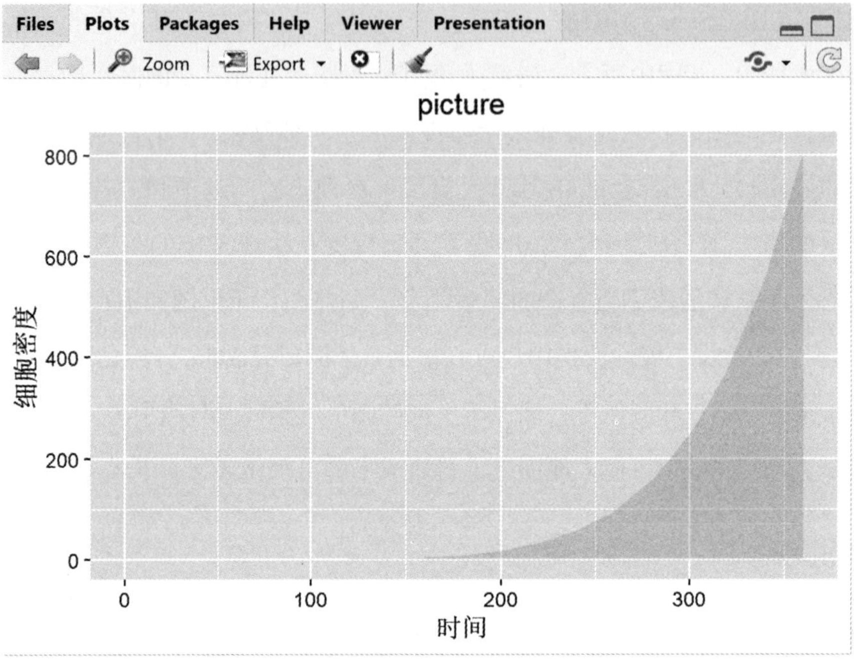

图5-6-8　图片展示（1）

（二）绘制堆积面积图

1. 安装与加载R包

install.packages("gcookbook")

library("gcookbook")

2. 使用数据

使用数据集uspopage，它是R语言中常见的数据集之一，来源于gcookbook包。

3. 绘图

ggplot(uspopage, aes(Year，Thousands，fill=AgeGroup))+geom_area( )（图5-6-9）。

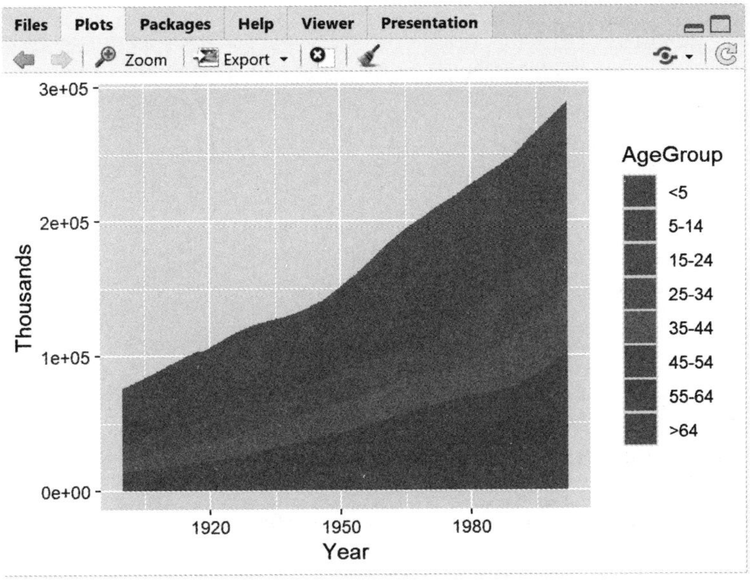

图5-6-9 图片展示（2）

4. 美化

ggplot(uspopage, aes (Year, Thousands, fill=AgeGroup))+geom_area( )+scale_fill_brewer (palette = "Blues")（图5-6-10）。

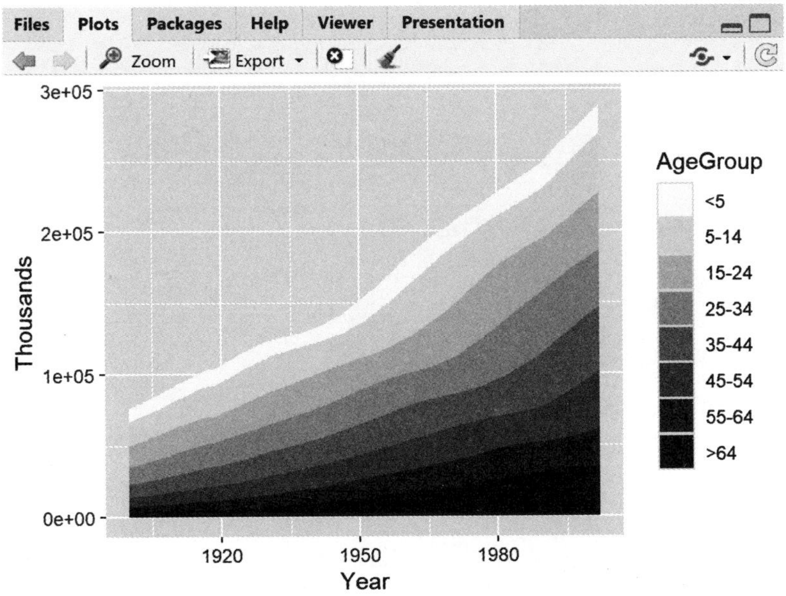

图5-6-10 美化展示

（三）绘制并列面积图

1. 加载R包

```
library("ggplot2")
```

2. 使用数据

使用数据集uspopage。

3. 绘图

ggplot(uspopage,aes(Year, Thousands, fill=AgeGroup))+geom_area(position="stack",alpha=0.7)+facet_wrap(~AgeGroup)（图5-6-11）。

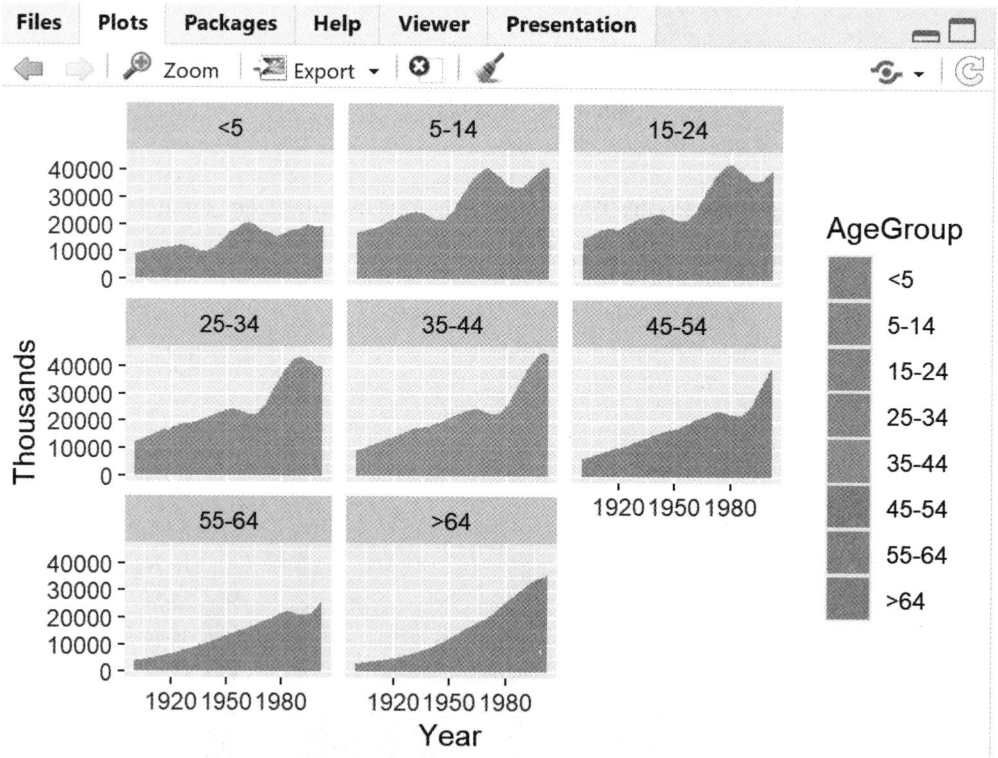

图5-6-11　图片展示（3）

4. 从R语言中导出图片

（1）选择导出矢量图或者位图（图5-6-12）。

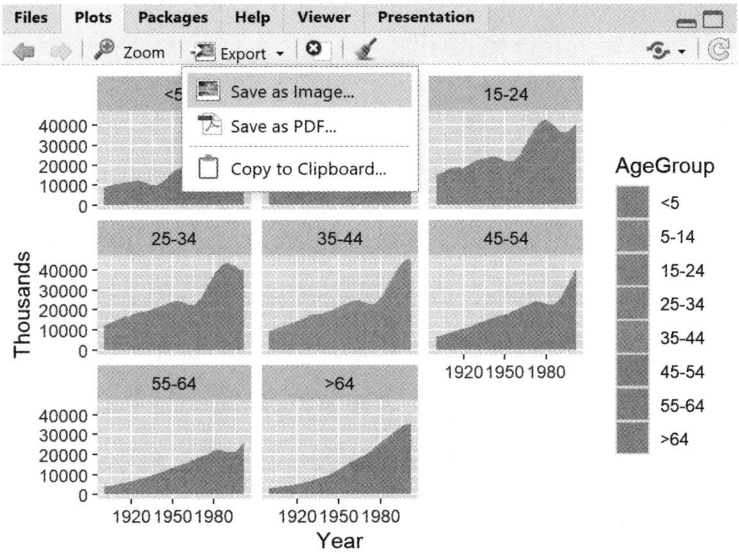

图5–6–12　导出路径

（2）调整导出图片选项（图5–6–13）。

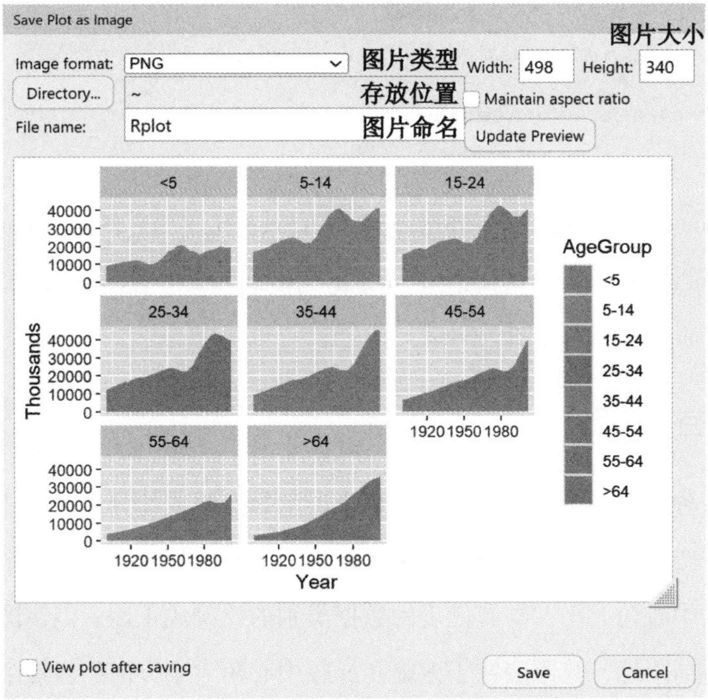

图5–6–13　导出设置

（四）绘制频率直方图+密度曲线

直方图是一种常用的图表类型，用于表示数据的分布。直方图通过将数据分组到连续的、不重叠的区间或“桶”中。每个桶通常在图表上用一个条形表示，条形的高度表示该区间内的数据点数量或频率。直方图的用途包括显示数据的分布、发现异常值、比较数据集、估计数据的密度。直方图是统计数据分析中非常重要的工具，它提供了一种直观的方式来理解和解释数据。在学术论文中，直方图能够有效地传达复杂信息，帮助读者快速把握数据特征和研究结果。直方图用绘图软件绘制更加简单和高效，这里仅举例一个复合直方图的绘制。

1. 安装与加载R包

```
install.packages("ggplot2")
library(ggplot2)
```

2. 处理提前准备好的数据 f.csv

```
flowering<–read.csv("C: /Users/wang/Desktop/R/f.csv")
flowering$year<–factor(flowering$year)
```

3. 绘图

ggplot(data=flowering,aes(x=flowering, fill=year))+geom_histogram(position = "identity", binwidth=2, alpha=0.6, aes(y = ..density..))+stat_density(geom = "line", position = "identity", aes(colour = year))（图5–6–14）。

（五）绘制空心饼图

饼图是一种常用的图形表示方式，用来展示数据组成部分之间的比例关系。饼图通过将一个圆形分割成多个扇形来表示不同类别的相对大小，每个扇形的弧长（和相应的中心角大小）与其代表的数据类别的比例成正比。但饼图在复杂数据展示时具有局限性，其原因在于人眼在比较中心角大小方面的生理限制，这可能导致数据解读的误差。因此，在呈现复杂或数量级差异较大的数据时，其他类

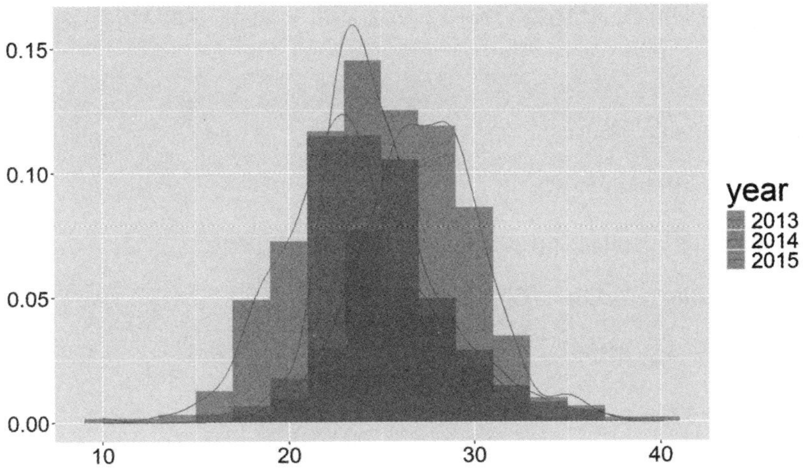

图5-6-14　图片展示（4）

型的图表（如条形图或堆叠条形图）可能更加合适。总体而言，饼图是科学交流中的一种有效工具，尤其适合于快速传达简单的比例信息。当正确使用时，饼图能显著提升报告或文章的表现力和信息传递效果。

1. 安装与加载R包

```
install. packages(echarts4r)
install. packages(dplyr)
library(echarts4r)
library(dplyr)
```

2. 输入数据

```
Rdata <– data.frame (
diseases = c( "A", "B", "C", "D","E"),
value = c(35, 78, 100, 88, 150))
```

3. 绘图

```
library(echarts4r)
Rdata %>%
e_chart(diseases) %>%
```

```
e_pie(value, radius = c("30%", "60%"), legend = F, name = "发病数及占比") %>%
e_labels(
position = "outside",
labelLine = list(length = 30),
 formatter = "{a|{a}}{abg|}\n{hr|}\n  {b|{b}:}{c}  {per|{d}%}",
backgroundColor = "#F6F8FC",
borderColor = "#8C8D8E",
borderWidth = 1,
borderRadius = 4,
rich = list(
a = list(
color = "#6E7079",
lineHeight = 22,
align = "center"),
hr = list(
borderColor = "#8C8D8E",
width = "100%",
borderWidth = 1,
height = 0),
b = list(
color = "#4C5058",
fontSize = 14,
fontWeight = "bold",
lineHeight = 33),
per = list(
color = "#fff ",
```

backgroundColor = "#4C5058",

padding = c(3, 4),

borderRadius = 4))) (图5-6-15) 。

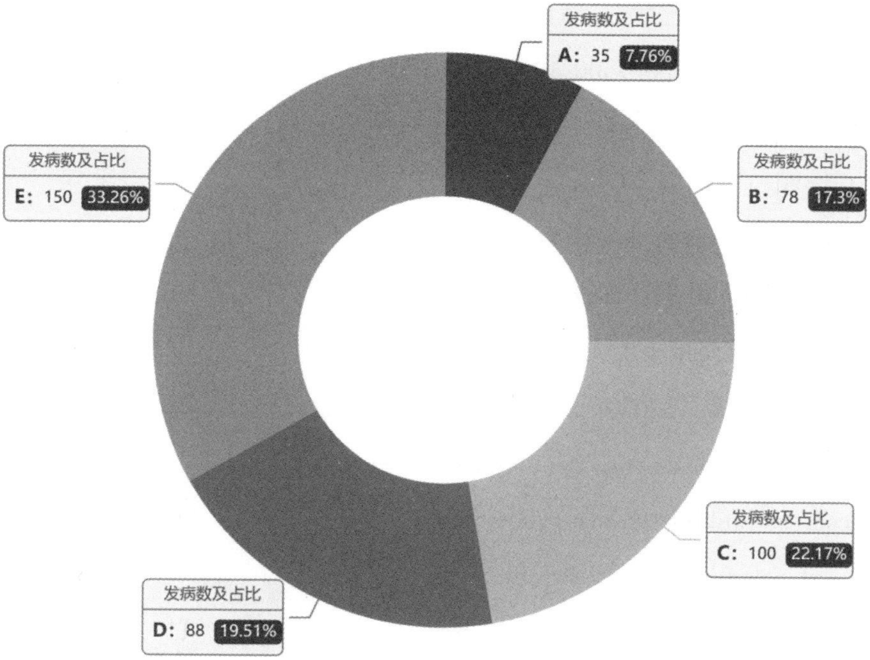

图5-6-15　图片展示 (5)

(六) 绘制南丁格尔玫瑰图

1. 安装与加载R包

```
install. packages(ggpbt2)
install. packages(viridis)
install. packages(data. table)
library(ggplot2)
library(viridis)
library(data.table)
```

2. 输入数据

```
myda <- data.frame(
disease = c ("脑癌", "乳腺癌", "子宫内膜癌", "结肠癌", "胃癌", "白血病",
"肝癌", "肺癌", "淋巴癌", "卵巢癌", "胰腺癌", "皮肤癌", "甲状腺癌", "宫颈癌",
"鼻咽癌"), ynn = c(2000, 1500, 1000, 920, 800, 720, 630, 510, 420, 360, 290, 210, 150,
88, 68))
```

3. 绘图

```
ggplot(data = myda, aes(x=disease,y=ynn))+
geom_bar(width = 0.8, stat = "identity")+
coord_polar(theta = "x",start=0)

ggplot(data = myda,aes(x=reorder(disease, -ynn),y=ynn))+
geom_bar(width = 0.8, stat = "identity")+
coord_polar(theta = "x", start=0)

ggplot(data = myda,aes(x=reorder(disease, -ynn),y=ynn))+
geom_bar(width = 0.8,stat = "identity")+
coord_polar(theta = "x", start=0)+
ylim(-600,2000)

ggplot(data = myda,aes(x=reorder(disease, -ynn),y=ynn))+
geom_bar(width = 0.8, stat = "identity")+
coord_polar(theta = "x", start=0)+
ylim(-200,2000)
```

```
library(viridis)
ggplot(data = myda,aes(x=reorder(disease, -ynn), y=ynn, fill=disease))+
geom_bar(width = 0.8, stat = "identity")+
coord_polar(theta = "x", start=0)+
ylim(-200, 2000)+
scale_fill_viridis(option = "D", discrete = T)

ggplot(data = myda, aes(x = reorder(disease, -ynn), y = ynn, fill = disease)) +
geom_bar(width = 0.8, stat = "identity") +
coord_polar(theta = "x", start = 0) +
ylim(-200, 2000) +
scale_fill_viridis(option = "D", discrete = TRUE) +
theme_minimal() +
xlab(" ") +
ylab(" ") +
labs(sep = " \n") +
theme(legend.position = "none")

ggplot(data = myda,aes(x=reorder(disease, -ynn), y=ynn, fill=disease))+
geom_bar(width = 0.8, stat = "identity")+
coord_polar(theta = "x",start=0)+
ylim(-200,2000)+
scale_fill_viridis(option = "D", discrete = T)+
theme_minimal()+xlab(" ")+ylab(" ")+
theme(legend.position = "none")
```

```
label_data<-myda
library(data.table)
setDT(label_data)
label_data[,new_label: =paste0(disease, ynn, "例")]
label_data[,id： =1： nrow(label_data)]
number_of_bar <- nrow(label_data)
label_data[,angle： =90 - 360 * (label_data$id-0.5) /number_of_bar]
label_data[,"： ="(hjust=ifelse(angle<90,1,0),angle1=ifelse(angle<90,
angle+180,angle))]
ggplot(data = myda, aes(x = reorder(disease, -ynn), y = ynn, fill = disease)) +
geom_bar(width = 0.8, stat = "identity") +
coord_polar(theta = "x", start = 0) +
ylim(-400, 3000) +
scale_fill_viridis(option = "D", discrete = TRUE) +
theme_minimal() +
xlab(" ") +
ylab(" ") +
theme(
legend.position = "none",
text = element_text(color = "gray12", family = "Arial"),
axis.text = element_blank(),
axis.title = element_blank(),
panel.grid = element_blank(),
plot.margin = unit(rep(-1, 4), "cm")
) +
geom_text(data = label_data, aes(x = id, y = ynn + 100, label = new_label, hjust =
```

```
hjust),
    color = "black", fontface = "bold",
    alpha = 0.6, size = 2,
    angle = label_data$angle1, inherit.aes = FALSE)
```
（图5-6-16）。

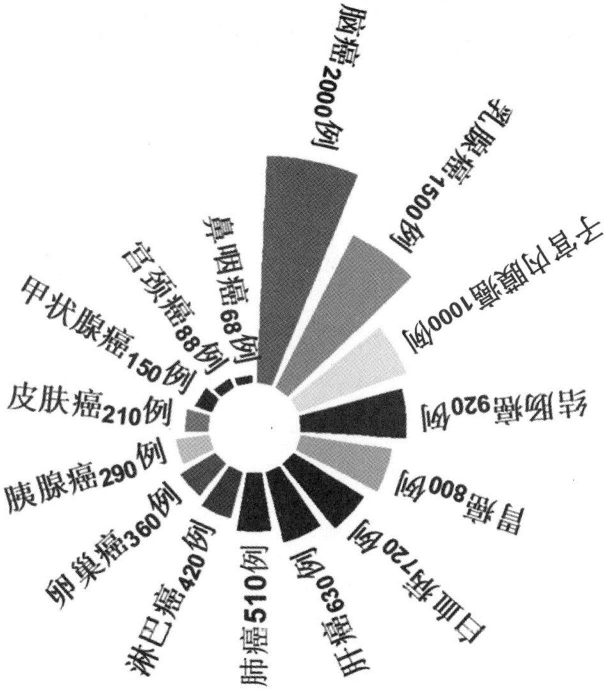

图5-6-16　图片展示（6）

（七）基因互作关系图

广泛用于表达基因之间的相互作用关系。通过观察基因之间的相关指数，可以寻找并确定上下游基因的作用关系，同时有助于识别核心基因。

1. 准备好需要画图的数据

示例数据如图5-6-17所示。

```
a.txt
文件 编辑 查看

YTHDF2 WTAP ALKBH5 RBM15 KIAA1429 HNRNPC YTHDF1 FTO METTL14 ZC3H13 YTHDC2 METTL3 YTHDC1
2.76 1.86 2.24 1.86 1.96 2.05 1.61 0.64 1.28 0.85 1.05 1 1
1.79 1.27 1.35 1.23 1.85 1.52 1.79 0.98 1.37 1.15 1.21 1.11 1.35
6.78 2.04 3.1 2.21 2.19 3.78 2.56 0.28 1.27 0.6 0.86 0.92 1.17
18.65 263.02 10.06 1.89 2.51 6.23 18.58 0.06 3.18 0.57 0.63 6.5 0.64
```

图5-6-17 示例数据展示（6）

2. 安装与加载R包

```
install. packages(psych)
install. packages(corrplot)
install. packages(hflights)
library(psych)
library(corrplot)
library(hflights)
```

3. 输入数据

```
data <- read.table('C: \\Users\\wang\\Desktop\\a.txt', sep = '\t', header = TRUE)
```

4. 绘图

对数据进行正态性检测。

```
library(hflights)
shapiro_test <- function(x) {
if (is.numeric(x)) {
result <- shapiro.test(x)
return(c(W = result$statistic, p_value = result$p.value))
} else {
return(c(W = NA, p_value = NA)) }}

results <- sapply(data, function(column) {
```

if (is.numeric(column)) {

column <– na.omit(column)

shapiro_test(column)

} else {

c(W = NA, p_value = NA) }})

results <– t(results)（图5–6–18）。

	W.W	p_value
YTHDF2	0.8348962	0.180931453
WTAP	0.6321698	0.001357558
ALKBH5	0.7906482	0.086479397
RBM15	0.9122199	0.494242617
KIAA1429	0.9476768	0.701635608
HNRNPC	0.9196121	0.534774663
YTHDF1	0.6715829	0.005146006
FTO	0.9745552	0.869453953
METTL14	0.6681481	0.004628529
ZC3H13	0.8901975	0.384017667
YTHDC2	0.9872615	0.943055675
METTL3	0.6562885	0.003165515
YTHDC1	0.9704967	0.844557085

图5–6–18　示例数据展示（7）

从示例数据可看到结果不具有正态性，所以计算时要使用spearman算法。

corr.test(data, use = "complete", method = "spearman", adjust = "none")

转换res <– corr.test(data, use = "complete", method = "spearman", adjust = "none") library(corrplot)

res_cor <- cor(data)

corrplot(corr=res_cor, rect.col = "black", tl.col = "black",type="upper", method="color")（图5–6–19）。

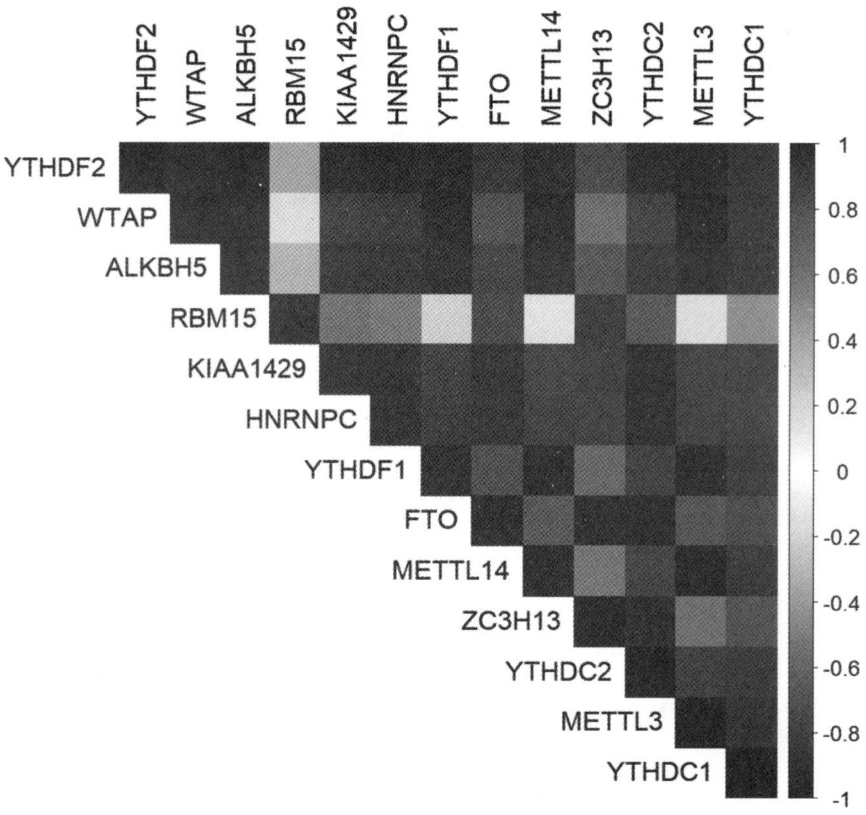

图5–6–19　图片展示（7）

5.美化

col3 <- colorRampPalette(c("#27408B", "white", "#CD5555"))

corrplot(corr=res_cor, rect.col = "black", tl.col = "black",type="upper",method= "circle", col = col3(10))（图5–6–20）。

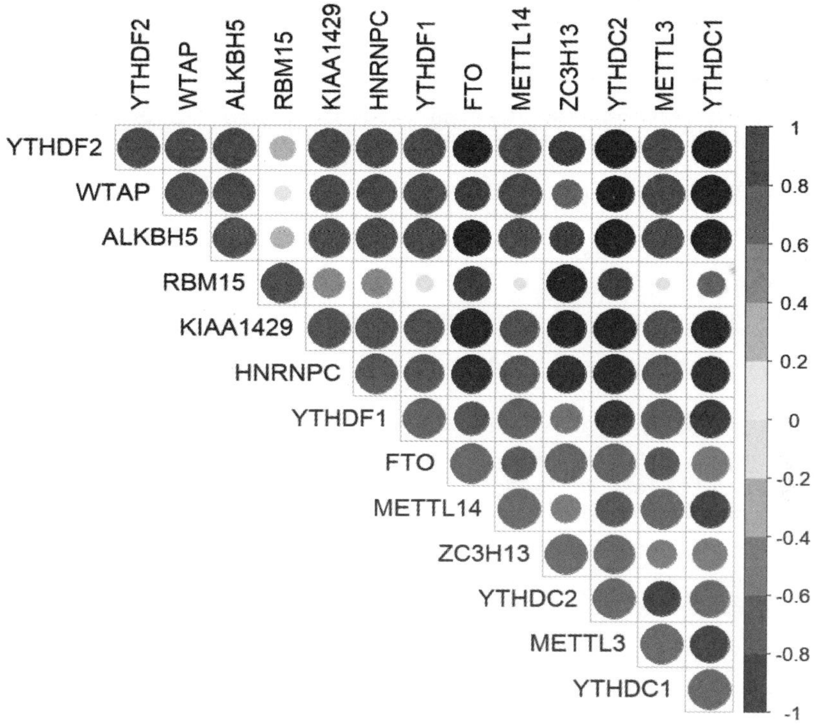

图5-6-20　图片展示（8）

（八）热图

热图是一种强大的数据可视化工具，通过颜色梯度直观展示多维数据的分布和强度。在医学领域，热图广泛应用于基因表达分析、疾病分类、患者样本的聚类分析等。而在基因组学研究中，热图用于展示不同条件下基因表达水平的变化，帮助研究人员识别特定疾病的关键基因。在临床数据分析中，热图可以揭示患者特征与治疗效果之间的关系，辅助医疗决策。通过直观的颜色编码，热图使得复杂的数据模式易于识别和解释，从而推动医学研究和实践的发展。

1. 准备好需要画图的数据

示例数据如图5–6–21所示。

	A	B	C	D	E	F	G
1		M1	M2	M3	K1	K2	K3
2	Abcc2	-1.01444	-5.42285	-2.57564	-4.62067	2.061578	-4.14949
3	Abcd1	3.704484	3.628302	3.938127	4.87754	4.976232	4.493333
4	Acer1	-2.9553	-2.35117	-3.97066	-1.35293	-1.17457	-2.31557
5	Adgrg3	2.427638	3.278722	1.878491	1.622025	1.675129	1.617432
6	Adora2a	1.206721	0.637643	1.083773	2.131577	1.754724	2.310409
7	Adra1d	-2.92141	-3.05907	-2.29543	-1.37662	-1.12121	-2.13292
8	Agfg2	2.637519	3.597247	3.17556	4.473419	4.856756	3.668793
9	Ahsp	4.625681	4.66411	5.047558	3.730537	4.258239	1.4457
10	Alb	-1.5928	-1.28341	-1.84749	-1.18428	-0.70833	0.869267
11	Alox5ap	1.666252	1.587052	2.74981	2.477523	4.660889	2.510106
12	Ankrd39	1.168401	1.594783	0.568486	0.384759	-0.51976	0.397191
13	Ap1s3	2.421909	2.213951	2.327321	1.368181	-0.27502	1.554
14	Arhgap25	-0.66155	-0.02338	-0.1549	-0.1705	1.822344	0.544679
15	Arid5a	1.253546	1.006211	1.991234	2.090183	2.999362	2.539007
16	Asb13	0.810167	0.129979	0.354479	-1.25943	-0.63605	-0.08238
17	Atp11c	-1.45211	-2.13136	-1.55985	-3.0191	-3.24761	-2.37856
18	Atp1a3	-0.26125	0.430384	-0.01513	0.978777	2.103798	0.65956
19	Atp2b2	-3.87791	-3.38898	-3.14258	-1.80467	-1.97063	-3.16843
20	B4galt2	0.988163	1.102883	1.423449	-0.02812	-0.00266	-0.7218
21	Brs3	-0.94355	-0.82166	-1.47168	-2.71449	-3.42067	-3.38428
22	Btbd11	-0.11095	0.669864	0.643283	2.748915	1.884638	1.485323
23	C1ql2	-1.01461	-0.55166	-0.49303	-1.92392	-2.00926	-1.51032
24	C1rl	-0.56262	-2.91594	-1.77647	-0.90256	0.437773	0.445933
25	C4b	-0.74868	-3.73483	-0.91014	-3.03405	2.641534	-1.33335
26	Ca5a	0.110576	1.390118	-0.11878	-0.31093	-2.70663	-0.53145
27	Cadm1	1.122734	0.190483	1.354457	1.656647	2.438339	1.670994
28	Camk2n2	1.29113	1.241588	1.60996	2.829926	3.157466	1.678088
29	Carnmt1	2.797129	3.011944	2.493272	1.846866	1.428408	1.846016
30	Ccdc93	3.043328	3.765073	4.202981	2.568637	2.200971	2.836022
31	Ccl2	-0.83306	-0.69009	-1.20893	1.229515	1.194921	-1.72472
32	Cd101	-2.44137	-2.04152	-2.50839	-0.84386	-1.31886	-1.15243

图5–6–21　示例数据展示（8）

2. 安装与加载R包

```
install. packages(pheatmap)

library(pheatmap)
```

3. 输入数据

```
m <read.csv("C: \\Users\\wang\\Desktop\\heatmap.csv",header=TRUE,row.
```

```
names=1)
```

4. 绘图

pheatmap(x)（图5-6-22）。

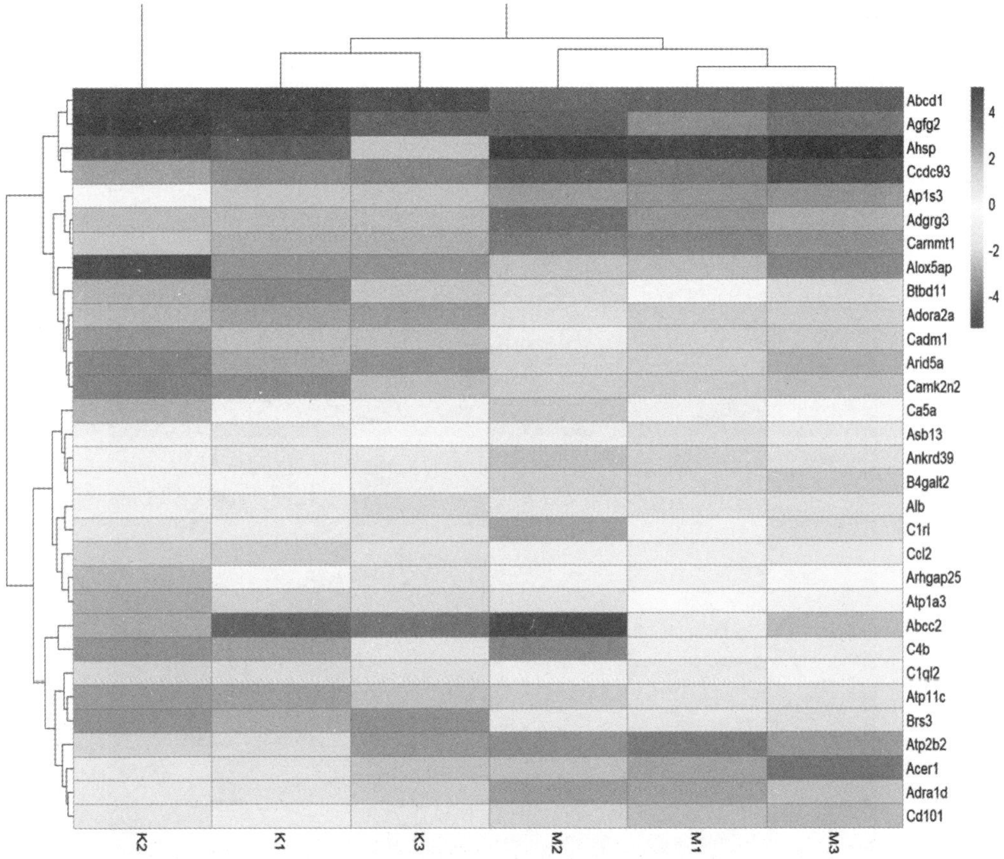

图5-6-22　图片展示（9）

5.数据处理及美化

```
data_centered <- t(scale(t(x), center = TRUE, scale = FALSE))
breaks <- seq(-2, 2, length.out = 101)
colors <- colorRampPalette(c("green", "black", "red"))(100)
pheatmap(data_centered,
```

clustering_distance_rows = "euclidean",

clustering_distance_cols = "euclidean",

clustering_method = "complete",

breaks = breaks,

color = colors)（图5-6-23）。

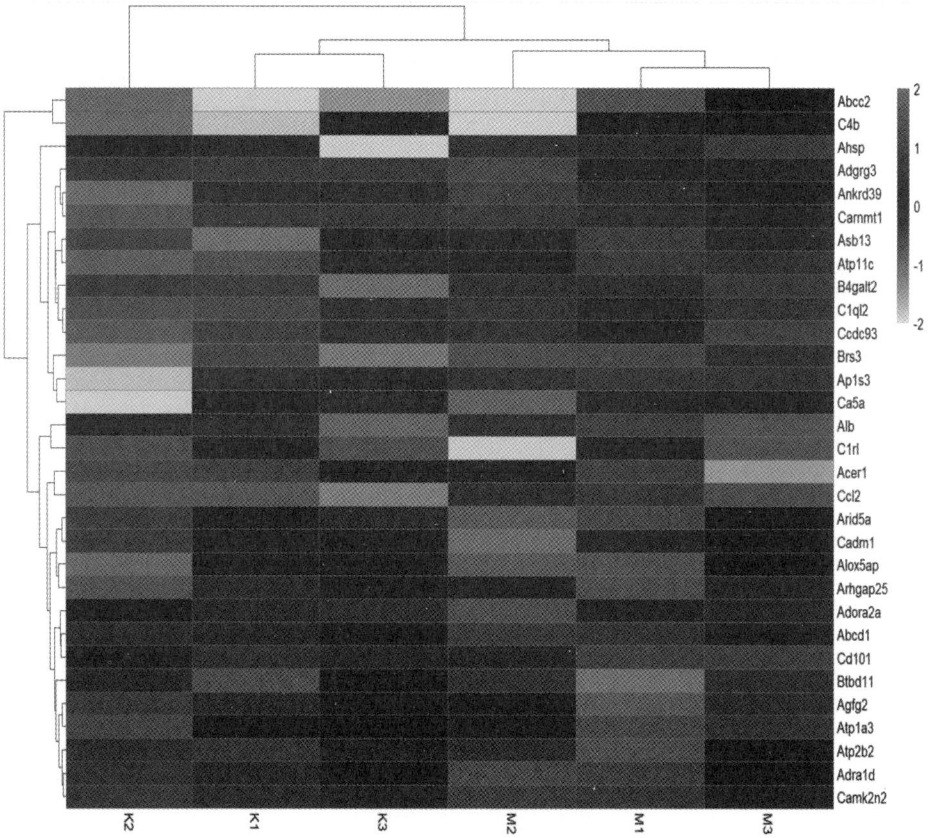

图5-6-23　图片美化

第六章　细胞培养技术

导读： 本章针对细胞培养中常见的污染、传代失败和细胞形态异常等问题，主要介绍了细胞原代培养、细胞传代、细胞冻存与细胞复苏的关键技术，详细阐述各步骤的操作要点与注意事项，指出实验中常见误区，并提出相应的预防措施，以提高实验准确性和可靠性；还编制了实用操作指南，帮助医学研究生规避风险。本章强调了无菌操作对细胞培养成功的重要性，并提供了具体解决策略与改进建议。

第一节　细胞原代培养

细胞原代培养是一种从生物体中直接获取组织或器官一部分进行培养的技术。主要通过两种方法获取原代细胞：一为组织块法，是将整块组织培养至其表面生成单层细胞；二为酶消化法，是通过酶消化或机械方法将组织分散为单个细胞，随后在培养基中进行培养。细胞原代培养为研究生物体细胞的生长、代谢和繁殖提供了重要手段，同时也为后续的传代培养奠定了基础。

一、组织块法

使用弯头剪精细地将组织剪成小块，确保每个组织块的大小均小于1 mm^3。

随后，使用Hanks液对组织块进行2~3次的彻底洗涤，并允许其自然沉淀。接着，通过吸管轻柔地移除上清液。最终，将处理好的组织块贴附于培养瓶内，并加入适量培养基进行培养。

二、酶消化法

将1 mm^3大小的组织块放入一个三角瓶内，加入10~30 mL 0.125%的胰蛋白酶。在37 ℃条件下用磁棒搅拌消化20~30 min后终止。使用数层无菌纱布过滤。取过滤液，1000 r/min离心5~10 min收集细胞。弃上清液，加入带有双抗的培养基，放入培养瓶并置于CO_2培养箱中培养。

以新生大鼠心肌细胞原代培养为例，具体实验步骤如下。

（一）实验材料准备

1. 动物

出生后1~3天SD乳鼠15只，雌雄均可。

2. 试剂

胰酶（含EDTA）、青链霉素、碳酸氢钠液、胎牛血清（FBS）、谷氨酰胺、D-Hank's液、BrdU（一种胸腺嘧啶核苷的类似物）、DMEM培养基等。

3.手术器械和仪器

铝盒、眼科直剪、眼科弯剪、玻璃培养皿（共2套，一套用于解剖取材，另一套用于剪碎心脏组织）、100 mL广口瓶（2个，分别装碘酒和酒精棉球）、500 mL烧杯、250 mL锥形瓶、15 mL和 50 mL离心管、磁力搅拌器和搅拌子、200目尼龙筛网。

（二）原代培养具体步骤

1. 配制试剂

按90% DMEM+10% FBS配制完全培养基，将胰酶用D-Hank's液配成0.06%的浓度，并放置于37 ℃水浴中温育。

2. 解剖取材

将乳鼠放入0.1%苯扎溴铵（新洁尔灭）浸泡一下后拿出，用碘酒棉球擦拭皮肤，再用酒精棉球脱碘。采用“三指法”提捏乳鼠，用眼科直剪从胸骨旁剪出约1 cm切口，暴露乳鼠心脏，直接剪下心室部分，放入水浴的D-Hank's液中。重复以上过程。取材完毕后，撤掉取材的手术器械。

3. 消化组织

剔除心脏周边的血凝块及纤维组织，用D-Hank's液清洗心脏组织，将洗净的心脏放在新的培养皿中，加少许0.06%胰酶，用眼科弯剪将心脏组织剪成1 mm^3大小的碎块，将剪碎的心脏和胰酶转入加了搅拌子的锥形瓶中，补加胰酶至终体积10 mL，加上塞子，放在37 ℃水浴中，调节转速至60 r/min左右，消化15 min。

4. 清除杂质

从水浴中取出锥形瓶，小心吸去上清液，上清液中的主要成分是血红细胞和成纤维细胞。

5. 消化细胞

加入10 mL新的胰酶，用一支新的吸管吹打溶液几次，机械分散细胞。37 ℃水浴中消化4~5次，每次10 min，收集上清液，并用等体积含10%胎牛血清的培养基终止消化。

6. 收集细胞

过200目筛网滤除组织碎块，收集上清液，1000 r/min离心5 min。离心后去除上清液，用含10%胎牛血清的培养基重悬细胞，并接种细胞到一个75 cm^2的培养瓶中。放置在培养箱中差速贴壁1.5 h后，弃贴壁细胞（主要是成纤维细胞和内皮细胞），将未贴壁的细胞悬液取出，台盼蓝拒染法计数后，加入培养液调整细胞浓度为（5~6）$\times 10^5$个/mL，接种到目的培养器皿中。

7. 纯化细胞

加入BrdU（终浓度为0.1 mmol/mL），以抑制成纤维细胞增殖。

8. 培养细胞

将细胞置于37 ℃、5%的CO_2培养箱中培养。接种24 h后，用温的培养基轻轻冲洗培养的心肌细胞一次，以去除未贴壁的细胞，更换新的培养液。

9. 观察鉴定

（1）形态观察：心肌细胞刚接种时形状为圆形或椭圆形，大约在24 h后基本贴壁，此时细胞伸出伪足，伪足在镜下为纤维状条索，细胞胞体则呈现不规则形状，如多角形，部分细胞有聚集倾向。

（2）搏动观察：分离成功的原代心肌细胞呈节律性搏动。当搏动比较微弱的时候在10倍物镜下可能看不到搏动，换成20倍或40倍的物镜可能会观察到。

（3）纯度鉴定：利用α-actin蛋白或心肌肌钙蛋白T双荧光法鉴定，荧光显微镜观察并采集图像，表达α-actin蛋白或心肌肌钙蛋白T的细胞为阳性细胞（图6-1-1）。

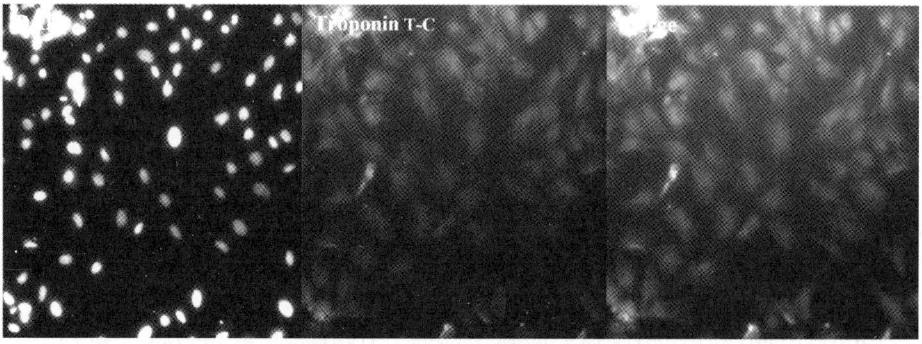

图6-1-1　原代心肌细胞（×20）

▲ 注意事项

①为了保证心肌细胞的活力，取心脏的操作过程要尽量快。另外，盛心脏的培养皿要放置在冰台上或者预冷的平衡盐液中。

②保证水浴温度恒定在37 °C，并且消化时间不超过15 min。

③不要过分吹打，否则会导致组织过度消化，一般37 ℃水浴搅拌消化10~15 min；如果乳鼠数目少（比如五六只的时候），消化时间可以减少为5~10 min，否则很容易消化过度。

第二节　细胞传代

细胞传代是将密度为90%左右的细胞稀释，分装到两个或两个以上的培养瓶或培养皿中使其继续生长的过程。

以一个T25瓶为例，传代前在倒置显微镜下观察细胞形态和生长密度，当细胞生长密度达到80%~90%时，即可进行传代。

一、贴壁细胞传代

（1）吸出原培养液并丢弃。

（2）加入1 mL左右磷酸盐缓冲液（PBS），轻轻晃动培养瓶润洗细胞，吸出PBS丢弃。

（3）加入1 mL左右胰酶，轻轻晃动培养瓶使之浸润所有细胞，放入培养箱中消化。

（4）消化时间根据细胞特性有所不同，显微镜下看到70%~80%细胞收缩变圆、细胞间隙变大等时可终止消化，全程不要拍打培养瓶。

（5）加入2 mL含血清的培养基终止消化，吹打细胞使之脱落，并在液体里反复吹打细胞（避免出现泡沫），使之呈单个细胞的悬浮液。

（6）收集细胞悬液于15 mL无菌离心管中。

（7）1000 r/min离心5 min，弃上清液。加入新的培养基重悬，按比例（1∶2、1∶3等）接种到新培养瓶，补足培养基，按“十”字轻轻摇晃使细胞均匀分布，拧松瓶盖或使用透气瓶盖进行培养。

（8）在培养瓶上写上细胞名称、代数、日期、培养人，便于管理追踪。随后将其放入CO_2培养箱中培养。

二、悬浮细胞传代

悬浮细胞传代方法分为直接传代法和离心传代法。

（一）直接传代法

（1）显微镜下观察到细胞状态良好，基本无细胞碎片。

（2）立起细胞瓶使细胞自然沉降，用吸头吸取1/2~2/3细胞上清液，弃掉。

（3）加入新鲜培养液重悬细胞，按比例（1：2、1：3等）接种于新的培养瓶中，补足培养液，摇匀，放置于培养箱中进行培养。

（二）离心传代法

（1）轻轻吹散悬浮细胞或直接吹打培养瓶底部使其悬浮，将细胞悬液收集到无菌离心管中，1000 r/min离心5 min，弃上清液。

（2）加入适量新鲜培养基重悬细胞，按比例接种至培养瓶。

（3）常规推荐以浓度（3~5）$\times 10^5$个/mL细胞传代，长到2×10^6个/mL细胞需要传代。

三、半贴壁半悬浮细胞传代

（1） 用移液器吸出培养液（含悬浮的细胞）并转移到15 mL无菌离心管中。

（2） 用1 mL PBS冲洗贴壁部分细胞，吸出PBS放入第1步装有培养液的离心管中收集（不要直接丢弃，里面有细胞）。

（3） 培养瓶中加入胰酶1 mL，放入培养箱静置消化。

（4） 消化时间根据细胞特性有所不同，显微镜下看到细胞明显收缩变圆，侧立培养瓶细胞可以滑落时可终止消化，全程不要拍打培养瓶。

（5） 用2 mL含血清的培养基终止消化，将消化下来的细胞悬液吹散后收集到第1步的离心管中。

（6）1000 r/min离心5 min，弃上清液。加入新的培养基重悬，按实际情况分瓶，放入培养箱中培养。

▲ 注意事项

①整个传代过程应在无菌条件下进行，以防止污染。

②细胞种类、细胞密度、细胞状态甚至胰酶的品牌，均会影响细胞的消化时间，所以消化的时候不要只看时间，而是以显微镜下细胞的状态来确定消化终点，部分难消化的细胞消化时间甚至可以长达15 min。

③细胞的传代比例通常说的是等体积的容器，不同容器需要换算。

第三节　细胞冻存

细胞冻存是将细胞保存在超低温环境中，暂时停止细胞的代谢活动，使细胞进入“冬眠”的一项技术，用于保存细胞样本以备将来使用，确保实验数据的稳定性和可重复性。

一、准备工作

（一）选择合适细胞株

挑选形态良好，处于对数生长期的细胞。

（二）制备冻存液

常采用70%基础培养基+20% FBS+10% DMSO制成的冻存液，也可购买商品化的细胞冻存液直接使用。

二、细胞冻存的具体步骤

（一）制备细胞悬液

贴壁细胞消化离心，悬浮细胞直接离心（1000 r/min），并计数。将细胞用冻存液稀释至适宜的浓度，通常为1×10^6个/mL。

（二）冷冻细胞

打开冻存管管盖，每管分装1 mL含细胞的冻存液，拧紧管盖，在冻存管上写上细胞名称、代数、日期、冻存人。

（三）冷冻存储

将冻存管转入程序降温盒于–80 ℃过夜，若没有程序降温盒，按照室温→4 ℃ 20 min→ –20 ℃ 30 min→ –80 ℃过夜，注意转移过程中要保冷，避免产生温差或冻存管融化。第二天从–80 ℃冰箱中取出冻存管并迅速将其转移到液氮中长期保存。

▲ 注意事项

①细胞冻存前，确保细胞生长状态良好，无污染。

②选择合适的冻存液和冻存设备，确保细胞在冷冻过程中损伤最小化。

③冻存管应标记清晰，包括细胞名称、代数、日期、冻存人。

④细胞离心后尽量吸干净上清液，减少培养基残留，避免稀释冻存液。

⑤定期检查冻存细胞，确保细胞质量。

第四节　细胞复苏

细胞复苏是通过快速融化的手段将冻存于液氮或–80 ℃冰箱中的细胞重新置于适宜的条件下，以恢复其生长和代谢活性。

一、准备工作

（一）仪器

CO_2培养箱、水浴锅、倒置显微镜、离心机、移液枪、无菌枪头、细胞培养皿/瓶。

（二）试剂

细胞培养基、双抗、FBS、75%乙醇。在生物安全柜或超净工作台中准备细胞培养瓶/皿，15 mL离心管。

二、细胞复苏的具体步骤

（一）解冻细胞

从液氮罐或-80 ℃冰箱中取出冻存管，迅速放入37 ℃水浴锅中，并轻摇解冻。注意冻存管口应保持在水面上，防止水进入冻存管。冻存管中的冰块基本融化后，用75%乙醇擦拭冻存管外表面，然后移入生物安全柜或超净工作台。

（二）细胞悬液制备

将解冻后的细胞悬液转移到15 mL离心管中，并加入1~2 mL预热的完全培养基，轻轻吹打使细胞重悬。

（三）离心

1000 r/min，离心5 min，弃去上清液，只留下沉淀的细胞。

（四）重悬细胞

向离心管中加入2~3 mL预热的完全培养基，轻轻吹打使细胞成单个细胞，将细胞悬液转入新的细胞培养瓶/皿中，并加入足够的培养基，轻轻摇晃使细胞均匀分布。在培养瓶/皿上写上细胞名称、代数、日期、培养人。

（五）培养与观察

将细胞培养瓶/皿，放入含有5% CO_2的37 ℃培养箱中培养。第二天观察细胞生长情况，并根据需要进行换液或传代培养。

（六）记录

在实验记录本上详细记录复苏细胞的名称、数量、复苏时间、存放部位等信息，以便追踪和管理。

▲ 注意事项
①冻存管在取出和放入水浴过程中不能倾斜或碰撞，避免冻存液泄漏或污染。
②整个复苏过程应在无菌条件下进行，以防止污染。
③在操作过程中，穿戴适当的防护服、手套和面罩，确保安全。

第五节　细胞培养常见问题分析

一、细胞生长缓慢或不生长

（1）劣质血清、培养基：更换高质量的培养基和血清，确保其无菌、无支原体污染，并保证在保质期内使用。

（2）环境参数异常：每天检查并记录细胞培养的环境参数，如温度、pH值、气体比例等，以便及时发现问题。

二、细胞形态异常

（1）支原体污染：定期进行支原体检测，确保细胞无支原体污染。

（2）营养不足：检查培养基和血清的质量，避免使用过期或劣质的试剂。

（3）有毒物质释放：降低细胞密度或更换培养基。

三、细胞凋亡

（1）培养条件不适：优化培养条件，如调整温度、pH值、气体比例等。

（2）基因突变：观察细胞形态和生长状况，可以尝试进行基因检测和药物筛选。

四、细胞培养中出现黑点

（1）血清质量不好：尽可能减少血清冻融次数。

（2）培养基的pH值偏高：培养基保持最佳pH值7.0~7.2。

（3）水质、容器不合格：严格控制配制培养基的水质，容器定期刷洗。

（4）细胞生长过老，破碎的细胞残骸：掌握细胞传代的最佳时机，切勿使细胞生长过老。

（5）细菌污染：直接丢弃污染细胞。

五、培养细胞不贴壁

（1）胰蛋白酶消化过度：缩短胰蛋白酶消化时间或降低胰蛋白酶浓度。

（2）支原体污染：分离培养物，检测支原体。清洁支架和培养箱。如发现支原体污染，则丢弃培养物。

细胞培养中的常见问题并不局限于上述几个，还有一些其他问题，如细胞出现突变、细胞凝固等。针对这些问题，可以进一步深入研究并寻找解决方法。同时，注意维持实验室的清洁和规范操作也是解决这些问题的关键。

第七章　分子生物学技术

导读：本章针对分子生物学实验中常见的免疫印迹无信号、PCR无Ct值等问题，主要介绍了免疫印迹、聚合酶链反应、生物大分子相互作用及分子克隆的关键技术，全面覆盖其原理、操作步骤及潜在问题的识别。本章强调了免疫印迹和聚合酶链反应实验中问题的识别与解决方法，详细解析了实验流程，直面常见实验难题，并提供了针对性解决策略，以确保实验的准确性和重复性。

第一节　免疫印迹技术

免疫印迹（Western blotting）技术，也称为蛋白印迹技术，旨在检测特定蛋白质在生物样本中的存在及其表达水平。该技术的基本流程涉及将复杂生物样本中的目标蛋白质有效分离，通过转膜技术将其转移至固定介质之上。最终，利用特异性抗体与目标蛋白质之间的高度亲和力进行特异性识别与结合，进而通过化学信号或光信号转换技术实现蛋白质的精确检测。

免疫印迹技术可以分为组织采集或细胞培养、样品制备、SDS-PAGE、转膜、抗体孵育和信号检测等步骤（图7-1-1）。

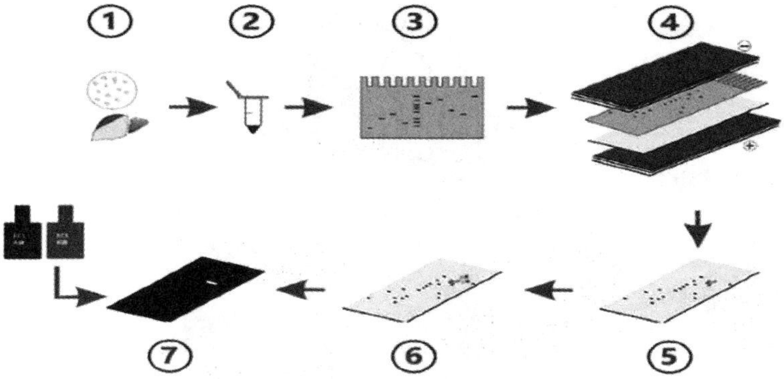

图7-1-1　免疫印迹步骤

一、实验材料准备

（一）材料

组织或细胞。

（二）试剂

RIPA试剂/细胞组织裂解液、BCA蛋白定量试剂盒、蛋白电泳凝胶制备试剂盒、蛋白上样缓冲液、SDS-PAGE电泳液、Tris-Glycine转膜缓冲液、洗膜液、脱脂奶粉、抗体稀释液、丽春红染液、ECL发光液。

（三）仪器

酶标仪、免疫印迹制胶电泳系统（图7-1-2）、湿转系统（图7-1-3）、金属浴、低温离心机、全自动化学发光成像仪等。

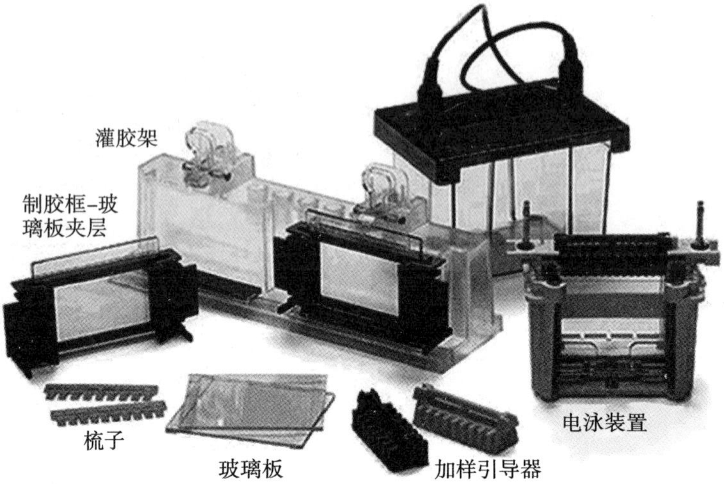

图7-1-2　免疫印迹制胶电泳系统

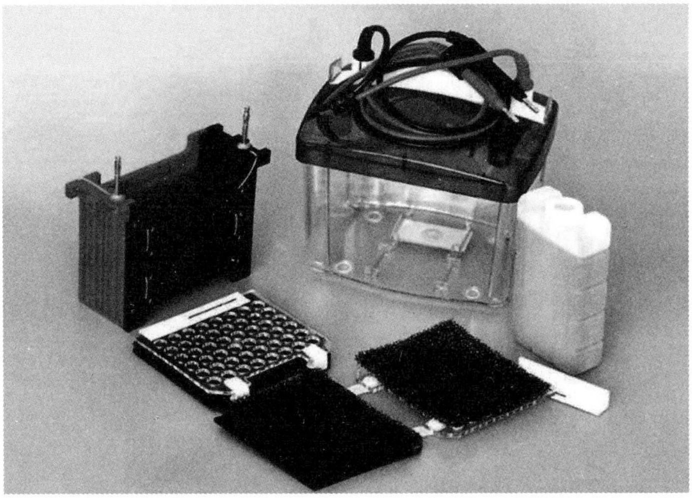

图7-1-3　湿转系统

二、免疫印迹具体实验步骤

（一）样品制备

（1）用蛋白裂解液重悬细胞或组织，置于冰上30 min，充分裂解。

（2）4 ℃下12000 g，离心15 min，将得到的上清液转移到一个新的1.5 mL离心管中，BCA法于酶标仪上测定蛋白浓度。

（3）加5×蛋白上样缓冲液［含二硫苏糖醇（DTT）］于蛋白样品中，混匀后，100 ℃金属浴加热5~10 min，使蛋白变性。

（4）冷却至室温后，10000~14000 g 离心2~5 min，取上清液待上样电泳。

（二）SDS-PAGE

（1）将制作凝胶的玻璃板洗净，烘干。

（2）将厚板和薄板夹好，固定于灌胶架上，保持板和水平面垂直。

（3）用微量移液器将分离胶加入玻璃板中，大约占整个高度的70%，加完后，迅速覆盖一水层，使胶面整齐。

（4）分离胶完全凝固后，倒去上层覆盖的水，并用滤纸将多余的水分吸干。将浓缩胶迅速加入胶板，加满后插上样品梳。

（5）浓缩胶完全凝固后，缓慢拔出样品梳，并保持胶孔完整。

（6）装好垂直电泳装置，加入SDS-PAGE电泳液。根据样品浓度，选择适当的上样量（10~20 μL）进行电泳。电泳开始时，电泳电压为80 V，当样品中的溴酚蓝电泳至分离胶界面时，调整电压为150 V，直到溴酚蓝移动到凝胶底部。关闭电源，取出凝胶。

（三）转膜

以湿转为例，准备夹板、滤纸、PVDF膜（用甲醇提前润湿），取出凝胶并切下蛋白和Marker所在的凝胶，制成“三明治”的形式（从下到上分别为黑板、滤纸、切下的凝胶、PVDF膜、滤纸、白板）（图7-1-4），整个过程浸泡于转膜液中完成。放置的时候要把各层的气泡赶出去，以免影响转膜的效果。然后放入转膜槽中（置于冰上），加入冰块和电转液，240 mA恒流电转90 min。

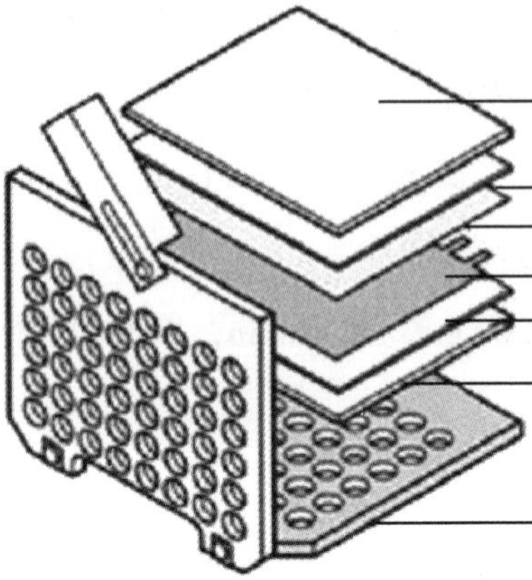

图7-1-4　转膜夹层示意

（四）封闭

转膜结束后，把“三明治”夹板取出，用镊子把PVDF膜夹出放到装有丽春红染料的皿中3~5 min，把PVDF膜拿出观察蛋白的条带是否均匀，用蒸馏水洗去丽春红染料。配制5%脱脂牛奶封闭液，将PVDF膜置于封闭液中于摇床上室温1 h或4 ℃过夜。

（五）一抗孵育

用洗膜液洗膜5 min。按照抗体说明书稀释一抗制成一抗工作液，将PVDF膜浸泡入一抗工作液中，置于摇床上孵育，4 ℃过夜或室温2 h。

（六）洗涤

一抗回收留下次使用，用洗膜液清洗膜3次，每次10 min。

（七）二抗孵育

按照抗体说明书稀释二抗，将PVDF膜浸泡入二抗工作液中，置于摇床上孵育，4 ℃过夜或室温1 h。

（八）洗涤

二抗回收留下次使用，用洗膜液清洗膜3次，每次10 min。

（九）信号检测

沥干水分，将膜置于化学发光成像仪中，均匀加入ECL发光液。根据仪器说明操作仪器进行发光显影。

（十）分析与记录

使用成像系统或者X线片记录结果。使用Image Lab或专业的图像分析软件（如Image J、Quantity One等）对WB条带进行量化。这些软件可以自动测量条带的面积、灰度值或强度，并生成定量数据。通常对免疫印迹的结果条带的灰度值进行计算并做统计分析——目的蛋白的灰度值除以内参的灰度值，以校正误差，所得结果代表某样品的目的蛋白相对含量。

本书重点讨论实验中常用的免疫印迹技术，其他如DNA印迹技术、RNA印迹技术等分子杂交技术不再详述。

三、免疫印迹技术常见问题分析

（一）无信号

（1）一抗和二抗不匹配：二抗和一抗宿主的物种需相同（如一抗来源于兔，二抗为抗兔抗体）。

（2）抗原量不足：每泳道蛋白上样量不低于20~30 μg，使用蛋白酶抑制剂并设置阳性对照。

（3）组织中目的蛋白含量低：浓缩使信号最大化。

（4）转膜不充分：使用可逆染色剂如丽春红S检测转膜效果，检查转膜操作是否正确。PVDF膜需预先浸在甲醇中，然后浸到转膜缓冲液中。

（5）抗体失效：使用新鲜抗体，重复使用有效浓度会降低。

（6）检测试剂盒过期和底物失活：使用在保质期内的检测试剂盒和新鲜的底物。

（二）背景偏高

（1）未进行非特异性封闭或封闭不充分：延长封闭时间，考虑更换合适的封闭剂。推荐5%脱脂奶粉、3%牛血清白蛋白（BSA）或血清封闭30 min。

（2）一抗浓度过高：稀释抗体至合适浓度，以更高稀释度抗体孵育更长时间（耗时长但特异性结合最好）。

（3）孵育温度过高：4 ℃下孵育。

（4）未结合蛋白质洗涤不充分：增加洗涤次数。

（5）膜的选择导致的高背景：NC膜比PVDF膜背景低。

（三）多带现象

（1）细胞传代次数过多，使其蛋白表达不同：使用原始未传代的细胞株，和现在的细胞株一起做平行对照实验。

（2）蛋白样本降解（蛋白质分子量降低）：在样品缓冲液中加入足够的蛋白酶抑制剂。

（3）一抗浓度过高，高浓度时常出现多条蛋白带：降低抗体浓度和（或）孵育时间。

（4）靶蛋白形成多聚体：SDS-PAGE电泳上样前，煮沸10 min而不是5 min，使蛋白质解聚。

（四）背景有不均匀的白色斑点

（1）膜上有气泡：应在转膜过程中尽量去除气泡。

（2）抗体在膜上分布不均：抗体孵育时保持摇动。

（五）背景有黑色斑点

抗体结合了封闭剂，应过滤封闭剂。

（六）深背景出现白色条带（非预期背景）

一抗或二抗加入过多，应稀释抗体的浓度。

（七）“微笑”条带

（1）迁移速度过快：降低电泳电压。

（2）电泳温度过高：降低迁移速度或低温电泳（冷库或冰上）。

第二节　聚合酶链反应技术

聚合酶链反应（polymerase chain reaction，PCR）技术，是在体外快速扩增特定DNA片段的技术，它能以极少量的DNA为模板，在几小时内复制出上百万份的DNA拷贝。

一、PCR具体实验步骤

PCR特异性主要依赖于与靶序列两端互补的寡核苷酸引物。PCR由变性、退火和延伸三个基本反应步骤构成（图7-2-1）。

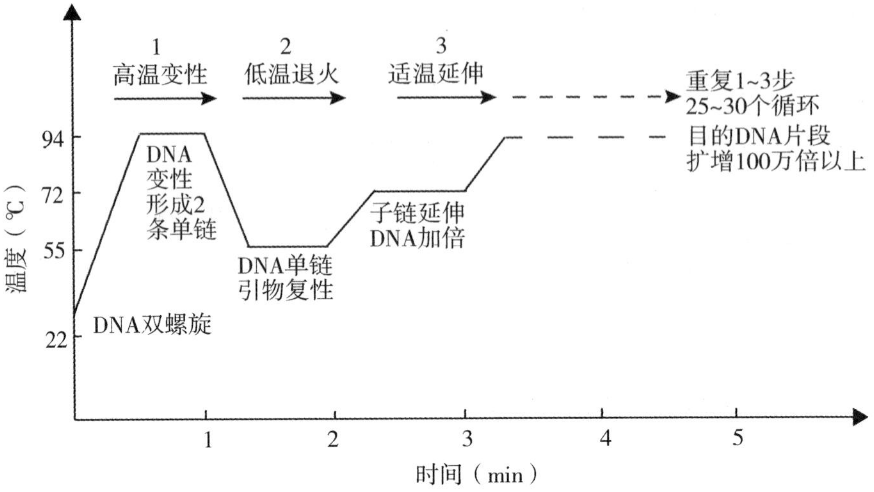

图7-2-1 PCR基本步骤

（一）变性

DNA模板经过高温（95 ℃左右）加热一段时间后，解离成单链。

（二）退火

温度降至55 ℃左右时，引物与模板DNA单链按碱基互补配对原则互相结合。

（三）延伸

温度调至72 ℃左右，DNA模板和引物在Taq DNA聚合酶的作用下，按碱基配对与半保留复制原理，沿着5′→3′ 的方向合成一条新的与模板DNA链互补的半保留复制链。经过变性、退火和延伸重复若干个循环后，就能将目的基因扩增放大几百万倍。

二、PCR的分类

（一）普通 PCR

普通PCR即第一代PCR，普通PCR扩增仪即可扩增靶基因，并通过琼脂糖凝胶电泳对产物进行定性分析。

（二）实时荧光定量PCR

实时荧光定量PCR（real-time fluorescence quantitative PCR），以下简称qPCR，是指在PCR扩增反应体系中加入荧光染料或者荧光基团，在整个PCR反应过程中通过收集荧光信号来实时监测每一个循环中扩增产物量的变化（图7-2-2），最后通过Ct值和标准曲线对待测检测样品进行定量分析。qPCR在聚合酶链反应扩增过程的“延伸”段，对荧光探针标记的靶基因荧光信号进行实时采集，通过3个参数（荧光信号-Ct值-靶基因的起始浓度）间的关系，最终确定靶基因的拷贝数或基因的表达水平。

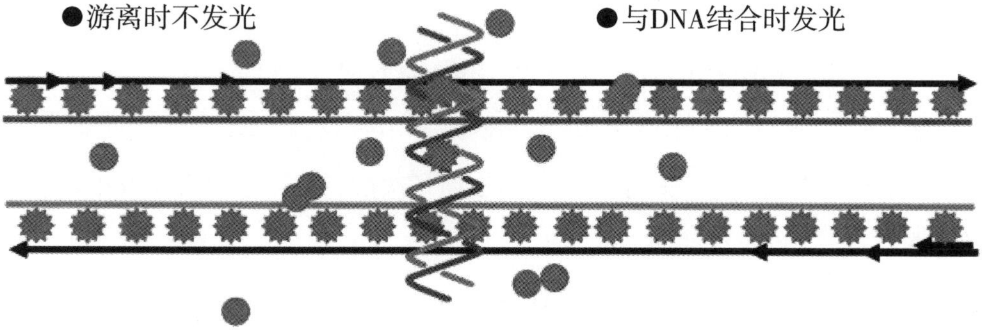

图7-2-2　qPCR荧光信号检测

在qPCR扩增过程中，荧光信号被收集，转化为扩增和熔解曲线。具体数据就是基线，荧光阈值和Ct值（图7-2-3）。

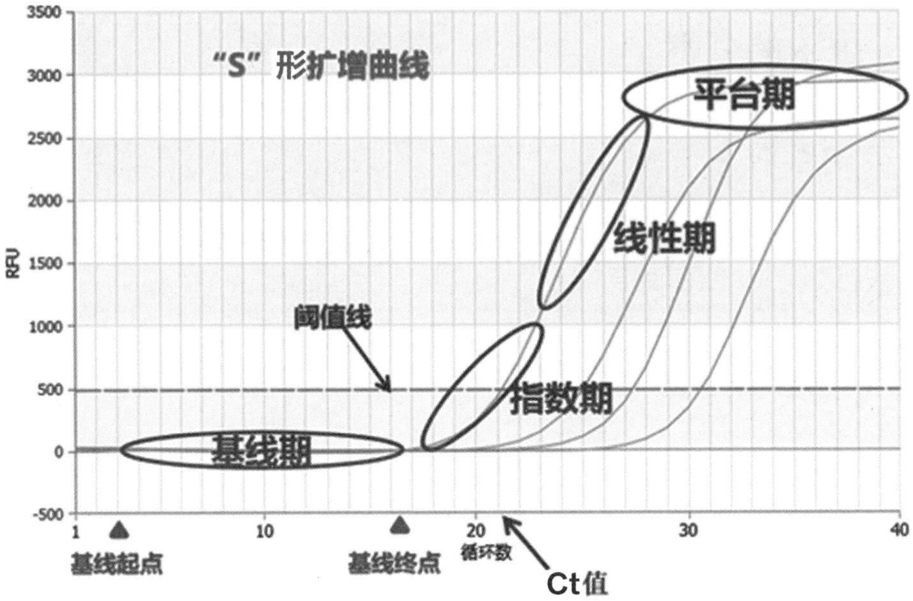

图7-2-3　qPCR扩增曲线

1. 基线

一般来讲，第3~15个循环的荧光值就是基线，是由于测量的偶然误差引起的，一般由仪器自动计算所得。

2. 阈值

qPCR仪软件通常将阈值自动设置为基线荧光值标准差的10倍，无须我们手动设定。在实际操作中也可以手动调节，位于指数期就可以。

3. Ct值

Ct值就是荧光值达到阈值时候的PCR循环次数，所以是一个没有单位的参数，跟初始模板的量成反比。

qPCR常用的方法主要有两种：TaqMan探针法和SYBR Green染料法。

（1）TaqMan探针法：TaqMan探针是在探针的5′端存在一个报告荧光基团，在探针的3′端有一个荧光淬灭基团。PCR反应开始，探针游离于体系中完整存在，报告荧光基团并不会发出荧光，当退火时，引物和探针结合于模板，在延伸阶段，聚合酶不断地合成新链，DNA聚合酶将探针从模板上水解下来，报告荧光基团和淬灭荧光基团分开，释放荧光信号。由于探针和模板存在一对一的关系，所以在试验的精确度和灵敏度上，探针法都要优于染料法。

优点：检测特异性强；灵敏度高；适合进行多重qPCR检测；PCR后续无须处理，节省时间和原料成本。

缺点：需要根据不同的序列，合成不同的探针；探针的水解依赖Taq酶外切酶的活性，定量时容易受试剂和酶性能影响；淬灭难以彻底，本底较高；检测结果很难判断实际的扩增特性。

（2）SYBR Green染料法：SYBR Green Ⅰ是荧光定量PCR中最常用的荧光染料，它能够与所有的双链DNA结合。在PCR反应体系中，加入SYBR Green Ⅰ，它就会在过程中与双链DNA结合，从而产生荧光信号。因此，反应中发出的全部荧光信号就会与反应中双链DNA的量成正比，荧光强度也会随着产物的增加而增加。但是由于染料与双链DNA是非特异性结合，因此可能产生假阳性的结果。

优点：价格相对较低；使用方便；对DNA模板没有选择，通用性好；检测灵敏度高。

缺点：可能产生假阳性结果，需要通过熔解曲线分析识别扩增产物的特异性；需要不断优化反应体系以降低非特异性扩增；不适合进行多重qPCR检测。

（三）逆转录PCR

逆转录PCR或者称反转录PCR（reverse transcription-PCR，RT-PCR），是PCR的一种广泛应用的变形。由一条RNA单链转录为互补DNA（cDNA）称作“逆转录”，由依赖RNA的DNA聚合酶来完成。作为模板的RNA可以是总RNA（Total RNA）、mRNA或体外转录的RNA产物。无论使用何种RNA，关键是确保RNA中无RNA酶和基因组DNA的污染。RT-PCR一般通过一步法或两步法进行，一步法是RT反应和PCR反应在同一试管中进行；而在两步法中两个反应是分开依次进行的。

（四）实时荧光定量逆转录PCR

实时荧光定量逆转录PCR是qPCR和RT-PCR的组合，其中的“RT”是逆转录的意思，所以RT-qPCR是结合了荧光定量技术的逆转录PCR，即以mRNA或总RNA为模板，先反转录得到cDNA，再以cDNA为模板，通过荧光定量PCR进行定量检测分析。

具体实验步骤（图7-2-4）如下。

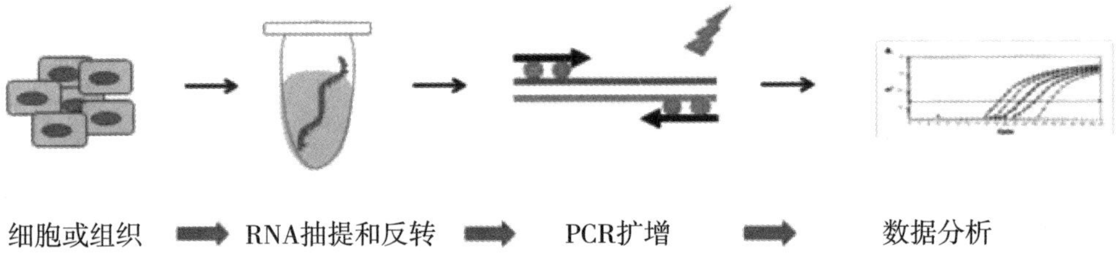

图7-2-4　RT-qPCR实验步骤

1. 引物设计

除了遵循一般的引物设计原则外，产物长度应控制在80~150 bp。如果文献中有相应引物可以直接使用文献中的引物，也可以自己设计。引物设计软件有Oligo 6、Paper、Primer Premier 6等。

2. RNA的提取

提取RNA可用试剂盒，如QIAGEN RNeasy Mini Kit，按照试剂盒说明书操作。

▲ 注意事项

①戴一次性干净手套，可以防止实验者的汗液造成污染。

②使用RNA操作专用实验台。

③在操作过程中避免讲话，防止实验者唾液中的RNA分解酶造成污染。

3. 反转录

实验方法同RT-PCR，通常对总RNA样品进行DNase Ⅰ处理，以去除残存的基因组DNA。采用一些试剂盒，如某公司的试剂盒PrimeScript RT reagent Kit with gDNA Eraser可以去除基因组DNA。反转录步骤如下。

（1）去除基因组DNA反应：按如下成分（表7-2-1）于冰上配制反应混合液。

表7-2-1　DNA去除体系

试剂	使用量
5×gDNA 去除缓冲液	2.0 μL
gDNA 去除剂	1.0 μL
总RNA	≤7.0 μL（qPCR法最多可使用1 μg的总RNA，探针qPCR分析法最多可使用2 μg的总RNA）
无RNA酶去离子水	补水至10 μL

配制好反应体系后，置于42 ℃下反应2 min或者室温下反应5 min（本实验置于42 ℃下反应2 min）。

（2）反转录反应：反应液（图7-2-5）配制请在冰上进行。

<TB Green qPCR法、探针qPCR分析法>

试剂	使用量
步骤1的反应液	10.0 μL
PrimeScript RT Enzyme Mix I	1.0 μL
RT Primer Mix	1.0 μL
5 × PrimeScript Buffer 2 (for Real-time)	4.0 μL
RNase Free dH_2O	4.0 μL
Total	20.0 μL

↓

37 ℃ 15 min

85 ℃ 5 s

4 ℃

图7-2-5　反转录体系

4. qPCR反应

（1）体系配制：以某公司的试剂盒TB Green® Premix Ex Taq™ Ⅱ（Tli RNaseH Plus），Bulk为例，按表7-2-2配制PCR反应液（反应液配制请在冰上进行）。

表7-2-2　qPCR体系

试剂	使用量	终浓度
PCR预混合液（2×）	10 μL	1 ×
PCR 上游引物（10 μmol/L）	0.8 μL	0.4 μmol/L
PCR 下游引物（10 μmol/L）	0.8 μL	0.4 μmol/L
ROX 参比染料	0.4 μL	1 ×
DNA模板（<100 ng）	2 μL	
灭菌水	6 μL	
总体积：20 μL		

（2）程序设置：建议采用下列图表显示的两步法PCR反应程序（图7-2-6）。

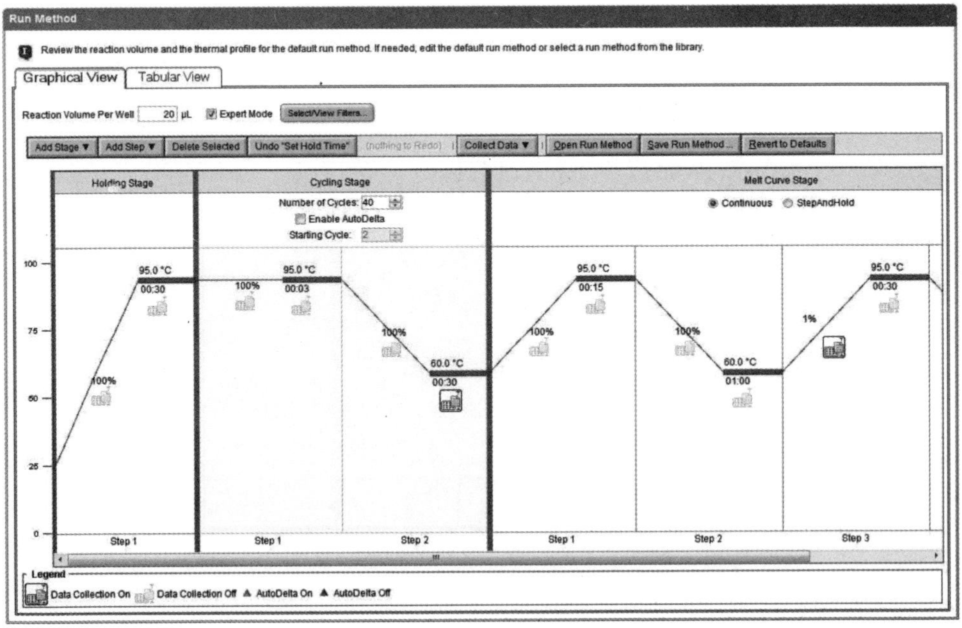

图7-2-6　两步法PCR反应程序

若使用Tm值较低的引物或两步法PCR反应扩增性能较差时，可以尝试进行三步法PCR扩增反应。

7500 Fast Real-time PCR System两步法PCR扩增标准程序：

Holding Stage

Step 1：95 ℃ 30 s

Cycling Stage

Number of Cycles：40

Step 1：95 ℃ 3 s

Step 2：60 ℃ 30 s

Melt Curve Stage

（3）观察结果：反应结束后确认qPCR的扩增曲线和熔解曲线，进行PCR定量时制作标准曲线等。分析方法参见购买的仪器操作手册。

5. 数据分析

（1）绝对定量：绝对定量是用一系列已知浓度的标准品制作标准曲线，在相同的条件下目的基因测得的荧光信号量同标准曲线进行比较，从而得到目的基因的量。该标准品可以是纯化的质粒DNA、体外转录的RNA或者是体外合成的单链DNA（ssDNA）。检测给定数量的样品中靶基因mRNA拷贝数。

（2）相对定量：相对定量是检测实验组和对照组中靶基因的倍数差异。如果对RNA模板的数量不能精确定量，或者只需要知道目的基因的表达差异时，可以使用相对定量法，但需要进行归一化处理。

（3）相对定量计算方法：常用的相对定量数据分析方法有双标曲线法，ΔCt法，$2^{-\Delta\Delta Ct}$法（Livak法），用参照基因的ΔCt法和Pfaffl法（表7-2-3）。

表7-2-3　相对定量计算方法

数据处理方法	参考条件	数据处理方法
双标曲线法	不受扩增效率差异的干扰。对每一个基因、每一轮实验都必须做标准曲线，而且必须有固定的标准品做标准曲线	表达水平=实验组目的基因表达量/实验组内参表达量/对照组目的基因表达量/对照组内参表达量
ΔCt法	扩增效率为100%，仅需目标基因	表达水平=$2^{-\Delta Ct}=2^{-(E-A)}$
$2^{-\Delta\Delta Ct}$法（Livak法）	目的基因和参照基因扩增效率都接近100%，且相对偏差不超过5%，需要目标基因和参照基因（90%~110%都是可以接受的）	表达水平=$2^{-\Delta\Delta Ct}=2^{-[(E-F)(A-B)]}$
用参照基因的ΔCt法	同$2^{-\Delta\Delta Ct}$法	表达水平=$2^{(F-B)-(E-A)}$
Pfaffl法	目的基因和参照基因扩增效率不同，但目的基因间的扩增效率相同	表达水平=C实验$^{(A-E)}$/C对照$^{(B-F)}$

注：*A*为对照组目的基因Ct值，*B*为对照组参照基因Ct值，*E*为实验组目的基因Ct值，*F*为实验组参照基因Ct值。

三、qPCR常见问题分析

（一）无Ct值出现

（1）引物或探针降解：可通过PAGE电泳检测其完整性。

（2）模板降解：避免样品制备中杂质的引入及反复冻融的情况。

（二）Ct值出现过晚（Ct值＞38）

（1）扩增效率低：设计更好的引物或探针；改用三步法进行反应；适当降低退火温度；增加镁离子浓度等。

（2）PCR产物太长：采用80~150 bp的产物长度。

（三）标准曲线线性关系不佳

（1）标准品出现降解：应避免反复冻融，或重新制备并稀释标准品。

（2）引物或探针不佳：重新设计更好的引物和探针。

（四）负对照有信号

（1）引物浓度不佳：适当降低引物的浓度，注意上下游引物的浓度配比。

（2）模板有基因组的污染：RNA提取过程中避免基因组DNA的引入。

第三节　生物大分子相互作用研究技术

生物大分子之间可相互作用并形成各种复合物，生物体内所有重要生命活动均是由这些复合物完成的。研究细胞内各种生物大分子的相互作用方式，分析各种蛋白质与DNA、蛋白质与蛋白质、蛋白质与RNA的组成和作用方式有助于理解生命活动的基本机制。

一、染色质免疫沉淀技术

染色质免疫沉淀（chromatin immuno-precipitation，ChIP）技术是目前研究体内DNA与蛋白质相互作用的方法，以研究转录因子与DNA结合位点的序列信息为目的。

ChIP的一般流程：甲醛处理细胞→交联，超声破碎→加入目的蛋白抗体，与靶蛋白-DNA复合物相互结合→加入蛋白A（protein A），结合抗体-靶蛋白-DNA复合物，并沉淀→对沉淀下来的复合物进行清洗，去除一些非特异性结合→洗脱，得到富集的靶蛋白-DNA复合物→解交联，纯化富集的DNA片段

→PCR分析（图7-3-1）。

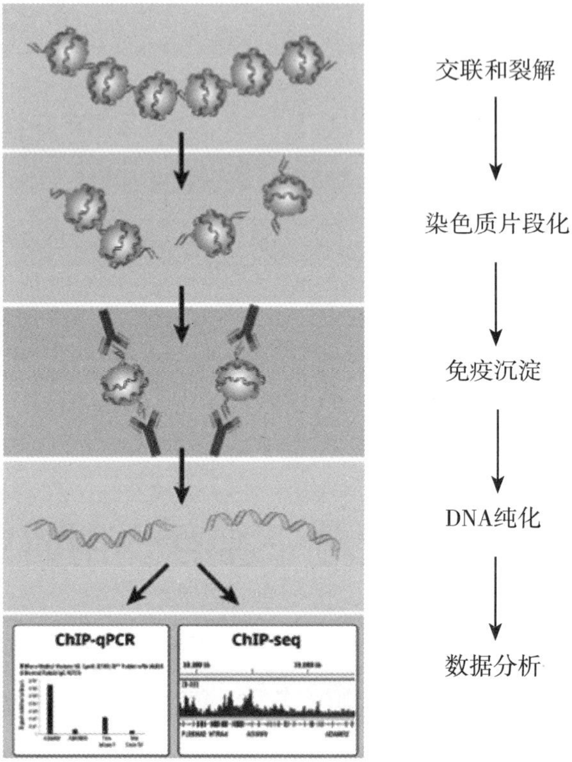

图7-3-1 ChIP实验步骤

（一）实验材料准备

1. 样本

细胞。

2. 试剂

甲醛、甘氨酸、PBS、SDS裂解液（SDS Lysis Buffer）、洗脱液、牛胰核糖核酸酶A（RNase A）、蛋白酶 K（Proteinase K）、PCR纯化试剂盒、蛋白酶抑制剂混合物（Protease Inhibitor Cocktail，PIC）等。

3. 仪器

超声仪、电泳仪、离心机、垂直混匀器等。

（二）ChIP具体实验步骤

1. 细胞固定

（1）细胞在直径10 cm的培养皿上生长到80%~90%。当第一次使用细胞系做实验时，另外培养两个培养皿，一个用于预测细胞数量，另一个用于优化超声条件。

（2）去除上清培养液，加入10 mL 含10%甲醛的1×PBS（加270 μL 37%甲醛到10 mL PBS中）固定交联细胞，置于室温10~20 min。

（3）加入1 mL 1.25 mol/L甘氨酸（终浓度为0.125 mol/L），放在室温5 min终止交联反应。

注意：从这一步开始，把所有东西放在冰上或者4 ℃下，包括离心步骤。

（4）吸走上清液后，用10 mL预冷1×PBS洗两遍，以去除残留的甲醛。

（5）加入4~5 mL预冷1×PBS，覆盖培养皿的表面，细胞刮刀收集细胞并将其转移到15 mL离心管中。2000 g、4 ℃离心5 min收集细胞。

（6）弃上清液，按照细胞量，加入SDS 裂解液，使得细胞终浓度为每200 μL含2×10^6个细胞，同时加入PIC。

（7）用超声仪把DNA打碎，长度为200~1000 bp，把样品放在冰上操作。

2. 抗体孵育

（1）超声破碎结束后，10000 g、4 ℃离心10 min，吸取上清液。

（2）留取300 μL做实验，其余保存于−80 ℃冰箱中。

（3）300 μL中，100 μL加抗体作为实验组；100 μL不加抗体作为对照组；100 μL加入4 μL 5 mol/L的NaCl（NaCl终浓度为0.2 mol/L），65 ℃处理3 h解交联，跑电泳，检测超声破碎的效果。

（4）在100 μL的超声破碎产物中，加入900 μL ChIP稀释缓冲液和20 μL的50×PIC，再各加入60 μL 蛋白A 琼脂糖/鲑鱼精DNA。4 ℃颠转混匀1 h。

（5）1 h后，4 ℃静置10 min沉淀，700 g 离心1 min。

（6）各留取20 μL上清液作为Input。一管中加入1 μL抗体，另一管中则不加抗体。4 ℃颠转过夜。

3. 免疫复合物沉淀清洗

（1）孵育过夜后，每管中加入60 μL 蛋白A 琼脂糖/鲑鱼精 DNA。4 ℃颠转2 h。

（2）4 ℃静置10 min后，700 g 离心1 min。去除上清液。

（3）依次用下列溶液清洗沉淀复合物。清洗步骤：加入溶液，在4 ℃颠转10 min，4 ℃静置10 min沉淀，700 g 离心1 min，去除上清液。

低盐洗涤缓冲液（0.1% SDS、1% Triton X–100、2 mmol/L EDTA、20 mmol/L Tris–HCl pH 8.0、150 mmol/L氯化钠）洗一次，高盐洗涤缓冲液（0.1% SDS、1% Triton X–100、2 mmol/L EDTA、20 mmol/L Tris–HCl pH 8.0、500 mmol/L氯化钠）洗一次，氯化锂洗涤缓冲液（0.25 mol/L氯化锂、1% NP–40、1%去氧胆酸钠、1 mmol/L EDTA、10 mmol/L Tris–HCl pH 8.0）洗一次；TE缓冲液（10 mmol/L Tris pH 8.0、1 mmol/L EDTA）洗两次。

（4）清洗完毕后，开始洗脱。

注意：从这一步开始，所有操作都在室温下进行。

洗脱液的配方：100 μL 10% SDS，100 μL 1 mol/L $NaHCO_3$，800 μL ddH_2O，共1 mL。每管加入250 μL洗脱液，室温下颠转15 min，静置离心后，收集上清液。重复洗涤一次。最终的洗脱液为每管500 μL。

（5）每管中加入20 μL 5 mol/L NaCl（NaCl终浓度为0.2 mol/L），混匀65 ℃解交联过夜。

4. DNA回收

（1）解交联结束后，每管加入1 μL RNase A，37 ℃孵育1 h。

（2）每管加入10 μL 0.5 mol/L EDTA，20 μL 1 mol/L Tris–HCl（pH 6.5），2 μL 10 mg/mL蛋白酶K。45 ℃处理2 h。

（3）DNA片段可使用PCR纯化试剂盒或苯酚-氯仿萃取法进行纯化。最终的样品溶于100 μL ddH_2O。

5. PCR分析

（1）DNA水平通常采用实时定量PCR法进行测定。引物和探针通常使用实时PCR仪提供的软件或在线设计工具进行设计。

（2）使用染色质免疫沉淀测序（ChIP-seq）方法时，也可以通过测序进行DNA水平分析。

▲ 注意事项

①超声时断时续，保证低温，注意探头位置，防止产生泡沫。

②选择能够做ChIP实验的抗体。

③阴性对照用实验抗体同型的免疫球蛋白（IgG）作为抗体。

④阳性对照一般用RNA Polymerase Ⅱ或者Histone H3（组蛋白）抗体。

二、免疫共沉淀技术

免疫共沉淀（co-immunoprecipitation，Co-IP）是以抗体和抗原之间的专一性作用为基础，确定两种蛋白质在完整细胞内生理性相互作用的有效方法。

目前多用精制的蛋白A预先结合固化在琼脂糖珠上，使之与含有抗原的溶液及抗体反应后，琼脂糖珠上的蛋白A就能吸附抗原达到精制的目的。

（一）实验材料准备

1. 试剂

PBS、蛋白酶抑制剂、磷酸酶抑制剂、RIPA裂解液、蛋白A琼脂糖珠、BCA蛋白定量试剂盒等。

2. 仪器

离心机、电泳仪、摇床等。

（二）Co-IP具体实验步骤

（1）用预冷的PBS洗涤细胞两次，最后一次吸干PBS。

（2）加入预冷的RIPA裂解液（直径10 cm的培养皿或150 cm^2培养瓶，10^7个细胞中加入1 mL RIPA）。

（3）用预冷的细胞刮子将细胞从培养皿或培养瓶上刮下，把悬液转到1.5 mL的EP管中，4 ℃，缓慢晃动15 min（EP管插冰上，置水平摇床上）。

（4）4 ℃、14000 g离心15 min，立即将上清液转移到一个新的离心管中。

（5）准备蛋白A琼脂糖珠，用PBS洗两遍珠子，然后用PBS配制成50%浓度（建议减掉枪尖部分，避免在涉及琼脂糖珠的操作中破坏琼脂糖珠）。

（6）每1 mL总蛋白中加入100 μL 蛋白A琼脂糖珠（50%），4 ℃摇晃10 min（EP管插冰上，置于水平摇床上），以去除非特异性杂蛋白，降低背景。

（7）4 ℃、14000 g 离心15 min，将上清液转移到一个新的离心管中，去除蛋白A珠子。

（8）测定蛋白浓度，测前将总蛋白浓液至少稀释至原来的1/10，以减少细胞裂解液中去垢剂的影响（定量，分装后，可以在−20 ℃下保存一个月）。

（9）用PBS将总蛋白稀释到约1 μg/μL，以降低裂解液中去垢剂的浓度，如果目的蛋白在细胞中含量较低，则总蛋白浓度应该稍高（如10 μg/μL）。

（10）将一定体积的兔抗加入500 μL总蛋白中，抗体的稀释比例因目的蛋白在不同细胞系中的多少而异。

（11）4 ℃缓慢摇动抗原抗体混合物过夜或室温2 h，激酶或磷酸酯酶活性分析建议用2 h室温孵育。

（12）加入100 μL 蛋白A琼脂糖珠来捕捉抗原抗体复合物，4 ℃缓慢摇动抗原抗体混合物过夜或室温1 h，如果所用抗体为鼠抗或鸡抗，建议加2 μL“过渡抗体”（兔抗鼠IgG，兔抗鸡IgG）。

（13）14000 g 瞬时离心5 s，收集琼脂糖珠−抗原抗体复合物，去上清液，用冷的RIPA裂解液洗3遍，800 μL/遍。RIPA裂解液有时候会破坏琼脂糖珠–抗原抗体复合物内部的结合，可以使用PBS代替。

（14）用60 μL 2×上样缓冲液将琼脂糖珠–抗原抗体复合物悬起，轻轻混匀，缓冲液的量依据上样多少的需要而定（60 μL足够上3道）。

（15）将上样样品煮5 min，以游离抗原、抗体、珠子，离心取上清液电泳，收集剩余琼脂糖珠，上清液也可以暂时冻于–20 ℃下，留待以后电泳，电泳前应再次煮5 min变性。

（16）SDS–PAGE、Western blotting或质谱仪分析，确定结合蛋白。

▲ 注意事项

①细胞裂解多采用非离子变性剂（NP40或TritonX-100）。

②针对对照抗体，单克隆抗体用正常小鼠的IgG，兔多克隆抗体用正常兔IgG。

③确保共沉淀的蛋白是由所加入的抗体沉淀得到的，而并非外源非特异性蛋白，单克隆抗体的使用有助于避免污染的发生。

④要确保抗体的特异性，即在不表达抗原的细胞溶解物中添加抗体后不会引起共沉淀。

⑤确定蛋白间的相互作用是发生在细胞中，而不是由于细胞的溶解才发生的，这需要对蛋白质进行定位来确定。

本书重点讨论实验中常用的蛋白质互作技术——免疫共沉淀技术，其他蛋白质互作技术如双分子荧光互补、酵母双杂交、GST–pull–down等不再详述。

三、RNA结合蛋白质免疫沉淀技术

RNA结合蛋白质免疫沉淀（RNA–binding protein immunoprecipitation，RIP）是一种基于抗体的技术，用于定位体内的RNA–蛋白质相互作用。其主要目的是富集RNA分子和与之相互作用的蛋白质，以便进一步分析RNA–蛋白质相互作用的性质和功能。

（一）RIP的基本原理

（1）用抗体捕获细胞核内或细胞质中内源性的RNA结合蛋白。

（2）免疫沉淀把RNA结合蛋白及其结合的RNA一起分离出来。

（3）结合的RNA序列通过定量RT–PCR或高通量测序（RIP–Seq）方法来鉴定。

RIP的一般流程：细胞/组织裂解、IP、洗涤、洗脱等（图7–3–2）。

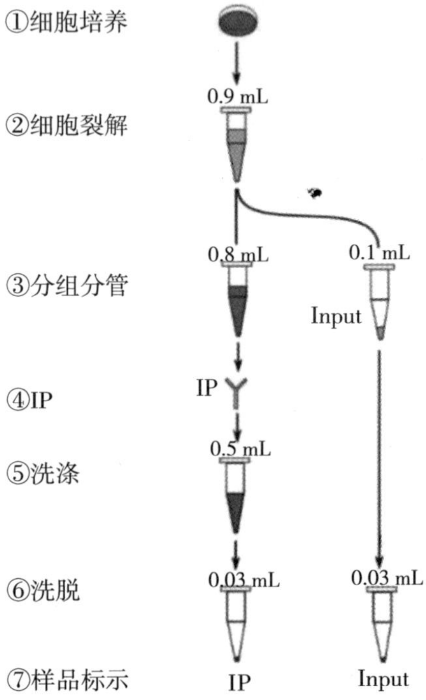

图7–3–2　RIP实验步骤

（二）RIP的基本步骤

1. 细胞裂解

（1）收集1×10^7个细胞样品，加入2 mL PBS洗涤细胞，室温1000 r/min离心5 min收集细胞弃上清液。

（2）细胞沉淀中加入0.9 mL 多核糖体裂解液，9 μL蛋白酶抑制剂，4.5 μL核糖核酸酶抑制剂涡旋混匀，冰上放置10 min，涡旋混匀后放–80 ℃冰箱5 min，取出室温融解后冰上放置5 min。

2. 去除DNA

（1）细胞裂解液中添加4.5 μL核糖核酸盐原料，10 μL DNA酶（20 U），37 ℃温育10 min。

（2）转移样品到冰浴环境，快速加入4.5 μL 0.5 mol/L EDTA、1.8 μL 0.5 mol/L EGTA、9 μL DTT并充分混匀。

（3）4 ℃、16000 g 离心10 min转移上清液至新的无RNase离心管中。

3. 平衡蛋白A/G

（1）每组RIP样品准备20 μL 蛋白A/G磁珠，加入0.5 mL 多核糖体裂解液，颠倒混匀10次洗涤后，磁力架收集磁珠并去除上清液。

（2）重复步骤（1）一次。

（3）加入20 μL多核糖体裂解液恢复初始体积。

4. 免疫沉淀

（1）将细胞裂解样品按照0.8 mL（IP）、0.1 mL（Input）分成2份，Input样品-80 ℃保存备用。

（2）IP样品加入实验抗体或者IgG（阴性对照），垂直混匀器4 ℃孵育16 h或过夜。

（3）IP样品加入准备好的20 μL 蛋白A/G 磁珠，垂直混匀器4 ℃孵育1 h，磁力架收集磁珠并去除上清液。

（4）IP样品加入0.5 mL 多核糖体洗脱缓冲液1、5 μL DTT洗涤3次，每次4 ℃摇动孵育5 min后磁力架收集磁珠并去除上清液。

（5）IP样品加入94.5 μL 多核糖体洗脱缓冲液2、0.5 μL 核糖核酸盐原料、5 μL DNA酶（5U），37 ℃温育10 min后磁力架收集磁珠并去除上清液。

（6）IP样品加入0.5 mL 多核糖体洗脱缓冲液2、5 μL DTT洗涤2次，每次4 ℃摇动孵育5 min后磁力架收集磁珠并去除上清液。

（7）IP样品加入100 μL多核糖体洗脱缓冲液、1 μL DTT及2 μL蛋白酶K重悬珠子，Input样品加入1 μL DTT及2 μL蛋白酶 K。

（8）55 ℃孵育1 h，洗脱RNA，磁力架收集磁珠并转移上清液至新的无RNA离心管中。

5. 提取RNA

（1）上清液中加入等洗脱体积（100 μL）苯酚–氯仿–异戊醇混合液到IP和Input样品，颠倒混匀15 s。

（2）13000 g、4 ℃离心10 min，收集上层水相，转移到新的无RNA离心管中。

（3）加入1 μL 糖原，10 μL醋酸钠及250 μL 无水乙醇充分颠倒混匀。

（4）–20 ℃静置3 h或过夜沉淀RNA样品。

（5）4 ℃、16000 g离心30 min，弃上清液。

（6）加入1 mL预冷的80%乙醇，4 ℃、16000 g离心10 min，弃上清液，室温静置风干10 min。

（7）加入30 μL 无RNA酶水溶解RNA，–80 ℃保存。

6. RNA检测

取2 μL RNA样品用紫外分光光度计检测RNA浓度。

7. 结合RNA效率验证

（1）参考逆转录试剂盒说明书逆转录RNA样品。

（2）参考PCR试剂盒配制反应体系进行PCR，取3~5 μL PCR产物3%琼脂糖凝胶电泳检测扩增效果。

（3）参考2 × SYBR Green qPCR Mix试剂盒说明书配制20 μL PCR扩增体系进行qPCR，然后进行数据分析，得到富集效率。

8. 结合RNA类型分析

取20 μL RNA样品通过高通量测序技术检制RNA类型。

▲ 注意事项

①样本为组织，应先进行液氮研磨，再进行裂解步骤。

②RIP实验抗体需为IP级。

③实验过程使用无RNA酶离心管及枪头。

第四节　分子克隆

分子克隆是指通过分子生物学技术，将特定的基因或DNA序列插入载体DNA中，从而在宿主细胞中复制和表达该基因的过程。本节主要结合中医药研究的特点，对在该领域研究中应用较多的传统分子克隆、PCR克隆和亚克隆的实验流程进行详细描述。

一、传统分子克隆

传统分子克隆依赖重组DNA方法，通过限制性内切酶酶切制备接受DNA插入片段的载体，再用连接酶将酶切片段连接，形成可以表达目标基因的新载体。其实验流程包括载体制备、插入片段制备、连接、转化、克隆和筛选。

1. 载体制备

分子克隆中所用的载体通常是不依赖基因组DNA在细菌内复制的双链游离DNA。克隆载体包含酶切位点和细菌筛选标记两项关键要素。下面以常用的pUC18载体（图7-4-1）为例介绍克隆载体的相关信息。pUC18载体的复制起点是Lac启动子，在启动子后面有一个多克隆位点，位于该载体的399~450 bp区域，共包含了17个酶切位点。该载体含有氨苄抗性（AmpR），是其转化后用于细菌筛选的标记。

通过限制性酶切构建插入位点是制备分子克隆载体的第一步。载体图谱上可查到载体的酶切位点，也可使用Restriction Mapper等免费在线工具绘制载体酶切位点。酶切后为防止载体自连，需进行载体的去磷酸化处理，以有效降低背景、促进所需片段的插入。

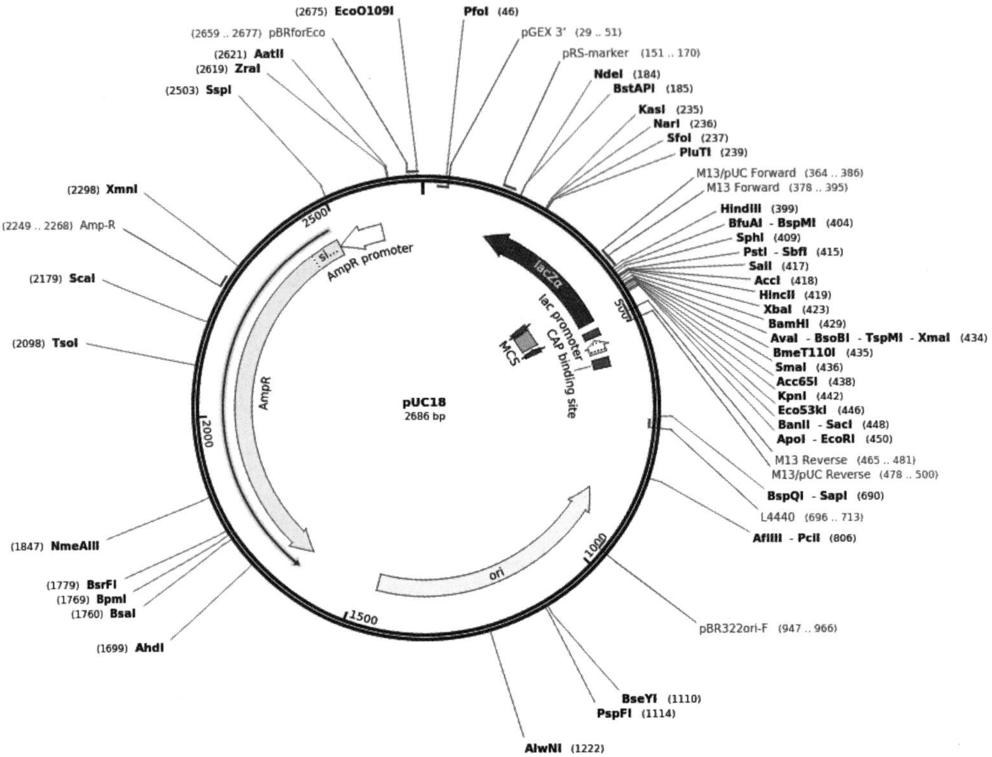

图7-4-1　pUC18载体图谱

2. 插入片段制备

克隆的插入片段可以是基因组DNA、另一质粒的一部分或者线性DNA片段。无论片段来源类型如何，制备插入片段时通常第一步是进行限制性酶切，使其产生匹配的黏性末端，以便插入目标载体中。

结合插入片段序列和目标载体的多克隆位点选择合适的限制性内切酶。基本原则是，选择插入片段中没有目标而载体多克隆位点中包含的常见内切酶。酶切方式分为单酶切和双酶切两种。

（1）单酶切：插入片段和目标载体分别用同一种限制性内切酶进行酶切。此过程要注意去磷酸化，避免目标载体和插入片段发生自连。单酶切不能保证片段的插入方向，无法实现定向克隆。

（2）双酶切：插入片段和目标载体分别用选择的两种限制性内切酶进行酶切。酶切后，载体和插入片段末端形成的黏性末端有相应内切酶兼容匹配性的特点，可以保证片段按方向插入，实现定向克隆。

插入片段和目标载体的酶切产物，在琼脂糖凝胶上进行电泳，切割出目标片段，进行胶回收，获得经纯化的酶切产物。

> ▲ 注意事项
>
> ①为温和、有效地回收较长的DNA片段（如＞10 kb片段），可结合使用低熔点凝胶和琼脂糖酶进行胶回收。
>
> ②为确保后续能成功连接，提取的DNA应具有较高的纯度。检验纯度最简单的方法是测定吸光度，纯净的DNA A260/A280＞1.8，A260/A230约为2.0。

3. 连接

获得目标片段后，可以构建连接反应，连接插入片段和载体。连接最常用的酶为T4 DNA连接酶。为了改善连接结果，通常建议配制几个具有不同插入片段/载体摩尔比的反应体系，通常的比率范围为（1∶1）~（5∶1）。如果连接效率较低，则建议加入聚乙二醇（PEG）等惰性高分子，增加反应组分的有效浓度，提高连接效率。

根据DNA片段类型和所需的得率，选择连接反应合适的温度（14~25 ℃）和反应时间（10 min至16 h）。通常反应温度越高，所需的时间越短，但得率也越低。连接后的混合物可直接用于转化化学感受态细胞。

> ▲ 注意事项
>
> ①如果连接产物用于电转感受态细胞，则转化之前需要先进行纯化。
>
> ②如果连接反应中使用了PEG，不建议在反应后热灭活连接酶，否则会降低转化效率。

4. 转化

转化是细菌细胞低频率吸收外界DNA的自然过程。在分子生物学实验中，这一过程得到增强，用于专门为吸收DNA而制备的“感受态”细菌内增殖质粒。研究者可根据实验目标和下游应用，选择不同的感受态细胞菌株。例如，为了进行蓝白斑筛选，必须选择带有lacZ突变（lacZΔM15）的细菌菌株；若用于蛋白表达研究，则菌株应具有mRNA稳定性和翻译功能，同时具有较高的重组蛋白表达诱导能力。

转化方式主要有热激活转化和电穿孔两种方式。

（1）热激活转化：将化学感受态细胞和连接反应物混合，42 ℃热激活90 s，部分DNA会被细菌细胞吸收，并在细胞内开始复制。

（2）电穿孔：使用电流处理感受态细胞及连接后的质粒，在细菌细胞膜上形成瞬时微孔，以便吸收DNA，对于一些热激活转化效率低的质粒可以选择此方法。

最后，将转化的细菌涂布于含有适量抗生素的琼脂板上，置于37 ℃培养箱中过夜培养，筛选含有插入片段的阳性质粒菌落。

5. 克隆和筛选

经转化，含有载体的细菌可表达抗生素抗性基因，在培养基上长出菌落。接下来通过Sanger测序，进一步确定长出的菌落是否含有插入片段。挑取3~5个菌落在含相应抗生素的液体培养基中进行扩繁，菌液编号送测序公司，使用载体上的特异性引物进行Sanger测序，以快速确定含有正确插入片段序列的菌液。将符合实验目的的菌液进行大量扩繁，用于后续质粒提取等下游实验。

二、PCR克隆

PCR克隆可将经过PCR扩增的双链DNA片段直接连接到载体上，避免了传统克隆方法依赖于限制性内切酶消化的局限。此方法需要注意的相关因素主要包括：目标序列的PCR扩增和克隆方法的选择。

1. 目标序列的PCR扩增

目标序列的PCR扩增，必须按照对模板的高效性和特异性扩增来设计引物并优化PCR条件。连接时需插入片段或载体具有5'–磷酸化末端，因此，如果克隆载体缺少5'–磷酸化末端，则必须在引物合成时添加或使用T4多聚核苷酸激酶将5'–磷酸基团添加到PCR引物上，以便成功连接。另外，反应组分浓度、退火温度和模板量都是PCR优化的重要因素。

2. 克隆方法的选择

克隆方法的选择取决于克隆中所用载体的性质和PCR酶的类型。常用的PCR克隆方法有TA克隆和平端克隆两种。

（1）TA克隆：适用于扩增短DNA序列的热稳定Taq DNA聚合酶。该酶缺乏3’→5’校对活性，并有在扩增子3’末端额外添加脱氧腺嘌呤（3’dA）的末端转移酶活性。得到的具有3’dA突出端的PCR产物易于克隆到含有互补3’脱氧胸腺嘧啶（3’dT）突出端的线性TA克隆载体中。尽管该方法相对简单，但也具有一定的局限性，包括插入片段长度不能超过5 kb、不能定向克隆插入片段，以及Taq DNA聚合酶缺乏高保真性。

（2）平端克隆：将缺少突出端的DNA片段插入平端线性载体中。使用具有3’→5’核酸外切酶或具有校对活性的高保真DNA聚合酶能够获得平端插入片段，这些酶本身的校对活性能够有效提高扩增产物的序列准确性。

无论选择哪种克隆方法，在连接反应前纯化PCR扩增子都能显著提高克隆效率。凝胶纯化有助于去除盐、核苷酸、非特异性扩增子和引物二聚体。重组质粒构建好后，后续的转化、克隆和筛选方法同传统分子克隆。

三、亚克隆

亚克隆是指将质粒的一个片段转移至可作为载体的另一个质粒中。为什么要将目标片段转移至另一个不同载体中呢？原因通常有以下四个方面：①新载体具有抗生素筛选或荧光表达的特异性标志物。②将一个克隆片段转移到一个更合适宿主的表达载体上（如细菌、哺乳动物、昆虫、植物等）。③将目标基因置于不同的表达启动子下游（如从组成型到诱导型启动子）。④用另一种蛋白质或标志物来融合或标记实验基因。

无论实验目的如何，最常见的两种亚克隆方法是限制性酶切和PCR克隆技术。这两种方法的本质同上述的传统分子克隆方法和PCR克隆方法。

设计PCR引物的限制性酶切位点时，有以下几点因素需要考虑：①引入的酶切位点应该是唯一的，并且不存在于被亚克隆的片段序列中。②设计酶切位点要保证亚克隆DNA能够实现准确地阅读框表达。③为确保PCR片段的完全酶切，建议在引物限制性位点的5’末端额外添加一段由4~8个核苷酸组成的保护序列。④引物识别序列应长于结合的酶切位点和间隔序列，以确保特异性和结合的准确性。⑤在计算引物Tm值时，应仅使用与模板完全匹配的序列。⑥使用长引物序列时，为确保获得全长DNA寡核苷酸，有必要先对引物进行纯化。

目前发明的最新亚克隆技术包括Gateway技术和Gateway Pro技术。

（一）Gateway技术

Gateway技术使用了无须限制性内切酶或连接酶的特殊载体，在载体构建中非常流行（图7-4-2）。该方法使用经特殊设计的Gateway特异性质粒和与Gateway兼容的插入片段末端（*att* 位点）进行重组。

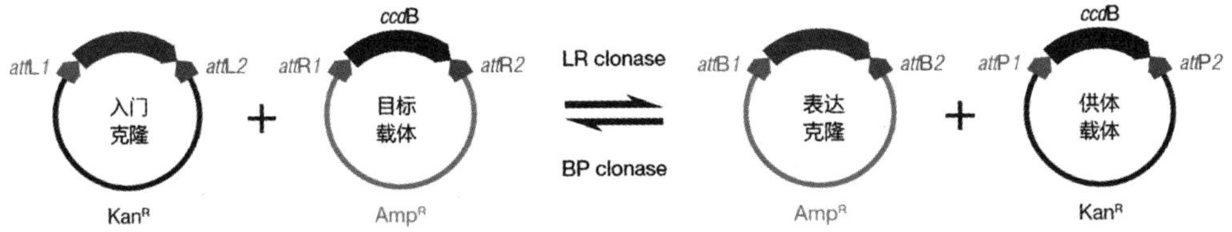

图7-4-2　Gateway克隆策略（*ccd*B是一种用于细菌细胞筛选的毒性基因）

Gateway克隆方法基本分为三步，包括确定入门克隆、利用Clonase酶介导反应和选择目标载体。

1. 确定入门克隆

入门克隆是决定实验者如何开始实验的第一步，它包含目的基因或*att* L序列插入的DNA片段，用于与*att* R序列重组，生成表达克隆。可以使用三种方法来构建入门克隆，即BP克隆、限制酶和连接酶克隆及TOPO克隆。使用TOPO载体或PCR扩增/限制酶载体是构建入门克隆的最常见方法，构建入门克隆的策略如图7-4-3所示。

TOPO载体能够轻松地进行TOPO克隆以创建Gateway入门载体，研究者可根据自己的需要选择合适的TOPO载体进行下游实验。另外，还可以利用PCR扩增/限制酶克隆载体克隆含有*att*B序列或特异限制性位点的引物扩增PCR产物。使用PCR生成入门克隆，两个短的人工合成的*att*B序列（*att*B*1*和 *att*B*2*）必须插入目的基因并添加至用于扩增目的基因的特定引物中。DNA片段与含有*att*P*1*和 *att*P*2*序列及BP Clonase Ⅱ酶的供体载体结合形成入门克隆，后续可与任意Gateway目标载体重组。

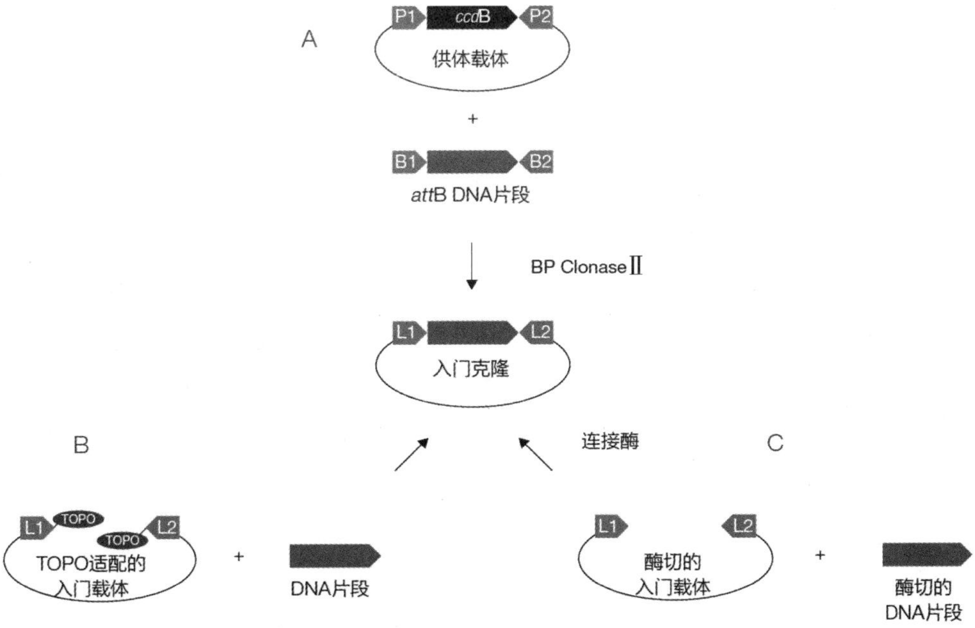

图7-4-3　构建入门克隆的策略

摘自Federico，katzen. Gateway（®）recombinational cloning：a biological operating system［J］. *Expert opinion on drug discovery*, 2007，2（4）：571–589.

2. 利用Clonase酶介导反应

Gateway克隆的核心是入门载体，一旦准备好入门克隆，就可以将目标基因轻松地穿梭至第二个质粒，即目标载体。该反应由称为LR Clonase的强大酶混合物介导，该混合物具有必要的蛋白活性，可以从入门克隆中切除目标基因，并将其整合到目标载体中，然后用作表达克隆。

3. 选择目标载体

与Gateway兼容的目标载体包含Gateway重组位点，允许使用位点特异性重组将序列快速有效地转移到各种表达和功能分析系统中。目标载体和宿主系统的灵活性和多样化选择，对于多学科蛋白表达研究特别有吸引力，从大肠杆菌、酵母、昆虫或哺乳动物细胞中的蛋白表达到RNA干扰（RNAi）研究，从晶体学到蛋白-蛋白互作的功能研究，都可以选择合适的目标载体来达到相应实验目的。

（二）Gateway Pro技术

Gateway Pro技术主要适用于同时按顺序和方向组装多个DNA片段的载体构建，该技术的工作原理如图7-4-4所示。

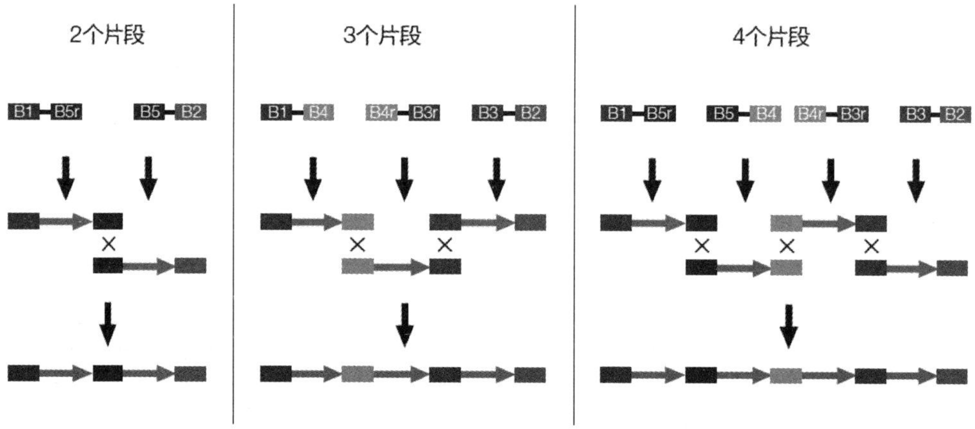

图7-4-4　Gateway Pro技术的工作原理

Gateway Pro技术的基本步骤包括以下三条。

（1）使用特定的包含*att*B的PCR引物对目的DNA元件进行PCR扩增。

（2）通过与两侧有*att*B的PCR片段和适当的pDONR载体进行Gateway BP重组，生成入门克隆。

（3）使用Gateway目标载体（带有*att* R*1*和*att* R*2*位点）重组入门克隆，生成表达质粒。

Gateway Pro技术，可以用于通路重建、多基因表达和调控、蛋白互作等研究。该方法适用于多种应用领域，图7-4-5展示了一个通过该技术在HeLa细胞中实现的多基因表达范例。该实验是将含有YFP和CFP的基因及CMV和EF-1α启动子的入门克隆重组至pcDNA 6.2/V5-PL-DEST载体（图7-4-5A、C和E）或pcDNA 6.2/V5-DEST载体（图7-4-5B和D）中。生成的表达克隆用于转染HeLa细胞，可在荧光显微镜下观察表达情况。

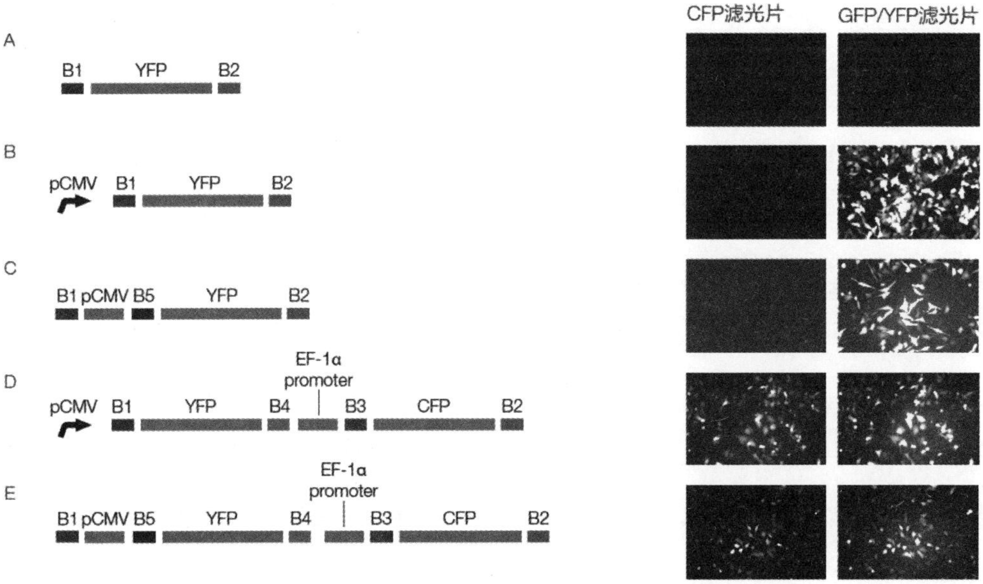

图7-4-5　利用Gateway Pro技术研究人细胞中的多种基因表达

以上是目前分子克隆技术在中医药研究中的主要应用，研究者可以根据自己的实验需求选择合适的方法开展科学研究，也可以在此基础上优化实验方案以满足自己实验的个性化需求。

第八章　实验动物与动物实验

导读：本章针对动物实验中动物选择的常见问题和实验操作中的技术痛点，主要介绍了实验动物相关的背景知识，涵盖了不同实验动物的生物学特性、适用领域及其在研究中的关键作用，阐述了操作中的重要技巧，分析了动物实验的常见问题，提供相应的解决方法。本章强调了合理选择与科学使用实验动物对实验结果准确性和可靠性的影响，为医学研究生提供切实可行的参考资料。

实验动物科学是一门综合性学科，研究实验动物的生物学特性、疾病模型诊断与防治等，为生命科学、医学、药学等研究提供基础支撑和条件保障。实验动物科学在生命科学等领域中具有不可替代的作用，为人类健康事业的发展做出了重大贡献。

第一节　实验动物

实验动物是指经人工培育或人工改造，用于科学研究、教学、药品检定等科学实验的动物。实验动物是科学研究中使用最为广泛、最具说服力的“活的试剂”。

一、实验动物的分类

（一）按照病原体控制的等级分类

按照病原体控制的等级分类，实验动物分为无菌动物或栖生动物、无特定病原体动物（SPF动物）、清洁动物、普通动物等四个等级，详见表8–1–1。

表8–1–1 微生物控制实验动物分类原则

等级	名称	饲养环境	微生物控制程度	基本特征	主要用途
四级	无菌动物	隔离系统	无菌技术剖腹取仔，隔离器内培育，无菌饲料喂养，不能检出任何微生物和寄生虫	无其他生命体的动物	提供无菌组织培养和实验，特殊研究使用
	栖生动物	隔离系统	确知所带的微生物丛（植物与动物的），用无菌饲料等特殊方法饲养	确知所带有的微生物	应用于微生物研究上必需的动物，以及医学各高级研究领域
三级	SPF动物	屏障系统	没有指定的致病性微生物和寄生虫，即应是无传染病的健康动物	确知不带有的微生物	国际公认的标准实验动物，应用领域广
二级	清洁动物	半屏障系统	不携带人畜共患病及对动物危害大和对科研干扰大的病原体	微生物控制标准基本与SPF动物相同	适宜做部分短期科研实验
一级	普通动物	开放系统	不明确所带的微生物寄生虫，但无人畜共患烈性传染病病原体	微生物带有情况不明	只可供教学实习或预备实验

（二）按照遗传学分类

按照遗传学分类，我国实验动物分为近交系动物、突变系动物、封闭群动物、杂交后代和杂种动物四个类别，详见表8–1–2。

表8-1-2　按照遗传学分类

类别	特征	常见动物	主要用途
近交系动物	连续近亲交配繁殖，高度纯合的基因型，稳定的遗传特征	小鼠、大鼠、豚鼠、地鼠等	遗传学研究、组织移植实验、先天性疾病及肿瘤等研究
突变系动物	通过基因突变技术，具有特定遗传突变特征	小鼠、大鼠和豚鼠等	遗传学研究、疾病模型建立和药物筛选等研究
封闭群动物	封闭繁殖群体，非近亲交配，遗传多样性	小鼠、大鼠、豚鼠和兔等	药理、毒理和生物学等研究
杂交后代和杂种动物	遗传特征较为复杂，具有两个亲本特征	不同种系小鼠杂交等	异种移植、单克隆抗体研发等研究

在实际应用中，实验动物的选择应根据实验目的、任务和要求，以不影响实验结果的科学性和准确性为原则，同时应考虑动物来源、品系、性别、年龄、体重、健康状况和微生物学控制等级等因素。

二、实验动物的环境控制

（一）环境因素对实验动物的影响

1. 温度

温度过高或过低都可能使实验动物产生应激反应，影响其生长繁育，进而影响实验。

2. 湿度

湿度高可能导致动物出现呼吸困难、皮肤疾病等问题；而湿度低则可能导致动物出现脱水、皮肤干燥等问题。

3. 光照

光照的强弱可能影响动物的视觉、昼夜节律和行为；光照的时长可能影响动物的生物钟和繁殖周期。

4. 噪声

噪声可能对实验动物产生压力，影响其行为和生理反应。长期暴露在噪声环境下会导致动物出现焦虑、抑郁等心理问题。

5. 空气质量

空气中的污染物、异味、有害气体等都可能对实验动物产生不利影响。例如，空气中的污染物可能导致动物出现呼吸道疾病，异味可能导致动物出现应激反应。

6. 换气量、换气次数和气流速度与分布

首先，换气量和换气次数影响动物房的空气质量。如果换气量不足或换气次数不够，会导致空气中的污染物积累，对实验动物的健康产生不良影响。其次，气流速度与分布对实验动物的舒适度和健康也有影响。气流速度过快，动物会感到寒冷和不适；而气流速度过慢，则可能导致空气流通不畅，影响动物的呼吸和健康。

（二）实验动物环境

按照空气净化的控制程度，实验动物环境应分为普通环境、屏障环境和隔离环境，详见表8–1–3。

表8–1–3　实验动物环境分类

环境分类		使用功能	适用动物等级
普通环境	—	实验动物生产、实验、检疫	普通动物
屏障环境	正压	实验动物生产、实验、检疫	SPF动物
	负压	实验动物实验、检疫	普通动物、SPF动物
隔离环境	正压	实验动物生产、实验、检疫	SPF动物、无菌动物
	负压	实验动物实验、检疫	普通动物、SPF动物、无菌动物

（三）实验动物设施

1. 实验动物设施的作用

（1）提供适宜的环境：设施内部环境的温度、湿度和通风都会被精确控制，以确保动物在设施内的福利和健康。

（2）专业的管理和护理：设施通常会配备专业的饲养员，负责监督动物的饮食、健康状况和行为，以确保动物的健康和基本利益。

2. 实验动物设施的分类

实验动物设施是能够控制人员和物品、动物出入，并符合各类环境要求的，用于实验动物生产或动物实验的建筑物和设备的总和。实验动物设施一般分为以下几类。

（1）普通环境设施：该设施没有净化装置，基本上与大自然相通，温度、湿度、大气尘埃等都受外界环境的影响，适用于普通动物的饲养繁殖。

（2）屏障环境设施：屏障环境要求所有进入的空气都经过初、中、高三级过滤器的净化处理，洁净度为10000级。系统内应保持空气压差，不低于20~50 Pa，出风口有防止空气倒流的装置。凡进入设施的物品（含动物）都须经过严格的消毒灭菌处理，通过特制的传递装置送入。屏障系统适用于SPF动物的饲养。

（3）隔离环境设施：隔离环境是由隔离器及其附属装置组成的饲养系统，用于无菌动物和栖生动物的饲养和动物实验，其内部保持微生物要求的100级洁净度。

（4）独立通风笼具：独立通风笼具（IVC）是以饲养盒为单位的实验动物饲养设备。空气经过高效过滤器处理后被分别送入各独立饲养盒，使饲养盒内保持一定压力和洁净度，以避免环境污染动物或动物污染环境。

（5）屏障环境设施+IVC：IVC系统与屏障环境结合使用，可以提供一个高度控制的实验动物饲养环境，通过自动化系统控制温度、湿度和照明以提供最佳的环境条件。适用于涉及潜在危险病原体的研究项目中，可以减少实验变异，提高资料的可靠性。

3. 实验动物设施的技术指标

国家最新标准《实验动物　环境及设施》（GB 14925—2023）中规定的屏障环境设施指标见表8–1–4。

表8–1–4　屏障环境设施指标

<table>
<tr><th rowspan="2" colspan="2">项目</th><th colspan="4">指标</th></tr>
<tr><th>小鼠、大鼠、豚鼠、地鼠</th><th>猫、犬、猪、猴</th><th>兔</th><th>鸡</th></tr>
<tr><td colspan="2">温度/℃</td><td colspan="2">20~26</td><td>16~26</td><td>16~28</td></tr>
<tr><td colspan="2">日温差/℃</td><td colspan="4">≤4</td></tr>
<tr><td colspan="2">相对湿度/%</td><td colspan="4">30~70</td></tr>
<tr><td colspan="2">换气次数/（次/h）</td><td colspan="4">≥15</td></tr>
<tr><td colspan="2">动物笼具周边处气流速度/（m/s）</td><td colspan="4">≤0.2</td></tr>
<tr><td colspan="2">与相通区域的静压差/Pa</td><td colspan="4">≥10</td></tr>
<tr><td colspan="2">空气洁净度/级</td><td colspan="4">7</td></tr>
<tr><td colspan="2">沉降菌平均浓度/（CFU/0.5 h · ϕ90 mm平皿）</td><td colspan="4">≤3</td></tr>
<tr><td colspan="2">氨浓度/（mg/m^3）</td><td colspan="4">≤14</td></tr>
<tr><td colspan="2">噪声/dB（A）</td><td colspan="4">≤60</td></tr>
<tr><td rowspan="2">照度/lx</td><td>工作照度</td><td colspan="4">≥150</td></tr>
<tr><td>动物照度</td><td>15~20</td><td colspan="2">100~200</td><td>5~10</td></tr>
<tr><td colspan="2">昼夜明暗交替时间/h</td><td colspan="4">昼（12~14）/夜（12~10）</td></tr>
</table>

▲ 注意事项
①氨浓度指标为有实验动物时的指标。
②空气洁净度、沉降菌平均浓度为静态时的指标。
③动物指成年动物，幼年动物和无毛动物建议根据需要提供环境温度。
④SPF级猴包括在普通环境中经筛选获得的。

（四）其他设施

1. 高压灭菌锅

高压灭菌锅是目前消毒灭菌系统最主要的设备。主要作用是利用电热丝加热水产生蒸汽，并维持一定的压力，从而对物品进行灭菌。

▲ 注意事项
①灭菌用水必须用RO水/单蒸水，以免灭菌锅内积水垢。
②门框、胶圈无损坏，进气口不可堵塞。
③压力表显示0 MPa时方可打开灭菌器盖。
④打开灭菌锅锅盖时，应充分注意来自灭菌室内的蒸汽，防止烫伤。

2. 逆渗透RO纯水制备仪

逆渗透RO纯水制备是一种饮用水处理技术，主要通过反渗透原理对原水进行过滤处理，可以有效去除水中的各种杂质和有害物质，从而得到高纯度的水。

▲ 注意事项
①做好日常水质监测和设备运行参数的记录，发现异常及时解决。
②及时更换过滤器滤芯，一般为3~6个月更换一次。
③常擦拭机器，保持设备的清洁。

三、实验动物的特性、应用及饲养管理

（一）常见实验动物的生物学特性及应用

常见的实验动物有很多种，包括小鼠、大鼠、斑马鱼、兔、犬、小型猪、非

人灵长类动物等，此处以小鼠和大鼠为例简单介绍。

1. 小鼠

小鼠是生物医学研究中最常用的实验动物之一，常用于基因编辑、疾病模型构建等领域。实验小鼠的特性主要包括以下几个方面。

（1）生物学特性：小鼠体型小，性情温顺，易于抓捕，饲养管理方便。小鼠繁殖能力强、成长快，通常一只小鼠一年能产仔6~10胎，每胎产仔数为8~15只，属于全年多发情性动物。

（2）生理学特性：小鼠对外来刺激极为敏感，对多种毒素和病原体具有易感性，反应灵敏。例如，百万分之一的破伤风毒素就能使小鼠死亡，而且小鼠对致癌物质也很敏感，易患自发性肿瘤。

（3）遗传学特性：小鼠的遗传和微生物控制方便，能提供同胎和不同品系实验样本。由于动物遗传均一，个体差异小，因此实验结果精确可靠。

（4）应用：小鼠在遗传、生理、生化等方面的特点与人类相似，因此常被用作实验动物来模拟人类疾病，以研究疾病的发病机制、病理生理过程及药物筛选。

2. 大鼠

与小鼠相比，大鼠的神经系统和内分泌系统更为发达，行为特征也更加丰富。

（1）生物学特性：新生大鼠体重为5.5~10 g，45天体重可达180 g以上。成年雄性大鼠体重可达300~600 g，雌性可达250~500 g。大鼠的寿命通常在2~3.5年（长的可达5年，相当于人类150岁）。大鼠喜啃咬，白天常挤在一起休息，夜间活动，采食量多，食性广泛，以谷物为主，兼食肉类。对光照、噪声敏感。大鼠体型适中，性情温顺，便于多次操作采样，是生物医学研究的理想实验对象。

（2）生理学特性：大鼠垂体-肾上腺系统发达，应激反应灵敏，大鼠无胆囊，不能选做胆囊功能的研究，但胆总管较大，可用胆总管插管，收集胆汁，研究消化功能。

（3）遗传学特性：大鼠形态和基因等方面与小鼠相比更接近于人类，作为一种实验动物，大鼠具有畸胎发生率低、行为多样化的特性，在实验研究中应用较为广泛。

（4）应用：大鼠血压和血管阻力对药物反应敏感，适合于筛选新药和研究心血管药理，也可复制成各种肿瘤模型，是肿瘤实验研究最常用的实验动物。

（二）常见实验动物的饲养管理

1. 环境控制

保持饲养室的温度、湿度、光照和通风等环境条件的稳定，对于动物的生理功能和健康状况至关重要。

2. 饲料和水源

提供高质量的饲料和清洁的饮用水。饲料应根据动物的种类、年龄、生理状态和实验需求进行选择。水源应定期检测，确保其无菌、无污染。

3. 垫料和笼具

选择适当的垫料，如玉米芯垫料，是目前较为常用的一种垫料。使用时笼具应定期清洁和消毒，垫料及时更换，以避免疾病的传播。一般大鼠笼具放3只大鼠，平均2~3天更换一次垫料；小鼠笼具放6只小鼠，平均3~5天更换一次垫料。

4. 动物健康监测

定期观察动物的外观、行为、食欲和排泄等情况，发现异常及时处理。定期进行健康检查，如称重、测量体温等，以评估动物的健康状况。

第二节　实验动物的选择与应用

一、实验动物的选择

（一）实验动物选择原则

1. 相似性原则

相似性原则是选择实验动物的最基本原则。实验动物应在结构、功能、代谢等方面与人类有相似之处，以便能模拟人类的某些疾病过程或生理状态，使实验结果能反映人类的实际情况。

2. 标准化原则

应根据实验的目的、内容和水平，选用遗传学特性一致的标准化实验动物。这样有助于减小实验结果的误差，提高实验的准确性和可靠性。

3. 经济性原则

在不影响实验质量的前提下，应尽量选择价格适中、容易获得、饲养管理简单的实验动物。这有助于降低实验成本，提高实验效率。

4. 适应性原则

实验动物应能适应实验环境，对实验条件有良好的适应性。这样可以减少环境因素对实验结果的影响，提高实验的准确性。

5. 福利伦理原则

在选择实验动物时，还应考虑动物的福利和伦理问题。应尽可能减少动物的痛苦和应激，遵循动物实验伦理规范，尊重动物的生命和权益。

（二）动物福利与伦理问题

1. 动物福利与伦理的起源与发展

动物福利与伦理概念的起源可以追溯到古代文明，但作为一个现代概念，它主要是在18世纪和19世纪的英国发展起来的。20世纪中后期，随着全球化的进程，国际组织如世界动物卫生组织和国际实验动物科学理事会等开始制定国际动物福利标准。

2. 动物福利与伦理的意义

动物福利主要关注动物的生存条件和生活质量，包括动物的饲养、运输、宰杀等过程中的舒适度和健康状况。而动物伦理更侧重于对动物进行道德评价和伦理决策，探讨人类与动物之间的关系和互动方式。在动物实验中，遵循3R原则，即减少动物使用、替代动物实验，以及优化实验条件，以提升动物福利和伦理标准。遵循“无害、有利、尊重”的原则，尽可能减少对动物的伤害和动物的痛苦。

二、人类疾病的动物模型

人类疾病动物模型是指在医学研究中，为了模拟人类疾病的状态和过程，在动物身上建立的具有人类疾病模拟表现的实验对象和相关材料。这些模型可以用于实验生理学、实验病理学和实验治疗学（包括新药筛选）研究，以便更深入了解人类疾病的发生、发展规律，以及研究防治措施。

根据建立方式的不同，人类疾病动物模型可以分为自发性动物模型、诱发性动物模型和基因修饰动物模型等。

（一）常见的动物模型建立方式

1. 遗传学方法

（1）基因敲除或者敲入：通过基因编辑技术（如CRISPR/Cas9）在胚胎期

敲除或敲入特定基因，制备基因敲除/敲入动物模型。

（2）基因低/过表达：通过转基因技术在动物体内过表达特定基因，制备基因过表达动物模型。

2. 药物诱导方法

（1）化学诱导：使用特定药物（如致癌剂、抗生素等）通过口服、注射或局部应用来诱导动物模型。

（2）免疫诱导：通过免疫接种特定的抗原或通过基因工程技术制备免疫缺陷动物模型。

3. 手术方法

（1）结扎血管：通过手术结扎动物的血管（如冠状动脉）来模拟心血管疾病。

（2）切除器官：通过手术切除动物的器官（如肾脏、肝脏等）来仿真器官功能障碍。

4. 生理功能仿真方法

（1）诱导多能干细胞（iPSC）模型：将iPSC转化为特定细胞类型，模拟人类疾病中的特定病理变化。

（2）器官芯片：利用微流控技术，引入生物材料，通过模拟体外组织/器官关键特征，构建仿生模型。

5. 病理生理学方法

（1）饮食诱导：通过喂食特定饮食（如高脂、高糖、低纤维等）来诱导动物模型。

（2）生物标志物检测：通过检测动物体内的生物标志物来模拟人类疾病。

（二）心血管疾病动物模型制备方法

心血管疾病动物模型的制备是心血管疾病研究中的一个重要环节，它有助于研究者更好地理解心血管疾病的病理机制，以及开发和测试新的治疗方法。以下是一些常见的心血管疾病动物模型的制备方法介绍。

1. 动脉粥样硬化模型

（1）材料及准备：6~8周龄雄性APOE$^{-/-}$小鼠、高脂饲料。

（2）方法：APOE$^{-/-}$小鼠普通饲料适应性饲养1周，1周后改用高脂饮食连续喂养12~16周。

（3）检测：首先运用心脏彩超检测小鼠主动脉内是否存在斑块，随后各组随机抽取一只小鼠，对其安乐死后进行主动脉病理染色（HE、Masson、油红O染色）以观察斑块情况，由此判定造模是否成立。

2. 心肌缺血模型

（1）材料及准备：180~200 g的雄性SD大鼠。

（2）方法：常用冠状动脉结扎法进行造模。通过开胸手术，暴露心脏后，分离或直接穿线结扎冠状动脉左前降支或其他分支，以造成该区域的心肌缺血。每日称量大鼠的体重，记录饮食量，观察大鼠的行为及活动情况。

（3）检测：首先运用心脏彩超及病理染色判断模型是否成立，其次从大鼠一般生命体征、体重变化等方面，以及使用心脏彩超检查心功能及HE、Masson染色等方法观察大鼠的相关病理变化。

3. 心肌梗死模型

（1）材料及准备：180~200 g的雄性SD大鼠。

（2）方法

1）术前准备：对实验动物进行麻醉，并准备所有手术器械进行高温蒸汽灭菌。实验动物术前需禁食24 h。

2）对小鼠或大鼠进行仰卧位固定，在左侧胸部进行纵向切口。

3）逐层钝性分离胸壁肌肉，进入胸腔，用止血钳撑开肋间隙。

4）配合心脏跳动，轻轻挤压使心脏从孔隙中弹出，然后结扎左冠状动脉前降支。

5）松紧适宜地控制结扎，注意控制进针深度和行针宽度。

6）手术过程中尽量快速，以减少对动物的伤害。

7）术后处理：将心脏送回胸腔，挤压胸腔排出空气，同时收紧结扎切口处预留缝线完成手术。逐步调整麻药浓度至零，取下面罩后将动物置于恒温垫上，3~5 min即可复苏。

（3）检测：同心肌缺血模型。

4. 心力衰竭模型

（1）材料及准备：8~10周龄雄性SD大鼠、阿霉素。

（2）方法：给予腹腔注射阿霉素7.5 mg/kg，隔天给药2次。

（3）检测：首先运用心脏彩超及相关生化指标（N末端B型利钠肽原、心肌肌钙蛋白Ⅰ）判断模型是否成立，其次从大鼠一般生命体征、体重变化、心脏超声、体表心电图及心肌组织形态等方面观察大鼠的相关病理变化。

5. 高血压模型

（1）肾性高血压模型

1）方法：通过部分结扎肾动脉来模拟肾性高血压。

2）操作：麻醉动物，暴露并识别双侧肾动脉，部分结扎一侧肾动脉，另一侧保持通畅；术后恢复动物，观察其血压变化。

（2）盐敏感性高血压模型

1）方法：通过高盐饮食诱导高血压。

2）操作：准备高盐饮食，给予动物高盐饮食，观察血压变化。

（3）遗传性高血压模型

1）方法：使用具有遗传性高血压倾向的动物。

2）操作：饲养动物，观察血压变化。

（4）药物诱导高血压模型

1）方法：使用特定药物（如血管紧张素转换酶抑制剂、利尿剂等）来诱导高血压。

2）操作：给予动物特定药物，定期监测血压变化。

（5）手术诱导高血压模型

1）方法：使用具有遗传性高血压倾向的动物。

2）操作：麻醉动物，暴露并识别主动脉，进行手术操作（如缩窄主动脉、植入微型泵等）；术后恢复动物，观察其血压变化。

（三）其他常见疾病动物模型制备方法

1. 肿瘤模型

（1）移植瘤模型：一般分为异种移植模型和同种移植模型。异种移植模型是将人类肿瘤组织或细胞移植到免疫缺陷小鼠（如裸鼠、NOD/SCID小鼠）体内；同种移植模型是将肿瘤组织或细胞从一种小鼠移植到同种但免疫兼容性不同的另一小鼠。

（2）基因工程模型：包含肿瘤抑制基因敲除模型和癌基因启动模型。肿瘤抑制基因敲除模型一般通过基因工程技术敲除小鼠的肿瘤抑制基因（如p53、Rb等）来诱导肿瘤发生；癌基因启动模型一般通过基因工程技术启动小鼠的癌基因（如K-ras、Her2/neu等）来诱导肿瘤发生。

（3）化学诱导模型：使用化学致癌剂（如二甲苯并蒽、N-甲基-N-亚硝基脲等）通过口服、注射或局部应用来诱导肿瘤。

（4）病毒诱导模型：利用特定病毒［如人乳头瘤病毒（HPV）］诱导肿瘤发生，常用于研究宫颈癌等病毒相关肿瘤。

（5）自发肿瘤模型：利用具有自发肿瘤倾向的动物品系，如乳腺癌自发模型（MMTV-neu小鼠）。

（6）条件性敲除模型：利用基因敲除技术，在特定细胞类型或发育阶段敲除特定基因，以研究其在肿瘤发生中的作用。

肿瘤疾病动物模型的制备为研究肿瘤的发生机制、发展过程、治疗方法及预防策略提供了重要的证据支撑。

2. 慢性肾脏病模型

（1）肾小球肾炎模型：可分为自身免疫性肾炎模型和药物诱导的肾炎模型。自身免疫性肾炎模型是通过免疫接种特定的肾小球抗原（如肾小球基底膜抗原）来诱导自身免疫反应；药物诱导的肾炎模型可使用特定药物（如葡萄球菌A蛋白、链球菌细胞壁成分）来诱导肾小球炎症。

（2）肾病综合征模型：一般包括脂多糖诱导的肾病综合征模型和遗传性肾病综合征模型。脂多糖诱导的肾病综合征模型通过注射脂多糖来诱导肾病综合征；遗传性肾病综合征模型是使用具有遗传性肾病综合征倾向的动物，如芬兰型先天性肾病综合征（*NPHS1*基因突变）小鼠。

（3）肾衰竭模型：可通过手术及药物建立模型。肾切除模型可通过手术切除大鼠的5/6肾脏来模拟慢性肾衰竭；药物诱导的肾衰竭模型可使用特定药物（如顺铂、甘油）来诱导急性肾衰竭。

（4）肾结石和肾钙质沉着模型：肾结石模型一般通过喂食高草酸饮食来诱导肾结石形成；而肾钙质沉着模型一般通过给予过量的维生素D来诱导。

（5）肾血管疾病模型：肾血管疾病模型类型不同，其中包含肾动脉狭窄模型、肾动脉栓塞模型及遗传性肾脏疾病模型。肾动脉狭窄模型是通过手术缩窄肾动脉来模拟肾血管性高血压；肾动脉栓塞模型是通过注入栓子材料到肾动脉来诱导肾梗死；遗传性肾脏疾病模型可利用基因敲除或基因编辑技术制备的遗传性肾脏疾病模型，如Alport综合征模型（*Col4a3*基因突变）来实现。

肾脏疾病动物模型的制备对于研究肾脏疾病的病理生理机制、探索新的治疗方法及评估药物疗效至关重要。

以上动物模型的制备方法仅为示例，不包括所有可能的方法。制备动物模型时应根据研究目的、动物种类和实验条件等因素进行选择。同时，应遵守动物福利和伦理原则。

第三节　动物实验的技术与方法

一、实验动物的常见操作

（一）实验动物的抓取、分组编号、麻醉、给药

1. 实验动物的抓取

（1）小鼠抓取方法：先用右手抓取鼠尾并提起，置于可供其抓握的笼盖或鼠笼表面；在其向前爬行时，用左手拇指和示指抓住小鼠的两耳和颈部皮肤；将鼠体置于左手心中，把后肢拉直，以环指按住鼠尾，小指按住后肢。

> ▲ 注意事项
>
> ①动作应稳和准，迟疑和慢手慢脚只会给小鼠更多的反击时间。
>
> ②抓尾巴时，应抓取小鼠尾巴的中部，捏住尾端可能损伤小鼠。
>
> ③短时间重复抓取同一只小鼠会令其产生强烈的应激行为，增加抓取难度，影响实验效果。

（2）大鼠抓取方法

1）左手固定法：用左手示指和中指放在大鼠颈背部的两侧，拇指和环指从大鼠腋下穿至大鼠胸前，分别用手指夹住左、右前肢抓起来。

2）抓取大鼠尾巴法：右手抓住大鼠尾巴约1/3处，左手从大鼠腋下穿过，抓住大鼠的头部和颈部皮肤，轻轻提起大鼠。

> ▲ 注意事项
>
> ①大鼠的咬合力比较大，抓取大鼠前最好戴上防护手套。
>
> ②抓取大鼠尾部时不可抓取尾尖，且不能让大鼠长时间滞空，否则容易引起大鼠惊慌从而挣扎，造成尾部皮肤脱落。

2. 实验动物的分组编号

（1）颜料涂染法：用毛笔或棉签蘸取苦味酸溶液、硝酸银溶液或中性品红

溶液，在动物体的不同部位涂上斑点，以示不同号码。编号的原则是先左后右，从上到下。

（2）穿耳打孔法：用专门的打孔器在动物耳朵的不同部位打孔或缺口来表示一定号码。

（3）挂牌编号法：将号码烙压在圆形或方形金属牌上，金属牌常用铝板或不锈钢制作。实验前将之固定于动物的颈圈或耳上。

3. 实验动物的麻醉

（1）实验动物的麻醉方法：主要包括全身麻醉和局部麻醉。全身麻醉的方法有吸入法、腹腔和静脉给药麻醉法，局部麻醉的方法有局部涂抹和滴用。

1）吸入法：通常使用乙醚作为麻醉药。适合大、小鼠的短期操作性实验的麻醉，也可用于较大的动物，但需要有麻醉口罩或较大的玻璃箱。由于乙醚燃点很低，遇火极易燃烧，使用时一定要远离火源。

2）腹腔和静脉给药麻醉法：通常使用非挥发性麻醉药物。对于大、小鼠和豚鼠，多采用腹腔给药麻醉；对于较大的动物，如兔、犬等，则多采用静脉给药麻醉。

3）局部麻醉：在特定部位，如兔的眼球手术时，可以滴入局部麻醉剂，如0.02%盐酸可卡因溶液，数秒后即可出现麻醉效果。

（2）啮齿类动物（大鼠、小鼠）的常用麻醉药物见表8-3-1。

表8-3-1　啮齿类动物（大鼠、小鼠）的常用麻醉药物

麻醉药物名称	优点	缺点
戊巴比妥钠	使用方便；价格便宜；易于储存；麻醉起效快	管制药物，购买困难；注射部位刺激；镇痛效果微弱；心肺系统抑制明显；安全范围窄
氯胺酮	麻醉持续时间较长；价格便宜；使用方便；安全范围广；镇痛效果好；对心肺系统抑制不明显	管制药物，购买困难；分离麻醉，腺体分泌增加；注射部位有一定刺激性

续表

麻醉药物名称	优点	缺点
舒泰–50	非管制药物；使用方便；有一定的镇痛效果；对心肺系统的抑制不明显	价格较高；适用的种属范围小；麻醉时间较短
阿佛丁	非管制药物；使用方便；麻醉时间短，麻醉起效快	非药品级药物，配制需要有明确规范要求（pH值、无菌、热原控制、均一性等）；现配现用；心肺抑制明显；注射部位刺激严重；安全范围窄
丙泊酚	非管制药物；体内代谢速率快	只能静脉缓慢滴注；维持麻醉的时间短；镇痛效果微弱
水合氯醛	非管制药物	非药品级药物，配制需要有明确规范要求；代谢产物为强致癌物；对注射部位刺激严重；镇痛效果微弱；心肺系统抑制明显；多个组织器官有明显毒性；禁用
乌拉坦	非管制药物	非药品级药物，配制需要有明确规范要求；强致癌物；心肺系统抑制明显；有职业健康隐患；麻醉剂量下，对组织器官有明显毒性；慎用
右旋美托嘧啶	非管制药物；麻醉起效快；有镇痛效果；心肺系统抑制不明显	价格较高；适用的种属范围小
异氟烷	非管制药物；安全范围广；麻醉起效快，苏醒快；种属适用范围广；肝肾毒性小；麻醉效果一致性好	需要特制的挥发罐
乙醚	非管制药物	需要特制的挥发罐；爆炸危险性高；清除率慢

4. 实验动物的给药

目前常见的实验动物给药方法包括口服、注射、吸入、局部外用、鞘内给药、植入给药等。

（1）口服给药：包含将药物混入食物或水中让动物自然摄入与使用灌胃针灌胃两种方式。

▲ 注意事项

①小鼠灌胃：小鼠的灌胃一般采用口腔插入法。首先，用左手固定小鼠，头部略向下倾斜。然后，右手持灌胃针插入口腔，沿舌根向下滑入食管，到达胃部。灌胃针插入的深度一般为2~3 cm，灌胃量为0.1~0.3 mL/10 g，具体根据小鼠的大小和品种而定。灌胃结束后，将灌胃针拔出，并轻轻拍打小鼠背部，以帮助其恢复呼吸。

②大鼠灌胃：大鼠的灌胃方法与小鼠类似，但因大鼠体积较大，需要更长的灌胃针才能到达胃部。同时，大鼠的食管相对较粗，需要选用更粗的灌胃针。灌胃结束后，也要注意拍打大鼠背部，帮助其恢复呼吸。

（2）注射给药：一般分为皮下注射、肌内注射、静脉注射、腹腔注射。

1）皮下注射：将药物注射到皮下组织中。

2）肌内注射：将药物注射到肌肉中，通常选择大腿或背部肌肉。

3）静脉注射：将药物直接注射到静脉中，通常选择尾部或颈静脉。

4）腹腔注射：将药物注射到腹腔中，这种方法吸收较快。

（3）吸入给药：一般是将药物蒸发或喷雾到动物的呼吸空间中，适用于研究肺部疾病或药物的吸入效果，其主要装置包括气雾剂、干粉剂、雾化吸入等，这些装置能够将药物以细小颗粒的形式递送到呼吸道和肺部，从而快速起效。优势在于它可以直接作用于疾病部位，避免肝脏首过效应，减少用药剂量，以降低不良反应。

（4）局部给药：一般包含局部皮肤或者某个特定部位给药。如皮肤给药将药物直接涂抹在动物皮肤上，用于研究皮肤疾病或药物的局部作用。

（5）鞘内给药与植入给药：鞘内给药是将药物注射到脊髓腔内，适用于中枢神经系统的研究。植入给药是用微型渗透泵或植入剂进行长期给药。

每种给药方法都有其优势和局限性，研究人员应根据实验设计的需求和动物福利的要求来选择最合适的给药方式。

（二）实验动物血液及组织的采集方法

1. 实验动物血液采集方法

（1）尾部血液采集法：此法可多次取血，是小鼠和大鼠等小型实验动物最常用的方法之一。首先，用75%乙醇给动物的尾部消毒，以防止污染。然后，轻轻按压尾部，使尾静脉膨胀。接着，使用锋利的尾脉针或无菌注射器，穿过皮肤和皮下脂肪组织刺入静脉，收集血液。采血结束后，用干净的纱布或棉球轻轻按住针眼，促进凝血并减少血液样本流动。

（2）腹主动脉穿刺法：此法取血量较大，适用于大鼠和兔子等体型较大的动物，但对动物伤害较大，采血后动物存活率低，常用于实验结束后的取材操作。操作方法以大鼠为例。

1）动物麻醉后，将大鼠仰卧固定在手术台上，用手术刀在大鼠腹部做一个小的切口，通常在腹部正中线稍偏向一侧，同时用镊子小心拨开脂肪和肠管，暴露出腹主动脉。

2）用血管夹夹住腹主动脉的一端，以阻断血流，在血管夹下游的位置，用注射器（或者静脉采血针）轻轻刺入腹主动脉，缓慢抽取所需的血液量。通常情况下，大鼠的血液采集量不超过其体重的1%。

3）取血后，用无菌棉球轻压伤口，以防出血；取下血管夹，确保伤口没有继续出血，用无菌线缝合伤口，或者根据实验需求进行其他处理。

（3）静脉血液采集法：对于大型实验动物如猪和狗等，静脉血液采集是较常用的方法。通常使用注射器直接从动物的静脉中抽取血液。

（4）心脏穿刺法：常用于小鼠和大鼠等实验动物的心脏穿刺采血，此方法对动物伤害较大，操作技术性强。使用无菌针穿刺心脏，吸取所需血量，采血后用无菌纱布轻轻按住穿刺点，促进凝血。

（5）摘眼球取血：适用于小鼠采血或者大鼠实验阶段中少量采血。首先用75%乙醇浸湿纱布，用纱布擦拭小鼠眼周，剪去眼周毛发和多余胡须，用眼科镊迅速而准确地摘掉小鼠的一只眼球，同时用无菌试管或EP管收集从眼窝中流出的血液。

> ▲ 注意事项
>
> ①摘眼球取血是一种较为激烈的取血方式，会给动物造成较大的痛苦，因此在实验设计中应尽量避免使用。
>
> ②摘眼球取血可能会导致血液样本中混有组织碎片或其他污染物，因此在某些实验中不适合使用。

2. 实验动物组织采集方法

（1）小鼠组织采集方法

1）小鼠麻醉：通过腹腔注射麻醉剂（如戊巴比妥钠）使小鼠进入深度睡眠状态。

2）取血并暴露胸腔：摘眼球取血，固定小鼠后，用剪刀剪开胸部皮肤，暴露出皮下组织。注意钝性分离，以免误伤。

3）暴露心脏：用镊子提起剑突，剪开胸腔，剪断两侧肋骨，小心操作以避免误伤肺、心脏和大血管。然后撕开心包膜，暴露心脏。

4）灌注生理盐水：用眼科剪剪开右心耳，提起心尖，将准备好的生理盐水注射器插入左心室，开始灌注。生理盐水灌流至肺和肝的颜色都变成灰白色为止。

5）灌注多聚甲醛：改用4%多聚甲醛进行灌注，直至小鼠四肢僵硬。

6）取材：灌注完成后，可以根据实验需要取出所需的组织，并将其放入4%多聚甲醛固定液中保存。

（2）大鼠组织采集方法：大鼠组织采集方法与小鼠组织采集方法相似，在采血方式上多采用腹主动脉采血，其余同小鼠。

（三）实验动物的处死方法

实验动物的处死方法有很多，应根据动物实验目的、实验动物品种（品系）

及需要采集标本的部位等因素，遵循实验动物的福利及伦理原则，选择不同的处死方法。

1. 颈椎脱臼处死法

将实验动物的颈椎脱臼，断离脊髓致死，为大、小鼠最常用的处死方法。操作时用右手抓住鼠尾根部并将其提起，放在鼠笼盖或其他粗糙面上，用左手拇指、示指用力向下按压鼠头及颈部，右手抓住鼠尾根部用力拉向后上方，造成颈椎脱臼，脊髓与脑干断离，实验动物立即死亡。

2. 断头处死法

本法适用于鼠类等较小的实验动物。操作时，用左手按住实验动物的背部，拇指夹住实验动物右腋窝，示指和中指夹住左前肢，右手用剪刀在鼠颈部垂直将鼠头剪断，使实验动物因脑脊髓断离且大量出血而死亡。

3. 过量麻醉处死法

本法多用于处死豚鼠和兔。快速过量注射非挥发性麻醉药（投药量为深麻醉的30倍），或让动物吸入过量的乙醚，使实验动物中枢神经过度抑制，继而死亡。

二、实验数据的收集与应用

（一）实验资料的收集

实验资料的收集包含实验计划、实验过程、实验结果、实验环境及实验分析的各种文字、数据、图表、音像等原始数据的收集，因此收集实验数据时要保留一切实验开始、操作过程、实验数据处理过程中有迹可循的证据。

1.资料收集

在进行实验之前，应明确需要收集的数据类型和参数。可以使用专业的仪器设备进行测量和记录。在记录数据时，应使用统一的数据记录表或者电子数据采集系统，及时标注每个数据点的相关信息，如时间、实验条件等，确保数据的一致性和易于管理，同时便于后续分析和比较。

2.资料整理

数据整理是指对收集的数据进行分类、清理和整合的过程。首先，应将数据按照实验目的和不同变量进行分类，形成一定的数据结构。可以删除重复数据、处理异常值和缺失数据等，在进行数据清理时要保持透明度，记录清理的过程和原因，以保证数据的可信度。可以使用统计软件或数据分析工具对数据进行处理和统计，以便更好地理解和展示数据。

3.资料保存

收集和整理好的资料应保存在可靠和安全的媒介上，以防止数据丢失或损坏。在保存数据时，应注意数据的保密性和隐私保护。根据实验的特性和法律法规，对于涉及个人信息或商业机密的数据，需要进行适当的安全措施和权限管理。

4.数据文档化

为了便于共享和查阅，数据应文档化并进行适当的描述和注释。可以编写数据报告或实验方法，并附上数据的图表和相关分析结果。

▲ 注意事项

①客观真实性是实验数据的灵魂。

②全面准确性，体现了记录的价值。

③实验资料要具有可溯源性，任何专业人员，在任何时间都可以看得懂，在条件具备的前提下都能够重复出所记录的全部研究过程。

④实验记录的过程中最忌讳捏造实验数据。

（二）实验数据的应用

1. 疾病机制研究

通过实验数据，可以探索疾病的发生和发展机制，从而为疾病预防和治疗提供理论基础。

2. 药物研发

医学实验数据对于新药的研发至关重要，包括药物的筛选、毒性测试、药效评估和药代动力学研究。

3. 诊断工具开发

实验数据可以用于开发和验证新的诊断方法，如生物标志物的发现和诊断试剂的研发。

4. 治疗方案优化

通过分析实验数据，医生可以优化治疗方案，选择最有效的治疗方法，并监测治疗效果。

5. 疾病预防

医学实验数据有助于了解疾病的流行趋势和风险因素，从而制定有效的预防策略。

6. 医疗政策制定

政府和卫生机构可以利用医学实验数据来制定医疗政策，如疾病筛查指南、疫苗接种计划和健康干预措施。

7. 生物医学研究

医学实验资料为生物医学研究提供了丰富的信息，有助于推动科学知识的进步。

第四节　动物实验中的痛点及解决方法

一、实验中动物品系如何选择

（一）选择动物品系时应考虑的因素

1. 遗传背景

（1）选择遗传背景与人类疾病相关的动物品系，能够提高实验的临床相关性。

（2）选择具有自发疾病倾向的动物品系，如自发性高血压大鼠、糖尿病小鼠等，能更好地减少人为因素的干扰，提高研究结果的可靠性。

2. 免疫状态

（1）选择免疫状态与人类相似的动物品系，如免疫缺陷动物（如裸鼠、NOD/SCID小鼠），因缺乏有效的免疫系统，能够接受并维持人源细胞的移植，促进人源化研究。

（2）选择免疫反应与人类疾病相关的动物品系，如自身免疫性疾病模型（基因敲除鼠）保证了相同的遗传背景，消除了遗传变异和基因多态性的影响，使实验结果更加可靠。

3. 繁殖能力

（1）选择繁殖能力强的动物品系，能够提供大量的实验样本，保证实验顺利进行和实验结果的可靠性。

（2）选择易于饲养和繁殖的动物品系，能降低实验成本和提高实验效率。

4. 伦理考虑

（1）选择符合伦理要求的动物品系，确保实验过程中动物的福利。

（2）选择实验动物使用数量较少的动物品系，既能满足动物实验的需求，又能减少动物使用数量。

5. 研究目的

（1）根据研究目的选择合适的动物品系，研究某种疾病时，应选择对该疾病敏感的动物品系。

（2）选择能够满足研究需求的动物品系，确保实验结果的准确性和可靠性。

（二）如何选择动物品系

（1）可以参考论文文献中同一个模型所选择的品系。

（2）一定要进行预实验。通过预实验，研究者可以测试实验方案的合理性和可行性，包括实验设计、操作流程、数据收集和分析方法等。这有助于发现潜在的问题和不足，及时进行调整和优化。

（3）联系具有生产许可证的实验动物公司，多家对比同品系动物资质证明，选出动物质量优秀的实验动物。

二、动物实验中遇到的问题

（一）被实验动物咬伤怎么办

1. 解决方法

（1）首先在被咬伤或抓伤的伤口旁从近心端向远心端轻轻挤压伤口。

（2）用肥皂水、大量流动水反复冲洗伤口至少15 min。

（3）冲洗后用碘伏或75%乙醇进行消毒和止血处理，必要时进行包扎。

（4）注射破伤风疫苗。

2. 如何避免此类行为的发生

（1）正确的行为操作：实验动物展现其攻击性多是由于在进行动物实验时未进行正确的操作。例如，抓取大鼠、小鼠、豚鼠等不同的实验动物时需要采取不同的固定姿势，这需要研究者必须掌握合理的抓取固定方法，并熟练掌握动物实验操作技术。

（2）严格的个人防护：动物实验的个人防护非常重要，在进行动物实验时，尽可能穿戴好工作衣、帽、口罩、手套，严格按操作规程进行，同时所用的任何个人防护装备均应符合国家有关标准的要求。

（二）采血过程中出现溶血、失活怎么办

1. 解决方法

样本出现溶血、失活会影响数据的收集及结果，故此类样本应弃用。如果组内数据满足的情况下可以不用补足，数据不足的情况下应重新补足实验采集血

液。

2. 如何避免此类行为的发生

（1）购买合格的采血容器：所用的容器、注射器必须清洁干燥，不能有水或者有机溶剂（如乙醇），否则容易因渗透压变化致红细胞破裂，发生溶血。此外，若注射器与针头连接不好，采血时注射器漏气，会将气泡注入血标本导致溶血。

（2）正确的采血操作：采血速度过快，抽吸过于剧烈，采血位置不当，或者动物毛发沾染血液标本都会产生溶血。

（3）正确的样本储存：血液保存温度过高或将全血冷冻都会导致红细胞破裂而发生溶血，应将样本存于4 ℃下，24 h内及时处理。

（三）实验动物意外死亡怎么办

1. 解决方法

如果组内数据满足的情况下可以不用补足动物，数据不足的情况下应重新购置部分动物，补充实验。

2. 如何避免此问题的发生

（1）分析动物死亡的原因

1）搜集信息，了解症状。拍照或者视频留证，并对实验动物进行全身检查，做好检查记录。

2）分析原因。初步列出并排查小鼠死亡原因的可能性，讨论分析。一般造成实验动物死亡的原因有以下几方面：环境因素、实验因素、饲养因素、小鼠自身因素和疾病因素。

（2）采取正确的操作：明确动物死亡的原因后，在此后实验中采取相应的措施。

三、动物实验中如何给药

（一）实验给药如何确定最佳剂量

1. 确定剂量范围

根据文献资料、前期研究或专家意见，确定可能的剂量范围，考虑药物的安全性和有效性，避免使用过高或过低的剂量。

2. 设计剂量梯度

将可能的剂量范围分为几个梯度，通常从较低剂量开始，逐渐增加，以观察药物的效果和安全性。

3. 进行预实验

在预实验中，对不同剂量的药物进行测试，观察药物对动物生理和生化指标、行为或病理变化的影响，同时记录实验数据，包括药物剂量、观察指标、实验结果等。

4. 资料分析

对预实验资料进行统计分析，以确定哪个剂量组的效果最显著，分析剂量效应关系，寻找剂量与效果之间的最佳平衡点。

5. 确定最佳剂量

根据资料分析结果，确定能够产生最佳效果的药物剂量，考虑药物的安全性，选择既能产生明显效果又相对安全的剂量。

6. 验证最佳剂量

在正式实验中使用确定的最佳剂量进行重复实验，以验证其效果和安全性，如有必要，可以进一步调整剂量，以优化实验结果。

在整个过程中，应确保实验操作的标准化，避免因操作误差导致的剂量误差。

（二）给药过程中的换算问题

人与动物给药的换算是一个复杂的过程，涉及药物的剂量、种属差异、药物代谢动力学、个体差异等因素。以下是一些常用的换算方法。

1. 体表面积换算

（1）根据动物和人类的体表面积进行给药剂量的换算。

（2）公式为动物剂量=（动物体表面积/人类体表面积）×人类剂量。

（3）人和动物间按体表面积折算的等效剂量比值见表8-4-1。

表8-4-1　人和动物间按体表面积折算的等效剂量比值

	小鼠 20 g	大鼠 200 g	豚鼠 400 g	兔 1.5 kg	猫 2.01 kg	猴 4.01 kg	狗 12 kg	人 70 kg
小鼠	1.00	7.00	12.25	27.8	29.7	64.1	124.2	387.9
大鼠	0.14	1.00	1.74	3.90	4.20	9.20	17.80	56.00
豚鼠	0.08	0.57	1.00	2.25	2.40	5.20	10.20	31.50
兔	0.04	0.25	0.44	1.00	1.08	2.40	4.50	14.20
猫	0.03	0.23	0.41	0.92	1.00	2.20	4.10	13.00
猴	0.016	0.11	0.19	0.42	0.45	1.00	1.90	6.10
狗	0.008	0.06	0.10	0.22	0.23	0.52	1.00	3.10
人	0.0026	0.018	0.031	0.078	0.078	0.06	0.32	1.00

2. 等效剂量换算

根据药物在动物体内的代谢动力学参数（如血药浓度–时间曲线）进行换算，换算过程中要考虑药物的生物利用度、代谢速度、清除率等因素。一般需要进行药物代谢动力学实验，以确定药物在动物体内的药代参数。

3. 剂量范围测试

在动物实验中测试不同剂量的药物，以确定安全有效的剂量范围，根据药物的毒性和疗效，选择与人类治疗剂量相近的剂量。

4. 剂量比例换算

根据药物在动物和人类体内的剂量比例进行换算，考虑药物的药效学参数，如药效强度、药效持续时间等。

5. 个体差异考虑

考虑动物个体之间的差异，包括遗传背景、生理状态、健康状况等，进行个体差异的评估，以确定给药剂量的范围。

▲ 注意事项

①根据药物的药效学和药代动力学资料，尝试找到不同动物之间的剂量比例关系。然而，这种换算方法可能存在不确定性，需要谨慎应用。

②药物的剂型和给药途径也会影响药物的生物利用度和药效。在转换给药剂量时，需要考虑这些因素。

③在进行剂量转换的实验设计时，应考虑随机化、对照组、样本量等因素。此外，需要对数据进行适当的统计分析，以评估剂量转换的准确性和可靠性。

（三）几种动物不同给药途径的最大给药量

几种动物不同给药途径的最大给药量详见表8–4–2。

表8–4–2　几种动物不同给药途径的最大给药量　　单位：mL

给药途径	小鼠	大鼠	豚鼠	兔	狗
腹腔注射	0.2~1.0	1.0~3.0	2.0~5.0	5.0~10.0	5.0~15.0
肌内注射	0.1~0.2	0.2~0.5	0.2~0.5	0.5~1.0	2.0~5.0
静脉注射	0.2~0.5	1.0~2.0	1.0~5.0	3.0~10.0	5.0~15.0
皮下注射	0.1~0.5	0.5~1.0	0.5~2.0	1.0~3.0	3.0~10.0
灌胃	0.8~1.0	3.0~6.0	4.0~6.0	100~200	200~500

给药示例：

以灌胃为例，成人（70 kg）服用益气活血方颗粒剂一天2次，一次14 g，请计算实验大鼠一天所需要给的剂量及灌胃量？

首先，计算出成人每千克给药量，即14 g × 2/70 kg=0.4 g/kg，乘以计算好的大鼠系数，即6.3，那么大鼠的剂量为6.3 × 0.4 g/kg=2.52 g/kg。

合适的灌胃量：将2.52 g益气活血方颗粒剂溶于10 mL生理盐水（或者PBS）中，每2 mL即是200 g大鼠一天所需的给药量。

▲ 注意事项

①大、小鼠系数按照与人和动物体表面积换算，即大鼠的剂量=X mg/kg×70 kg×0.018/200 g= X mg/kg×70 kg×0.018/0.2 kg=6.3X mg/kg；小鼠的剂量= X mg/kg×70 kg×0.0026/20 g= X mg/kg×70 kg×0.0026/0.02 kg=9.1X mg/kg，其他动物同此算法。

②选择合适的灌胃针型号，注意给药量，一般灌胃针头插入长度小鼠为2~3.5 cm，大鼠或豚鼠为4~5.5 cm，兔为15 cm，犬为20 cm。